Ethikberatung im Gesundheitswesen

Die Reihe „Ethik – Pflege – Politik“, Band 7

Ethik bewegt uns. Denn sie berührt Fragen des Menschseins und die Sorge um ein gutes Leben. Gerade in Zeiten des Krankseins, der Gebrechlichkeit und des Sterbens kann auf eine kompetente Begleitung und Versorgung nicht verzichtet werden. Dazu gehört auch eine gute Pflege im Sinne von Care als eine kritische Alltagspraxis, sei es im Krankenhaus, im Pflegeheim oder in der häuslichen Umgebung.

Die Titel der Reihe eint die Auseinandersetzung mit pflegerischen Themen aus einer ethischen Perspektive, die Konflikte in den Blick nehmen und historischen Erfahrungen gerecht werden. Für die Praxis im Gesundheitswesen werden Denk- und Handlungsmöglichkeiten eröffnet, die auf eine Pflege auf Augenhöhe zwischen professionell Pflegenden und pflegebedürftigen Menschen abzielen.

Prof. Dr. Helen Kohlen (Hrsg.)

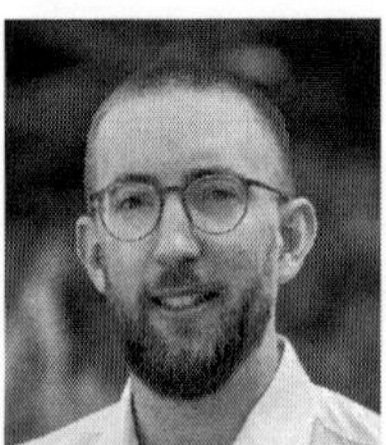

Hendrik Graßme, Prof. Dr., ist Professor für Ethik und Care an der Frankfurt University of Applied Sciences. Am Fachbereich Soziale Arbeit und Gesundheit lehrt und forscht er zu Themen der Angewandten Ethik mit dem Schwerpunkt Ethikberatung sowie ethischen Fragestellungen im Pflege- und Gesundheitswesen. Zuvor war er unter anderem Referent für einen Krankenhausverband und ist als Ethikberater im Gesundheitswesen tätig.

Hendrik Graßme

Ethikberatung im Gesundheitswesen

Erfolgversprechende Einflüsse

Mabuse-Verlag
Frankfurt am Main

Bibliografische Information der Deutschen Nationalbibliothek
Die Deutsche Nationalbibliothek verzeichnet diese Publikation in der Deutschen Nationalbibliografie; detaillierte bibliografische Daten sind im Internet über http://dnb.dnb.de abrufbar.
Informationen zu unserem gesamten Programm, unseren Autor:innen und zum Verlag finden Sie unter: www.mabuse-verlag.de.
Wenn Sie unseren Newsletter zu aktuellen Neuerscheinungen und anderen Neuigkeiten abonnieren möchten, schicken Sie einfach eine E-Mail mit dem Vermerk „Newsletter" an: online@mabuse-verlag.de.

Vorliegende Arbeit wurde unter dem Titel „Ethikberatung im deutschen Gesundheitswesen – Eine responsive Evaluation von Ethikarbeit in einem christlichen Sozial- und Gesundheitsunternehmen" von der Pflegewissenschaftlichen Fakultät der Philosophisch-Theologischen Hochschule Vallendar (seit 12/2021 Vinzenz Pallotti University) als Dissertation zur Erlangung des Doktorgrades der Pflegewissenschaft (Dr. rer. cur.) angenommen und am 25.04.2023 erfolgreich verteidigt.

2. Auflage 2026

Kasseler Str. 1 a
60486 Frankfurt am Main
Tel.: 069-70 79 96-22
Fax: 069-70 41 52
vertrieb@mabuse-verlag.de
www.mabuse-verlag.de
www.facebook.com/mabuseverlag

Umschlaggestaltung: Tanja Huckenbeck, ffj Büro für Typografie und Gestaltung, www.ffj-design.de
Projektkoordination und Korrektorat: Simone Holz, Pisa, www.lektorat-redazione-holz.eu
Satz und Gestaltung: Walburga Fichtner, Köln
Druck: SOL Service GmbH, Schrobenhausen
ISBN: 978-3-86321-645-0
Printed in Germany

Inhaltsverzeichnis

Tabellenverzeichnis

Abbildungsverzeichnis

Abkürzungsverzeichnis

AB	Arbeitsgruppe
AEM	Akademie für Ethik in der Medizin
CEC	Clinical Ethics Committee
EK	Ethikkomitee
HEC	Hospital Ethics Committees
JSD	Johannesstift Diakonie
KEK	Klinisches Ethikkomitee
PGD	Paul-Gerhardt-Diakonie
PTHV	Philosophisch-Theologische Hochschule Vallendar
RE	Responsive Evaluation
StGB	Strafgesetzbuch

Danksagung

Die vorliegende Arbeit ist durch mein Studium an der pflegewissenschaftlichen Fakultät der Philosophisch-Theologischen Hochschule Vallendar (seit 12/2021 Vinzenz Pallotti University) in der Zeit von 2017 bis 2022 im Promotionsstudiengang Pflegewissenschaften entstanden. Diese Zeit stellt einen bedeutsamen Abschnitt in meinem Leben dar. Viele Menschen haben mich begleitet, mir Mut gemacht und mich auf vielen Ebenen gefördert. Ich bin glücklich, diese Unterstützung durch so viele Menschen erfahren zu haben.

Dr. Werner Weinholt danke ich für sein Vertrauen, seine fortlaufende Unterstützung und für das Öffnen von Türen im Rahmen der responsiven Evaluation von Ethikarbeit der Johannesstift Diakonie. Ich bin dankbar für die Zeit, den Austausch zu Themen der Klinischen Ethik und für die Geduld im Rahmen der Projektarbeit. Raphaela Kemmet danke ich für ihr Engagement und ihre Unterstützung in der Organisation im Rahmen des Evaluationsprozesses. Ich bin allen Beteiligten des responsiven Evaluationsprozesses gegenüber zu Dank verpflichtet, die mir ihre Zeit schenkten, Offenheit entgegenbrachten und mir tiefe Einblicke in ihre ethische Arbeit gewährten.

Dr. Klaus Klother hat mich zum Start meines beruflichen Werdegangs im Feld der Ethikberatung gefördert und begleitet. Ich blicke mit Freude auf diese Zeit zurück!

Domkapitular Theo Paul danke ich für seine Unterstützung im Rahmen meiner Tätigkeit als Referent für den Katholischen Krankenhausverband Osnabrück, in dem ich die Ethikarbeit in den vielen Krankenhäusern im Bistum Osnabrück kennenlernen und mitentwickeln durfte.

Anne Volmering-Dierkes, Mara Kaiser, Andrea Kuhn, Ursel Herrera, Corina Krohm und Schwester Magdalena Schleinschok waren Teil meines Kolloquiums des Lehrstuhls Care-Policy und Ethik in der Pflege von Prof. Helen Kohlen. Unsere regelmäßigen Treffen waren für mich stets ein sicherer Hafen, um Anliegen und Herausforderungen im Rahmen dieser Arbeit zu lösen. Vielen Dank für eure Geduld, das Lesen unzähliger Seiten und eure Hilfe, meine Gedanken zu sortieren und weiterzuentwickeln.

Prof. Melanie Kubandt unterstützte mich nicht nur in vielen Gesprächen, sondern auch mit ihrer Gabe, mich zu motivieren und mir in inhaltlichen Fragen in der methodischen Auseinandersetzung weiterzuhelfen. Tack så mycket! Markus Wellmann bin ich sehr dankbar dafür, dass er mir stets den Rücken freigehalten und gestärkt hat. Danke dir für deine Unterstützung und die Begleitung auf meinem Weg, die vielen Gespräche im Rahmen unserer wertvollen Zusammenarbeit und nicht zuletzt für die Korrektur dieser Arbeit.

Prof. Helen Kohlen bin ich sehr dankbar für ihre umfangreiche Betreuung im Rahmen dieser Promotion. Nicht nur in schwierigen Phasen des Schreibens halfen mir die vielen Beratungen, meinen Horizont zu erweitern und meinen Fokus zu konzentrieren. Unsere Gespräche sind für mich eine Quelle der Inspiration und Motivation, aus denen ich schöpfen durfte. Ich hoffe, auch in Zukunft noch die ein oder andere Fragen stellen zu dürfen. Prof. Michael Coors danke ich für die Zweitbetreuung dieser Arbeit, für wertvolle Hinweise in der theoretischen Auseinandersetzung und für die Unterstützung im Laufe meiner Promotion.

Meiner Familie danke ich nicht nur für die pragmatischen Tipps, zur rechten Zeit „einfach mal anzufangen, eine Seite zu schreiben“, sondern insbesondere auch für den beständigen Rückhalt.

Meine Frau Anna hat einen großen Anteil an dieser Arbeit. Sei es mit dem Sortieren meiner Gedanken auf unseren Spaziergängen oder mit ihrer Gabe, mir mit viel Humor und mit noch viel mehr Geduld beizustehen. Ihr Glaube an mich und unsere Verbundenheit gaben mir den Rahmen, diese Arbeit verwirklichen zu können. Hierfür bin ich zutiefst dankbar. Meinem Sohn Jonne danke ich dafür, dass er mein Herz jeden Tag aufs Neue zum Lachen bringt.

Vorwort

Ethikberatungen im Gesundheitswesen sind inzwischen weitverbreitet, sei es in der Klinik, im Pflegeheim oder im Rahmen von ambulanten Diensten. Dabei geht es nicht nur um „große" Fragen wie etwa um Entscheidungsfindungsprozesse am Lebensende auf der Intensivstation. Es geht auch um ethische Fragen eines achtsamen Umgangs, mit beispielsweise dementen Menschen, deren Art von Willensäußerung uns vor besondere Herausforderungen stellt. Kompetenz und Verantwortung sind ebenso gefragt wie die Achtung vor der Autonomie und dem Bestreben, Schaden zu vermeiden. Und Ethikberatung kann kaum gelingen, wenn die Bedingungen nicht förderlich sind. Was macht gute Organisationsstrukturen aus?

Es ist der Dissertationsschrift von Hendrik Graßme zu verdanken, dass in dieser Monografie eine systematische Aufarbeitung der Entwicklung von Organisationsstrukturen in der deutschen Ethikberatung vorliegt. Darüber hinaus eröffnet die Studie *Möglichkeiten* der Evaluation von Ethikarbeit, vor allem vor dem Hintergrund internationaler Erkenntnisse. Eine dieser Möglichkeiten ist die *Responsive Evaluation*. Sie basiert auf dem methodologischen Ansatz des US-Amerikaners Robert Stake, der überzeugt davon ist, dass Lösungen für die Praxis in der Praxis zu finden sind, das heißt mit ihren Akteur:innen. Es handelt sich um einen partizipativen und offenen Prozess.

Wie eine *Responsive Evaluation* angewendet werden kann, zeigt Hendrik Graßme, indem er das „Drei-Säulen-Modell" (Bildung, Begleitung, Öffentlichkeit) der Ethikberatung in einem christlichen Sozial- und Gesundheitsunternehmen untersucht. In seiner Feldarbeit lässt er sich von folgenden Fragen leiten: Wie arbeiten die Beteiligten in der Ethikarbeit? Was sind ihre Themen? Inwiefern werden ethische Belange bearbeitet? Was beeinflusst ein Gelingen von Ethikberatung? Jene Fragen wurden mit den Beteiligten der Ethikarbeit in einem responsiven Evaluationsprozess bearbeitet.

Die Ergebnisse zeigen, dass die Frage des Gelingens von Ethikarbeit durch die vielfältigen Einflüsse und Voraussetzungen näher verstanden werden kann. Nicht nur die handelnden Akteurinnen und Akteure und ihre Arbeit in der Klinischen Ethik sind bedeutsam, sondern eben auch diverse Voraussetzungen, welche die Institutionen und die ethischen Strukturen prägen.

Das Drei-Säulen-Modell wird als eine verlässliche Struktur, als ein Anker, erlebt, wenn es um die Bearbeitung ethischer Fragen geht. Es stellt sich auch heraus, wie mühselig die tägliche Ethikarbeit ist, einschließlich der Bildung und Aufrechterhaltung eines guten Teams. Ein weiterer Befund: Unerlässlich sind klare Auftragsklärungen.

Neben der Präsentation der innovativen empirischen Forschungsarbeit beinhaltet die Monografie auch eine kritische Auseinandersetzung mit theoretischen Ansätzen in der Klinischen Ethik. Sie lädt ein, mindestens Elemente der *Responsiven Evaluation* auszuprobieren, um die Entwicklung der Ethikarbeit unter Teilhabe jener voranzutreiben, die sie im Alltag praktizieren.

Ich wünsche den Leser:innen viel Freude an der Arbeit, hilfreiche Erkenntnisse sowie die Lust und den Mut zur eigenen Erprobung in der Ethikarbeit.

Helen Kohlen
Bremen, den 6.12.2023

Einleitung

> *„It is the task of a research, and of course of program evaluation studies, to give added meaning to matters. An object evaluated is an object whose value has been clarified. The clarification is not only of its value. There is clarification also of the object. Through program evaluation we come to understand programs in new and different ways."*
> (Stake, 1990, S. 231)

„In der zentralen Notaufnahme eines Krankenhauses wird durch den Rettungswagen um 09:00 Uhr ein Mann mit der höchsten Dringlichkeitsstufe angekündigt. Zügig beginnen in der Notaufnahme Vorbereitungen, um notfallmedizinische und -pflegerische Maßnahmen schnell einleiten zu können. Um 09:10 Uhr wird Herr Schuster[1], 85 Jahre alt, wohnhaft in einer langzeitstationären Pflegeeinrichtung, von den Mitarbeitenden[2] des Krankenhauses entgegengenommen. Herr Schuster atmet unregelmäßig, ist schläfrig und nicht mehr ansprechbar. Der Allgemeinzustand wird von den Mitarbeitenden als deutlich reduziert eingeschätzt. Die Verantwortlichen gewinnen schnell den Eindruck, dass sich Herr Schuster bereits im unmittelbaren Sterbeprozess befindet und kontaktieren deshalb die Angehörigen. Es wird im Gespräch die Frage eines Therapieziels angesprochen und gemeinsam entschieden, dass weitere intensivmedizinische Maßnahmen unterbleiben sollen. Die Angehörigen verweisen auf eine Vorsorgevollmacht und wünschen vielmehr eine palliative Betreuung von Herrn Schuster. Sie begeben sich umgehend auf den Weg in das

1 Der Fall wurde anonymisiert und in Details verfremdet, um personenbezogene Rückschlüsse zu verhindern.

2 In dieser Arbeit werden geschlechtsneutrale Bezeichnungen im Plural verwendet (siehe auch: Karmasin/Ribing, 2019 , S. 42 f.). Im Fall von feststehenden Begriffen erkläre ich diese in Fußnoten.

Krankenhaus. Zeitgleich wird die Notaufnahme des Krankenhauses von ungewöhnlich zahlreichen weiteren Notfällen überrascht, sodass in einem Zeitraum von drei Stunden 54 Menschen versorgt werden. Herr Schuster liegt in einem Behandlungsraum der Notaufnahme, während die Mitarbeitenden erfolglos versuchen, ein Einzelzimmer im Krankenhaus zu organisieren. Dieses ist ausgelastet, sodass alle Versuche, ein Einzelzimmer zu organisieren, ergebnislos bleiben. Um 10:00 Uhr treffen die Angehörigen von Herrn Schuster ein. Die Mitarbeitenden sind seit der Ankunft von Herrn Schuster bemüht, eine angemessene Umgebung herzustellen und präsent zu sein. Jedoch ist die Arbeitslast so hoch, dass diese nur unregelmäßig nach Herrn Schuster und den Angehörigen schauen können. Den Mitarbeitenden fehlt die Zeit, sich der palliativen Situation zu widmen und Herrn Schuster zu versorgen. Die Umgebung der Notaufnahme wird als laut, hektisch und dramatisch beschrieben. Immer wieder sind Schreie zu hören, die in den Behandlungszimmern deutlich zu vernehmen sind. Herr Schuster stirbt um 12:30 Uhr im Kreis seiner Angehörigen in einem kleinen Behandlungszimmer der Notaufnahme.

Wenige Wochen später berichtet eine regionale Tageszeitung über die Situation in der Notaufnahme des Krankenhauses. Die Angehörigen äußern in einem Artikel Kritik am Krankenhaus und geben darin an, dass eine menschenwürdige Versorgung am Lebensende nicht stattgefunden habe. Die Mitarbeitenden der Notaufnahme reagieren, angesprochen auf die Situation durch die Leitungsperson, bestürzt und berichten, ‚alles Menschenmögliche' getan zu haben. Die Leitungsperson der zentralen Notaufnahme initiiert daraufhin über das Ethikkomitee eine ethische Fallbesprechung, um die Situation nachträglich zu reflektieren und zu besprechen. Diese findet drei Wochen später statt. Bemühungen, die Angehörigen einzubeziehen, waren nicht erfolgreich."

In einer ethischen Fallbesprechung mit den sechs Beteiligten (u. a. Pflege, Medizin, Seelsorge, Leitung und Pflegedirektion) sollte das Schicksal von Herrn Schuster aus einer ethischen Perspektive reflektiert werden. Ziel war es außerdem, zu besprechen, was hätte besser funktionieren müssen, um eine solche Situation im besten Falle zu verhindern. Für die ethische Fallbesprechung wurden 60 Minuten angesetzt. Nach einer Informationssammlung von biografischen, pflegerischen, medizinischen und seelsorgerischen Informationen wurde mit den vier Prinzipien der Medizinethik[3] ein gängiger ethischer Bezugsrahmen genutzt, um die Konfliktfelder der Situation sichtbar zu machen. In der Diskussion wurde jedoch schnell deutlich, dass die Mitarbeitenden die Perspektive vertraten, „alles Menschenmögliche" getan zu haben, um eine palliative Versorgung im Rahmen der Möglichkeiten zu arrangieren. Die Teilnehmenden waren betroffen und äußerten enttäuscht, dass sie in der Sicherstellung der Versorgung für Herrn Schuster versagt hätten. Jene Emotionalität traf auf eine berufsübergreifende intrinsische Motivation, Menschen bestmöglich versorgen zu wollen. Sie konnten die Kritik der Angehörigen zwar einerseits verstehen, jedoch wurde die Kritik an der Notaufnahme als verkürzt empfunden, sodass die Mitarbeitenden folgende Fragen in der ethischen Fallbesprechung thematisierten:

- Warum wurde Herr Schuster in einem so schlechten Allgemeinzustand in die Notaufnahme gebracht? Warum wurde die existenzielle Situation nicht von den Pflegenden der langzeitstationären Pflegeeinrichtungen erkannt, die eine palliative Betreuung hätten initiieren können?
- Warum gelang es nicht, im Krankenhaus ein Einzelzimmer zu organisieren, um Herrn Schuster in eine ruhige und angemessene Umgebung zu verlegen?
- Wurde das Engagement der Pflege und Medizin von den Angehörigen wahrgenommen?
- Warum wurde die Kritik öffentlich über eine Zeitung formuliert und nicht zunächst mit der Notaufnahme besprochen?

Die Mitarbeitenden waren sich in der Fallbesprechung schnell darüber einig, dass gerade das Prinzip der Fürsorge bei Herrn Schuster ein zentrales Problem darstellte: Eine palliativpflegerische und -medizinische Versorgung konnte demnach nicht realisiert werden, obwohl diese dringend geboten war. Die Umgebung war laut und die Angehörigen baten mehrmals um eine ruhige Umgebung. Die vielfältigen Bemühungen der Mitarbeitenden waren aufgrund der Umstände einer ausgelasteten Notaufnahme limitiert und kollidierten mit den Rahmenbedingungen, sodass sich die Mitarbeitenden nicht ausreichend Zeit nehmen konnten. Weiterhin reagierten die Personen in der ethischen Fallbe-

3 Im weiteren Verlauf dieser Arbeit werde ich diese ausführlich beschreiben (vgl. Kapitel 1 ff.).

sprechung mit Unverständnis darüber, dass in der langzeitstationären Einrichtung überhaupt ein Rettungswagen gerufen wurde. Die Beteiligten eruierten deshalb folgende Themen als zentrale Problemfelder:

- Warum konnte kein freies Zimmer im Krankenhaus für einen sterbenden Menschen organisiert werden?
- Warum wurde Herr Schuster nicht in der langzeitstationären Pflegeeinrichtung palliativ versorgt?

In der ethischen Fallbesprechung war es schwierig, mit den vier Prinzipien der Medizinethik die Problemfelder zufriedenstellend mit den Beteiligten zu explizieren, da besonders Fragen der Verantwortung für die Situation von Herrn Schuster von den Teilnehmenden als problematisch identifiziert wurden. Es wurde auf die problematischen Strukturen im Krankenhaus und auf die Tabuisierung des Sterbens in der Gesellschaft verwiesen, die Auswirkungen auf den Fall von Herrn Schuster hätten. Im weiteren Verlauf der ethischen Fallbesprechung wurde danach gefragt, wer was tun könnte, um eine Verbesserung für die Zukunft zu erreichen. Hiervon ausgehend wurden ein Konsens und verschiedene Aufgaben für die Zukunft abgeleitet. Beispielsweise sicherte die Direktion der Pflege zu, mit der langezeitstationären Pflegeeinrichtung Kontakt aufzunehmen und Fragen von zukünftigen palliativen Situationen von Bewohnenden zu reflektieren. Das Ethikkomitee des Krankenhauses entwickelte die Idee, Veranstaltungen in Zusammenarbeit mit Trägern der stationären Altenhilfe zu organisieren. Beteiligte der Pflege und Medizin äußerten eine Erleichterung, dass im Rahmen der ethischen Fallbesprechung keine Schuldfragen thematisiert wurden, und wünschten sich, dass das Krankenhaus einen Abschiedsraum für akute Situationen einrichtet.

Die ethische Fallbesprechung bezüglich des Falls von Herrn Schuster macht auf die Relevanz des Themas von Ethikberatung im Gesundheitswesen in der vorliegenden Arbeit aufmerksam: Im Gesundheitswesen sind Anlässe von Ethikberatungen an menschliche Situationen und nicht selten an Schicksale gebunden. Es geht demnach um den einzelnen Menschen, der seinen Willen vielleicht nicht mehr kommunizieren kann. Es liegt in der Natur einer berufsbedingen Perspektive, Details und Hintergrundinformationen priorisieren zu müssen. Jedoch geht hiervon die Gefahr aus, wesentliche Informationen in den Reflexionen vielleicht nicht zu erkennen. In der ethischen Fallbesprechung von Herrn Schuster waren die Beteiligten aus unterschiedlichen Professionen froh, über den Fall sprechen zu können. Denn auch ihre Perspektiven und ihre Erfahrungen spielen eine bedeutsame Rolle in der Versorgung von Menschen in Einrichtungen des Gesundheitswesens.

Werden Themen und Probleme nicht bearbeitet oder übergangen, entsteht moralischer Stress, der sich nicht nur auf die Qualität und Sicherheit der Versorgung negativ auswirkt, sondern auch auf die psychische Gesundheit von Mitarbeitenden (vgl. McCarthy/Monteverde, 2018, S. 319 ff.). Die institutionalisierte Ethikberatung wird in diesem Zusammenhang als eine mögliche organisationsethische Strategie empfohlen, ethische Belastungen von Mitarbeitenden zu bearbeiten (vgl. Monteverde, 2019, S. 357). Die ethische Fallbesprechung ist in diesem Zusammenhang ein Instrument, das neben der Leitlinienentwicklung und der Bildungsarbeit zu den drei typischen Aufgaben der Ethikberatung gezählt wird (vgl. Simon, 2021, S. 295). Ethikberatung verfolgt in diesem Zusammenhang das Ziel, die Versorgungsqualität von Menschen in der Versorgung zu verbessern (vgl. AEM, 2023). Ethikberatung soll dazu beitragen, die Entscheidungsprozesse von Personen im Gesundheitswesen zu unterstützen und zu verbessern. Mithilfe von ethischen Theorien sollen Gegebenheiten und Themen in der Versorgungspraxis reflektiert werden, wobei hierfür verschiedene Konzepte und Modelle existieren. Das Ethikkomitee ist eine häufige Organisationsform, in der verschiedene Personen in einem institutionalisierten Gremium auf Basis festgelegter Aufgaben und Ziele ethische Themen bearbeiten (vgl. Neitzke, 2021, S. 47). Ethikberatungen und die institutionalisierte Form der Ethikkomitees erfahren eine zunehmende internationale Aufmerksamkeit. In Deutschland ist festzustellen, dass Einrichtungen verstärkt Institutionalisierungsformen und Strukturen von Ethikberatung vorhalten. Dies macht weiterhin auf die Relevanz des Themas aufmerksam: Zwar entscheiden Ethikkomitees und Ethikberatungen nicht über einzelne „Fälle“. Sie haben aber aufgrund der ethischen Legitimität und des empfehlenden Charakters eine Orientierungsrelevanz und können damit auf die Entscheidungen von Mitarbeitenden im Gesundheitswesen wirken. Gleichwohl ist das Thema Ethikberatung institutionsspezifisch zu betrachten, da der Term als ein Sammelbegriff für verschiedene Initiativen im Gesundheitswesen charakterisiert werden kann und ungeschützt ist. Angesichts der Relevanz und der verstärkten Bemühungen von Einrichtungen im Gesundheitswesen zur Implementierung entsprechender Gremien stellt sich jedoch die Frage, was zum Gelingen ebenjener Ethikarbeit beiträgt?

Wenn Einrichtungen vermehrt Ethikberatungsstrukturen in ihren Einrichtungen vorhalten oder implementieren, scheint die Frage besonders relevant, da Einrichtungen nicht nur Bemühungen unternehmen, sondern die Ethikberatung auch mit Ressourcen unterstützen. Wenn Ethikberatung dazu beitragen kann, moralischen Stress von Mitarbeitenden in Einrichtungen im Gesundheitswesen sinnvoll zu begegnen, wie kann diese gelingend umgesetzt werden? Wenn Ethikberatung die Versorgungsqualität von Menschen in verschiedenen Versorgungskontexten positiv beeinflussen kann, wie kann Ethikberatung in Einrichtungen erfolgreich vorgehalten werden?

Zu Beginn meiner beruflichen Tätigkeit in der Klinischen Ethikberatung wurde ich nicht nur mit Anfragen zu ethischen Fallbesprechungen konfrontiert, sondern auch mit der Frage, wie engagierte Personen ihr ethisches Engagement in einem Krankenhaus sinnvoll strukturieren könnten: Was können sie tun, um im Krankenhaus wahrgenommen zu werden, und wie können sie Ethikberatung gelingend verwirklichen? Dies weckte meine Neugierde und mündete in einer ersten Arbeitsfrage für eine Literaturrecherche zum Forschungsstand von Erkenntnissen zum Gelingen von Ethikberatung in den Jahren 2016 und 2017. Es zeigte sich, dass grundsätzlich nur wenige Erkenntnisse aus dem deutschsprachigen Raum darüber vorliegen und der Bereich auch international nur marginal beforscht wurde. Allgemeine Empfehlungen machen zwar darauf aufmerksam, dass die Art und Weise der organisationalen Einbindung relevant zu sein scheint (vgl. AEM, 2023). Allerdings liegen jenen Annahmen keine empirischen Erkenntnisse zugrunde, sondern sind zumeist als Empfehlungen auf Basis von Erfahrungen formuliert.

Angesicht dessen ist diese vorliegende Arbeit im Promotionsstudiengang „Pflegewissenschaften“ der Vinzenz Pallotti University (früher: Philosophisch-Theologische Hochschule Vallendar) am Lehrstuhl Care-Policy und Ethik in der Pflege entstanden, sodass zunächst die folgende Forschungsfrage[4] die vorliegende Arbeit strukturiert:

Was sind Faktoren/Bedingungen/Zusammenhänge, die Ethikarbeit im Gesundheitswesen gelingend beeinflussen?

4 Die Forschungsfrage erfährt im Sinne eines explorativen und prozessbezogenen Evaluationsverständnisses im weiteren Verlauf eine Präzisierung, Veränderung, Konkretisierung und Anreicherung.

Das Feld der Ethikberatung ist in Deutschland bisher wenig beforscht, sodass ich mich in der vorliegenden Arbeit für ein exploratives, partizipatives und gegenstandsorientiertes Evaluationsdesign entschieden habe. Im Sinne der responsiven Evaluation nach Robert E. Stake (1976) gehe ich von der Annahme aus, in der Praxis der Ethikberatung mögliche Antworten auf meine Forschungsfrage zu finden. Der Zugang zur Praxis der Ethikberatung wurde in einem mehrjährigen, responsiven Evaluationsprozess von 2017 bis 2022 in der Johannesstift Diakonie (JSD) verwirklicht. Die Johannesstift Diakonie ist ein großer Träger von Sozial- und Gesundheitseinrichtungen im Nordosten Deutschlands und hat mit dem „Drei-Säulen-Modell von Ethikarbeit" ein eigenes Ethikberatungsmodell entwickelt, dass bereits seit 2010 existiert. Krankenhäuser, Pflegeeinrichtungen, Bildungsakademien, Einrichtungen der Jugendhilfe und Hospize sind Beispiele des breiten Versorgungsangebots, in der die Ethikarbeit über das „Drei-Säulen-Modell" systematisiert wird. Es scheint demnach naheliegend, davon ausgehen zu können, dass in den Einrichtungen der Johannesstift Diakonie Erfahrungen zum Thema der Ethikberatung und den dafür notwendigen, gelingenden Zusammenhängen existieren, die in einem empirischen Prozess beforscht werden können.

In dieser Arbeit folge ich keinem linearen, kausalen Verständnis von Wissenschaft, sondern verorte mich in einem gegenstandsorientierten, konstruktivistischen und partizipativen Forschungsparadigma (siehe ausführlich: Kohlen/Volmering-Dierkes/Kaiser/Grassme, 2021, S. 389 ff.). Folglich sind es qualitative Methoden der Sozialforschung, die ich gegenstandsangemessen im Rahmen der responsiven Evaluation von Ethikarbeit der Johannesstift Diakonie anwende. Responsive Evaluationen legen den Schwerpunkt auf einen partizipativen Prozess, der sich aus Aktionen und Reaktionen im Sinne des Gegenstandes und den beteiligten Personen selbst strukturiert. Die Realisierung einer responsiven Evaluation wird demnach nicht im Vorfeld geplant und festgelegt, sondern die ergebnisoffene Prozessarbeit steht im Fokus. Reflexionsprozesse, Aktionen und Reaktionen sind der Motor eines Evaluationsverständnisses, in dem Forschungserkenntnisse in der Auseinandersetzung mit der Praxis eruiert werden. Dieser Logik folgend, nahm ich zunächst als teilnehmender Beobachter an der Ethikarbeit der Johannesstift Diakonie teil, um die dortige Praxis kennenzulernen. Es wurde deutlich, dass die Ethikarbeit besonders durch das Engagement von einzelnen Personen und im Kontext von Gruppenarbeiten geleistet wird. Hiervon ausgehend führte ich Interviews und Gruppendiskussionen mit Personen aus der Ethikarbeit, um Daten zu erheben. Die kombinierte Anwendung von verschiedenen Erhebungsmethoden der qualitativen Sozialforschung begründet sich durch das responsive Evaluationsverständnis. Denn Stake (1976) folgend, versuchen Evaluationsverantwortliche nicht nur das explizite Erfahrungswissen, *was* Personen über ihre Praxis berichten, herauszufinden, sondern sie versuchen auch das implizite Erfahrungswissen, *wie* sich ein Evaluationsgegenstand bei den Personen manifestiert, zu explizieren. In diesem Sinne orientiere ich mich in der Auswertung der Datenerhebungen zum einen an der zusammenfassenden qualitativen Inhaltsanalyse nach Mayring (2022), um das explizite Erfahrungswissen zu systematisieren. Zum anderen wende ich die dokumentarische Methode nach Bohnsack (2021) an, um die Werthaltungen von Personen der Ethikarbeit zu rekonstruieren.

Der erste Teil dieser Arbeit widmet sich den theoretischen Hintergründen der Ethikberatung in vier verschiedenen Kapiteln (Theoretische Perspektiven auf den Gegenstand, Stand der Forschung, Konzepte und Modelle von Ethikberatung in Deutschland sowie die Evaluation und Weiterentwicklung von Ethikberatung), um die vielfältigen Facetten von Ethikberatung im Sinne der Forschungsfrage darzulegen. In Kapitel 1 diskutiere ich zunächst verschiedene Definitionen, um die vielfältigen Bedeutungen des nicht geschützten Ethikberatungsbegriffs aufzuzeigen. Denn Ethikberatung erfährt erst dann eine spezifische Bedeutung, wenn eine institutionalisierte Form und Aufgabenklärung stattgefunden hat. Im weiteren Verlauf des ersten Kapitels skizziere ich Meilensteine in der Entwicklung von Ethikberatung in Deutschland, wobei eine enge Orientierung an einem US-amerikanischen Verständnis von Ethikberatung deutlich wird (Kapitel 1.1). Ein Abschnitt zu qualitativen Studien offenbart, dass das Feld der Ethikberatung bisher nur wenig beforscht wurde. Ergebnisse zeigen, dass die interdisziplinäre Zusammenarbeit in ethischen Gremien nicht immer funktioniert und Themen von Berufsgruppen nicht gleichermaßen behandelt werden. Neben einer daraus folgenden ungleichen Partizipation von Berufen innerhalb von Ethikkomitees zeigen die Ergebnisse, dass nicht alle Themen von Beteiligten auch tatsächlich bearbeitet werden (Kapitel 1.2).

Das einführende Fallbeispiel hat darauf aufmerksam gemacht, dass ethische Fallberatungen auch organisationsethische Dimensionen aufwerfen können. Folglich gehe ich auf Argumente ein, die das Verhältnis von Institutionen und einer institutionalisierten Ethikberatung bestimmen (Kapitel 1.3.1). Im weiteren Verlauf des ersten Kapitels erörtere ich die verschiedenen Standorte von Ethikberatungen. Hierbei setze ich einen Schwerpunkt auf drei häufige versorgungsspezifische Kontexte im Gesundheitswesen: Krankenhäuser, die langzeitstationären Altenpflege und die ambulante Pflege. In diesem Zusammenhang gehe ich auf die jeweiligen institutionellen Logiken ein und leite Folgen für den Gegenstand von Ethikberatung ab (Kapitel 1.3.2). In einem weiteren Abschnitt widme ich mich der Praxis der Ethikberatung: Wie tritt Ethikberatung demnach in Erscheinung? (Kapitel 1.3.3). Das Kapitel 1.4 widmet sich den verschiedenen ethischen Theorien, die im Kontext von Ethikberatung rezipiert werden. Es werden spezifische Folgen für den Kontext der Ethikberatung deutlich, die es besonders zu berücksichtigen gilt, wenn normative Aussagen in der Praxis getätigt werden sollen. Die Konzentration auf einen spezifischen ethisch-theoretischen Bezugsrahmen kann beispielsweise eine Engführung in der Rahmung von ethischen Themen in der Praxis bedingen. Weiterhin verdeutlicht der Abschnitt, dass die Verhältnisse von ethischen Theorien und den methodischen Übersetzungen von Ethikberatung relevant sind, weil dadurch die Reflexionsprozesse, Themen und Fragen beeinflusst werden. In Kapitel 1.5 führe ich in einem Zwischenfazit die verschiedenen theoretischen Implikationen von Ethikberatung für die vorliegende Arbeit zusammen.

Das zweite Kapitel widmet sich den empirischen Studien, die das Gelingen von Ethikberatung untersucht haben. In diesem Zusammenhang zeigt sich, dass bisweilen nur wenige Erkenntnisse darüber vorliegen und Studien vorrangig im US-amerikanischen Kontext entstanden sind. Diese legen nahe, dass Pflegende bisweilen in ethischen Gremien weniger stark eingebunden sind als beispielsweise Vertretende der Medizin und Seelsorge. Studienergebnisse zeigen ferner, dass eine gleichmäßige Verteilung der Berufsgruppen positiv auf das Gelingen der Arbeit eines Ethikkomitees wirkt. Ein hoher beruflicher und sozialer Status in einer hierarchiegeprägten Organisation eines Krankenhauses hat wiederum negative Auswirkungen auf die Repräsentanz in der Versorgungspraxis. Die Unterstützung durch die Verwaltung und das Management wird als weiterer Faktor erkannt, der den Erfolg von Ethikarbeit beeinflusst. Der Respekt für die Arbeit eines Komitees vonseiten des Managements war ein Erfolgsfaktor, um ein langfristiges Engagement zu ermöglichen. Zusammenfassend liegen jedoch nur wenige Studien darüber vor, sodass die Relevanz der vorliegenden Arbeit auch durch ein vorliegendes Forschungsdesiderat begründet werden kann.

Da Ethikberatung besonders durch die institutionellen Verwirklichungen bedeutungsvoll wird, erörtere ich im dritten Kapitel dieser Arbeit einrichtungsbezogene Konzepte und Modelle von Ethikberatung in Deutschland. In einer exemplarischen Betrachtung zeigt sich, dass besonders große Träger Ethikberatungskonzepte vorhalten und diese häufig durch Projekte entstanden sind, an denen ausgewiesene Personen mit fachlicher Expertise aus dem Feld der Ethikberatung mitwirkten. Übereinstimmend werden verschiedene Evaluationsstrategien beschrieben, um eigene Konzepte und Modelle weiterzuentwickeln (Kapitel 3.1). Die Klinische Ethik am Universitätsklinikum Hamburg-Eppendorf (UKE) (Kapitel 3.2) und das „Drei-Säulen-Modell" von Ethikarbeit der Johannesstift Diakonie (JSD) (Kapitel 3.3) unterscheiden sich in diesem Zusammenhang durch ihre theoretischen Bezüge, wie sie Ethikberatung konzeptualisieren. Implikationen eines systemischen Beratungsansatzes (UKE) und eines dynamischen und partizipativen Verständnisses (JSD) haben demnach Auswirkungen auf eine kontinuierliche Entwicklung der Ethikarbeit. In einem Zwischenfazit verweise ich auf Erfahrungen von Personen, die ein Gelingen von Ethikarbeit im Kontext der Konzepte und Modelle explizieren (Kapitel 3.4).

Evaluationen werden nicht nur im Kontext der Konzepte und Modelle vorgehalten, sondern auch von der Akademie für Ethik in der Medizin (AEM) als notwendiger Teil einer Konzeptualisierung von Ethikberatung empfohlen (vgl. AEM, 2010). Im vierten Kapitel widme ich mich dem Thema von Evaluationen und der Weiterentwicklung von Ethikberatung. Dabei zeigt sich, dass theoretische Implikationen und verschiedene wissenschaftsbasierte Formen von Evaluationen existieren (Kapitel 4.1) und sich „Evaluationen von Ethikberatungen" weniger stark an jenen Voraussetzungen zu orientieren scheinen (Kapitel 4.2). Das vierte Kapitel markiert das Ende des theoretischen Teils dieser Arbeit, sodass ich in einem Zwischenfazit (Kapitel 4.3) wesentliche Ergebnisse und Implikationen für die empirische Untersuchung im Sinne der Forschungsfrage zusammenfasse.

Der empirische Teil dieser Arbeit gliedert sich in fünf Kapitel (Untersuchungsdesign, Ergebnisprozess der responsiven Evaluation, Diskussion der Ergebnisse, Limitationen der Arbeit, Fazit) und beginnt mit einer Konkretion der Forschungsfragen für die empirische Untersuchung (Kapitel 5.1). Hiervon ausgehend begründe ich mit einer ausführlichen Beschreibung der responsiven Evaluation von Stake (1976), dass gerade ein partizipativer, prozess- und personenbezogener Ansatz geeignet ist, um die Forschungsfragen dieser Arbeit zu beantworten (Kapitel 5.2). Die responsive Evaluation ist ein explorativer und theoriebasierter Zugang, die Praxis eines Gegenstandes zu untersuchen. Hieraus resultiert eine spezifische Orientierung am Untersuchungsgegenstand, sodass eine responsive Evaluation stets eine individuelle Verwirklichung einer Evaluation bedeutet. Demnach gehe ich im weiteren Verlauf auf spezifische Strategien ein, um einen partizipativen, responsiven Evaluationsprozess im Kontext der Ethikarbeit der Johannesstift Diakonie umzusetzen (Kapitel 5.3). Wissenschaftsbasierte Evaluationen setzen voraus, dass Verantwortliche Methoden der Sozialforschung anwenden, um Daten zu erheben. Im Sinne der responsiven Evaluation nutze ich neben teilnehmenden Beobachtungen Interviews und Gruppendiskussionen, um die Forschungsfragen in der Praxis der Ethikberatung zu untersuchen. Für die Systematisierung des expliziten Wissens erörtere ich in Kapitel 5.4 die Planungen von Interviews und die Auswertung mittels der zusammenfassenden qualitativen Inhaltsanalyse nach Mayring (2022) (Kapitel 5.4.1/5.4.2). Gruppendiskussionen erörterte ich in Kapitel 5.5 und beschreibe darauf aufbauend Grundlagen der dokumentarischen Methode nach Bohnsack (2021) (Kapitel 5.5.1), um darzulegen, wie ich das implizite Erfahrungswissen von Beteiligten der Ethikarbeit der Johannesstift Diakonie rekonstruiere (Kapitel 5.5.6). Neben verschiedenen Strategien für die Planung der Umsetzung einer responsiven Evaluation von Ethikarbeit der Johannesstift Diakonie (vgl. Kapitel 5.4) gehe ich auf forschungsethische Implikationen ein (Kapitel 5.7), um abschließend in einem Zwischenfazit wesentliche Voraussetzungen für das Design zusammenzufassen (Kapitel 5.8).

In Kapitel 6 dokumentiere ich den Prozess der responsiven Evaluation von Ethikarbeit der Johannesstift Diakonie. Responsive Evaluationen folgen keinem linearen Ablauf, sondern strukturieren sich durch Aktionen und Reaktionen im Prozess der Untersuchung selbst. Demnach ist das Kapitel als eine chronologische Prozessbeschreibung angelegt, in der Ergebnisse aus den Datenerhebungen fortlaufend reflektiert werden. Das sechste Kapitel ist ferner als Abschlussbericht der responsiven Evaluation zu verstehen, die von 2017 bis 2022 realisiert wurde. Im Rahmen der Auswertung und der Analyse konnte ich verschiedene Voraussetzungen für ein Gelingen von Ethikberatung eruieren

(Kapitel 6.6 ff.) und verschiedene Orientierungsrahmen rekonstruieren (Kapitel 6.9 ff.). Letztere legen nahe, dass eine konzeptualisierte Ethikarbeit sich auf verschiedene und spezifische Weisen bei den beteiligten Personen manifestiert. In der Untersuchung der Praxis von Ethikberatung konnten übereinstimmend organisationsethische Voraussetzungen als Ergebnisse generiert werden. Organisationsbezogene Prozesse zum Gelingen von Ethikberatung scheinen für die Beteiligten der Ethikberatungsprozesse demnach besonders wichtig, um diese gelingend in die Praxis umzusetzen.

In Kapitel 7 diskutiere ich die Forschungsergebnisse des responsiven Evaluationsprozesses mit dem Stand der Forschung. Es zeigt sich, dass die empirischen Ergebnisse dieser Arbeit bestehende Forschungsergebnisse stützen. Die Wertschätzung vonseiten des Managements in Einrichtungen begünstigt beispielsweise das Gelingen von Ethikberatung. Weiterhin zeigen die Ergebnisse der vorliegenden Arbeit, dass – mit einem Schwerpunkt – verschiedene Voraussetzungen zum Gelingen von Ethikberatung beitragen. Ethikberatung ist demnach als eine voraussetzungsvolle Idee zu verstehen, die konzeptuell übersetzt werden muss, um gelingend in der Praxis zu wirken.

Im achten Kapitel erörtere ich die Limitationen der vorliegenden Arbeit. Diese sind unter anderem auf die Coronapandemie zurückzuführen. Durch die damit einhergehenden zeitweise geltenden Kontaktbeschränkungen war der responsive Evaluationsprozess betroffen (Kapitel 8.1). Der Zugang einer responsiven Evaluation offenbart in der Anwendung ferner verschiedene Limitationen, die ich in Kapitel 8.2 und Kapitel 8.3 reflektiere. Darüber hinaus verweise ich auf die Limitationen in der Anwendung von qualitativen Methoden der Sozialforschung im Kontext der responsiven Evaluation, die sich auf die Ergebnisse der Arbeit auswirken (Kapitel 8.4).

Im neunten Kapitel beantworte ich in einem Fazit zusammenfassend die Forschungsfragen dieser Arbeit und präsentiere Ergebnisse, die für das Feld der Ethikberatung anschlussfähig sind. Demnach konnte ich zum einen verschiedene Voraussetzungen für ein Gelingen von Ethikberatung explizieren. Zum anderen zeigen die rekonstruierten Werthaltungen, dass eine Konzeptualisierung von Ethikarbeit aus verschiedenen Gründen bedeutsam ist und spezifische Methoden in Schulungen Menschen in der Ethikberatung beeinflussen. Weiterhin wird in den Werthaltungen eine zentrale Voraussetzung deutlich, um Ethikberatung im deutschen Gesundheitswesen verwirklichen zu können.

THEORETISCHER TEIL

1 Theoretische Perspektiven auf den Gegenstand: Ethikberatung im deutschen Gesundheitswesen

Ethikberatung wird häufig als ein Sammelbegriff für verschiedene Initiativen verwendet, die sich mit dem Thema der Ethik im Gesundheitswesen beschäftigen. In der Literatur werden unterschiedliche Definitionen beschrieben, die sich insbesondere durch die Perspektiven auf den Gegenstand und durch die Aufgabenfelder unterscheiden. Ethikberatung ist kein rechtlich geschützter Begriff. Die Akademie für Ethik in der Medizin (AEM) versteht darunter:

> „Ethikberatung im Gesundheitswesen stellt ein Instrument zur Verbesserung der Qualität der Versorgung von kranken, pflegbedürftigen und behinderten Menschen dar. Sie umfasst u. a.: Die Durchführung individueller ethischer Fallbesprechungen (Ethik-Fallberatung), die Erstellung von internen Leitlinien bzw. Empfehlungen (Ethik-Leitlinien) sowie die Organisation von internen und öffentlichen Veranstaltungen zu medizin- und pflegeethischen Themen (Ethik-Fortbildungen)." (Akademie für Ethik in der Medizin, 2019)

Die AEM benennt demnach verschiedene Aufgabenfelder und betont die Zielsetzung einer Verbesserung der Versorgungsqualität. Mit der Ethik-Fallberatung, der Erstellung von Leitlinien und der Organisation von Ethik-Fortbildungen werden drei Aufgabenfelder hervorgehoben und Zielgruppen im Gesundheitswesen benannt. Die Definition macht zudem auf die klinische Relevanz der Ethikberatung aufmerksam, da das Instrument die Versorgungsqualität von Menschen im Gesundheitswesen beeinflussen soll. Jochen Vollmann versteht darunter:

> „Bei jeglicher Form von Ethikberatung handelt es sich um ein „freiwilliges Beratungsangebot, das auf Wunsch der Betroffenen eine Unterstützung bei der Entscheidungsfindung in ethischen Konfliktsituationen bietet. (...) Ethikberatung kann zur ethischen Problemanalyse und ethischen Argumentation einen wichtigen fachlichen Beitrag leisten." (Vollmann, 2008, S. 10, aus: Riedel, 2016, S. 68)

Eines der vorrangigen Ziele von Ethikberatung im Gesundheitswesen stellt demnach das Lösen von moralischen Konflikten und die Unterstützung in Entscheidungsfindungen auf einer freiwilligen Basis dar. Vollmann nimmt auf den fachlichen Beitrag Bezug, dass Ethikberatung in Konfliktsituationen, in Entscheidungsfindungssituationen und in der Problemanalyse hilfreich sein kann, weil eine ethische Argumentation erarbeitet wird. Während Vollmann damit auch die Sprachfähigkeit von beteiligten Personen anspricht, verweist Uwe Fahr auf den prozesshaften Charakter und auf ein bestehendes Verhältnis von Ethikberatung zur Philosophie:

> „Unter Ethikberatung soll im Folgenden (1) der Prozess verstanden werden, in dem (2) ein – eventuell auch zwei oder mehrere – für diese Beratungssituation ausgebildete Berater (3) einem oder mehreren Ratsuchenden gegenüber tritt, um den Ratsuchenden in einem (4) ergebnisoffenen und aufrichtigen Diskurs (5) ein moralisch-praktisches Urteil über eine bestimmte moralische Handlungssituation X zu ermöglichen." (Fahr, 2008, S. 79)

Fahr geht in der Definition bereits davon aus, dass beratende Personen für das Aufgabenfeld der Ethikberatung ausgebildet sind und das Ziel eines moralisch-praktischen Urteils über eine Situation im Vordergrund steht. Annette Riedel führt aus, dass die handelnden Personen im Kontext der Ethikberatung bedeutsam sind:

> „Den Gegenstand der Ethikberatung bilden die Akteure in den jeweiligen Handlungsfeldern, die Betroffenen und die Beteiligten sowie die mannigfaltigen Pflegesituationen und -konstellationen, in ihrer jeweiligen Komplexität und Einzigartigkeit." (Riedel, 2015, S. 45)

Demnach sind Personen in den verschiedenen Handlungsfeldern darin gefordert, individuelle Situationen einschätzen und hiervon ausgehend die ethischen Implikationen einer Situation erkennen zu können. Ethikberatung ist demnach in besonderer Weise durch die beteiligten Personen in verschiedenen Handlungsfeldern und Kontexten geprägt, wobei Riedel Ethikberatung auch als Gegenstand eines professionellen pflegerischen Handelns versteht:

> „[...], dass Ethikberatung und ethische Reflexion genuiner Gegenstand professionellen Pflegehandelns in der Altenpflege sind und deren Initiation als Unterstützung und Erfordernis für qualitätsvolles, individuums- und werteorientiertes Handeln (an)erkannt wird." (Riedel, 2015, S. 46)

Bernhard Bleyer konkretisiert die klinische Ethikberatung als einen Sammelbegriff, der die Tätigkeiten im Kontext von Organisationsformen einschließt:

> „[…], weil mit dem Begriff der Klinischen Ethikberatung sämtliche Einzelvollzüge sowie die Gesamtheit jener Tätigkeiten bezeichnet werden, die ein Ethikkomitee oder ähnliche Organisationsformen ausführen." (Bleyer, 2019, S. 6)

Weiterhin wird der Begriff in einem Dienstleistungszusammenhang definiert, wie Stefan Dinges und Alfred Simon ausführen:

> „Ethikberatung ist eine Dienstleistung in den unterschiedlichen Einrichtungen des Gesundheitswesens, mit dem Ziel, die ethische Auseinandersetzung zwischen den verschiedenen Beteiligten (PatientIn, Angehörige, ÄrztInnen, Pflegende, das behandelnde multiprofessionelle Team etc.) zu fördern." (Dinges/Simon, 2010, S. 921)

Matthias Kettner betont das Verhältnis von Ethikberatung und den strukturellen Formen in Einrichtungen im Gesundheitswesen:

> „Lokale Klinische Ethikkomitees (KEKs) sind, wie überregionale Ethikräte, lokale Forschungsethikkommissionen und andere ähnliche Institutionen, multidisziplinäre zusammengesetzte *ethische Beratungsorgane* in Kleingruppenform, die in einem definierten institutionellen Kontext arbeiten und durch ihre Arbeit einen bestimmten Beratungsbedarf erfüllen sollen, indem sie spezifisch die moralisch problematische Seite an den betroffenen Problemen oder Problemlagen reflektieren." (Kettner, 2008, S. 15)

Kettner verweist ferner auf die multidisziplinäre Zusammensetzung von Klinischen Ethikkomitees in Kleingruppen, indem verschiedene Berufsgruppen gemeinsam ethische Anliegen und Fragen reflektieren.

In den verschiedenen Definitionen werden folglich verschiedene Zugänge und Perspektiven deutlich, die mit dem Begriff von Ethikberatung[5] angesprochen werden. Übereinstimmend betonen die Verfassenden die Beratung zu ethischen Anliegen für verschiedene Zielgruppen, wobei weitere, darüber hinausgehende Ziele (Verbesserung der Versorgungsqualität versus Unterstützung in einer Entscheidungsfindung) und Aufgabenbereiche angeführt werden. Es existieren vor diesem Hintergrund unterschiedliche Definitionen, die jeweils Schwerpunkte in den Bedeutungsbestimmungen hervorheben. Im Zuge der

5 Die Begriffe „Ethikberatung" und „Ethikarbeit" verwende ich in dieser Arbeit synonym.

Entwicklung von Ethikberatung waren in einem historischen Rückblick besondere Meilensteine bedeutsam, die den Gegenstand in Deutschland beeinflussten. Diese werden im nun folgenden Kapitel dargelegt, um eine Verständnisgrundlage von Ethikberatung, auch aus historischer Perspektive, aufzuzeigen.

1.1 Meilensteine in der Entwicklung von Ethikberatung in Deutschland

In den verschiedenen Definitionen werden insbesondere die Aufgaben der ethischen Einzelfallberatung, der ethischen Leitlinienentwicklung und der Organisation von Bildungsangeboten zum Thema Ethik betont. Das Angebot der Einzelfallberatung und der Orientierungsunterstützung durch Leitlinien und Bildungsangebote zeigt, dass übereinstimmend zu ethischen Themen im Gesundheitswesen Beratungen vorgesehen sind. Doch welche historischen Meilensteine prägten die Entstehung von Ethikberatung in Deutschland?

Beratende Komitees existierten bereits in früheren Zusammenhängen und entschieden unter anderem im Kontext der Eugenik, bei Zwangssterilisationen und bei Schwangerschaftsabbrüchen über die Schicksale einzelner Menschen (siehe ausführlich: Kohlen, 2009, S. 53 ff.). Die Entwicklungen in den Begutachtungen von Forschungen am Menschen in den USA werden als Einflussfaktor für die Entstehung von Ethikberatung angeführt. Sogenannte „Ethikkommissionen" (oder auch „Forschungsethikkommissionen") sollten Forschungsvorhaben und Studien prospektiv begutachten (vgl. Kohlen, 2009, S. 63ff; Schnell/Dunger, 2018, S. 66 ff.).

Die Entwicklungen der modernen und technischen Medizin führten in den 1950er- und 1960er-Jahren zu damals neuen Herausforderungen und Konflikten in der Versorgungspraxis von US-amerikanischen Krankenhäusern. Hierzu zählen beispielsweise die zu treffenden Entscheidungen über die Verteilung von Dialysetherapien, die aus ökonomischen Gründen notwendig wurden. Die Stadt Seattle richtete hierfür 1962 das erste Klinische Ethikkomitee ein, das Entscheidungen darüber traf, welche Personen Dialysetherapien in Anspruch nehmen können (vgl. Kohlen, 2009, S. 60ff; vgl. Frewer, 2012, S. 9). Die medizintechnischen Entwicklungen in den USA im 20. Jahrhundert werden als bedeutsamer Grund angeführt, dass in US-amerikanischen Krankenhäusern ab den 1970er-Jahren Gremien gegründet wurden, die ethisch komplexe Fragestellungen aus der klinischen Praxis bearbeiteten (vgl. Frewer, 2012, S. 9).

Einzelne menschliche Schicksale werden als wesentlicher Einflussfaktor für die Entstehung und Institutionalisierung von Ethikberatung in US-amerikanischen Krankenhäusern beschrieben. Durch das Schicksal von Karin Ann Quinlan[6] (1954–1985) ist die Klinische Ethikberatung in den USA landesweit bekannt geworden: Das Ethikkomitee des Krankenhauses, in dem Quinlan versorgt wurde, sollte die Frage nach ihrer medizinischen Erfolgsaussicht bewerten (vgl. Kohlen, 2009, S. 69ff; vgl. Bleyer, 2019, S. 31). Dies wurde öffentlich kritisiert, weil die Prognosestellung eine medizinische Aufgabe ist und keine Aufgabe der Ethik (vgl. Kohlen, 2009, S. 96). Weitere Schicksale führten zu landesweiten Auseinandersetzungen (siehe ausführlich: Kohlen, 2009, S. 79 ff.) und begünstigten die Entwicklung von ethischen Beratungsgremien in US-amerikanischen Krankenhäusern, die sich ab den 1980er-Jahren zunehmend ausbreiteten, um Lösungswege für ethisch herausfordernde Situationen zu eruieren.[7] Ethikberatung wurde ab 1988 im Rahmen des US-amerikanischen Gesundheitssystems in Zertifizierungsprozessen abgefragt, was als weiterer Grund für die zunehmende Ausbreitung angeführt wird.[8] Die Klinische Ethikberatung entwickelte sich mit einem Schwerpunkt in den 1980er-Jahren zu einem Standardangebot in den US-amerikanischen Krankenhäusern (vgl. Bleyer, 2019, S. 46ff; vgl. Frewer, 2012, S. 14). Die Entwicklung der Ethikberatung setzte in Deutschland erst später ein,

6 Der Streit um Karen Ann Quinlan (1954–1985) führte in den USA zu einer landesweiten und öffentlichkeitswirksamen Diskussion zum Thema der Sterbehilfe. Quinlan erlitt 1975 einen Kreislaufstillstand und musste in Folge künstlich in einem Krankenhaus beatmet werden. Die behandelnden ärztlich Vertretenden vermuteten ein apallisches Syndrom und verweigerten den Wunsch der Eltern, die künstliche Beatmung einzustellen. In Folge eines Rechtsstreits wurde in einem Gerichtsurteil entschieden, das Beatmungsgerät abzustellen (vgl. Kohlen, 2009, S. 69 ff.).

7 Die vom US-amerikanischen Kongress beauftrage Kommission „President's Commission for the Study of Ethical Problems in Medicine and Biomedical and Behavioral Research" thematisierte Funktionen, Aufgaben und Weiterentwicklungsaspekte der Ethikberatung und empfahl die Gründung von Ethikberatungsgremien in US-amerikanischen Krankenhäusern (vgl. Bleyer, 2019, S. 40 ff.).

8 Ergebnisse einer Studie von Ellen Fox aus dem Jahr 2007 zeigen, dass 81% der US-amerikanischen Krankenhäuser über ein Klinisches Ethikberatungsangebot verfügten (vgl. Fox, 2007, S. 15).

wobei der sogenannte „Erlanger Fall“[9] im Jahr 1992 eine besondere Bedeutung einnimmt. Ein Aspekt in der damaligen Debatte war die öffentliche Forderung nach einem unabhängigen Gremium, das beratend die Entscheidungen der klinischen Tätigen unterstützen sollte (vgl. Frewer, 2012, S. 8 f.).

Der Deutsche Evangelische Krankenhausverband (DEKV) und der Katholische Krankenhausverband Deutschlands (KKVD) veröffentlichten 1997 eine gemeinsame Stellungnahme und forderten darin die zunehmende Gründung und Verbreitung von Ethikkomitees in konfessionellen Krankenhäusern. Darüber hinaus wurden Klinische Ethikkomitees im Zusammenhang mit einer christlichen Unternehmenskultur thematisiert (vgl. KKVD/DEKV, 1997, S. 6 ff.). Die Stellungnahme und Positionierung wird als wichtiger Impuls für die Institutionalisierung von Ethikberatung in Deutschland bewertet, da die damals zwei großen christlichen Dachverbände der Krankenhäuser in Deutschland eine große Reichweite für das Gesundheitswesen innehatten (vgl. Simon, 2021, S. 293). Die „Akademie für Ethik in der Medizin“ (AEM)[10] nimmt in der Gestaltung der Klinischen Ethikberatung in Deutschland eine ebenfalls bedeutsame Rolle ein. Die AEM ist demnach eine der ersten Institutionen in Deutschland, die sich vornehmlich mit Themen der Ethik in der Medizin beschäftigte (vgl. Schlaudraff, 2006, S. 294 ff.). Die AEM entwickelte sich seit ihrer Gründung zu einer interdisziplinären Fachgesellschaft und verfolgt unter anderem das Ziel, in der Rolle einer Interessensvertretung, die Medizinethik

9 Im Jahr 1992 wurde eine schwangere, verunfallte Frau in das Universitätsklinikum Erlangen eingeliefert. Es wurde der Hirntod der betroffenen Frau festgestellt. Das Behandlungsteam des Krankenhauses versuchte in Folge das ungeborene Kind am Leben zu erhalten, indem die betroffene Frau am Leben erhalten wurde. Dieses Vorgehen sorgte für eine öffentlichkeitswirksame Debatte in den deutschen Medien und der Gesellschaft (vgl. Frewer, 2012, S. 8 f.).

10 Die AEM wurde 1987 gegründet, um den deutschsprachigen Diskurs von Ethik in der klinischen Praxis mitzugestalten, womit seit Gründungsbeginn ethische Themen in der Medizin bearbeitet werden. Mit Gründung der AEM sollte der internationale Anschluss an die Debatte von Medizin und Ethik erreicht werden, sodass seit 1989 die „Zeitschrift für medizinische Ethik“ vierteljährlich publiziert wird. Seit ihrer Gründung hat die AEM Diskurse zu verschiedenen Themen mitgeprägt – so zum Beispiel zum Hirntod, der Verteilungsgerechtigkeit im Gesundheitswesen und zum curricularen Einbezug der Ethik in der medizinischen Ausbildung (vgl. Wellmer, 2006, S. 302 ff.).

zu begleiten und weiterzuentwickeln. Hierzu bearbeiten verschiedene Arbeitsgruppen unterschiedliche Themen im Kontext der Ethik (vgl. Simon, 2006, S. 305 ff.). In diesem Zusammenhang hat die Arbeitsgruppe „Ethikberatung im Gesundheitswesen" ein Curriculum erarbeitet[11], das als Grundlage für die Qualifizierung von Personen für die Ethikberatung genutzt wird. Das Lehrprogramm ist für die Entwicklung der Klinischen Ethikberatung in Deutschland relevant, da erstmals Kompetenzen in der Fort- und Weiterbildung beschrieben wurden. Das Curriculum ist heute ein gängiger Orientierungsrahmen für Weiterbildungsprogramme im Gesundheitswesen. In drei verschiedenen Kompetenzstufen können Personen für die Aufgaben der Ethikberatung qualifiziert und zertifiziert werden (vgl. Bruns, 2012, S. 23).

In einer 2006 veröffentlichen Stellungnahme forderte die Zentrale Ethikkommission der Bundesärztekammer (ZEKO), klinische Ethikberatungsangebote in Krankenhäusern zunehmend auszubauen (vgl. ZEKO, 2006, S. 1707). Die Veröffentlichung gab der fortschreitenden Implementierung von Ethikberatung in deutschen Krankenhäusern einen zusätzlichen Impuls (vgl. Bruns, 2012, S. 24). Ein weiterer Faktor in der Zunahme von klinischen Ethikberatungsdiensten waren Vorteile in Zertifizierungsprozessen von Krankenhäusern bei einschlägigen Anbietern wie „KTQ" und „proCumCert", die ethische Beratungsangebote abfragten. Zertifizierungsauflagen sollen die Zunahme von klinischen Ethikberatungsgremien in Deutschland vorangetrieben haben (vgl. Bruns, 2012, S. 26).[12] Schochow et al. stellten in diesem Zusammenhang in einer quantitativen Studie fest, dass in 74,9% der befragten Krankenhäuser in Deutschland (n = 550) Strukturen klinischer Ethikberatung existieren (vgl. Schochow et al., 2014, S. 2179 f.).

11 Darüber hinaus hat die AEM Empfehlungen und Standards veröffentlicht, wie Ethikberatung in Gesundheitseinrichtungen implementiert werden kann oder wie die Qualität entsprechender Angebote sichergestellt werden soll (vgl. www.aem-online.de Abruf: 12.09.2021).

12 Eine 2005 veröffentlichte quantitative Studie untersuchte erstmals die Ausbreitung von Ethikberatungsdiensten in Krankenhäusern in Deutschland (n = 2300), wobei 483 Einrichtungen an der Studie teilnahmen. Es gaben 312 Institutionen an, über eine Form der Klinischen Ethikberatung zu verfügen oder eine solche aufbauen zu wollen, 149 Krankenhäuser gaben an, dass ein Klinisches Ethikkomitee in der Einrichtung existiere (vgl. Dörries/Hespe-Jungesblut, 2007, S. 148 ff. und Dörries, 2010, S. 17 ff.).

Zusammenfassend zeigen die Betrachtungen der Entwicklungen von Ethikberatung in Deutschland, dass Parallelen zwischen der US-amerikanischen Entstehung von Ethikberatung und der Genese in Deutschland existieren. Ähnlich wie in den USA gab in Deutschland eine Stellungnahme der Katholischen und Evangelischen Krankenhausträger einen bedeutsamen Anstoß für die Entwicklung von ethischen Reflexionsgremien in den Krankenhäusern. Sowohl die Struktur des Ethikkomitees als auch die beschriebenen Aufgabenfelder der ethischen Fallberatung (Bearbeitung von Bildungsthemen und Leitlinienentwicklung) verdeutlichen die enge Orientierung am US-amerikanischen Verständnis von Ethikberatung. Die Frage nach ethischen Beratungsgremien in Zertifizierungsprozessen von Krankenhäusern zeigt eine weitere Parallele zu der US-amerikanischen Entwicklung (vgl. Kohlen, 2009, S. 93 f.), weshalb Kohlen resümiert:

> „German hospital committees have continued to develop as *a re-make of the US-American model.*“ (Kohlen, 2009, S. 226)

Der Vorstand der AEM hat 2023 Standards[13] für Ethikberatungen im deutschen Gesundheitswesen aktualisiert und damit einhergehende Ziele und Aufgaben überarbeitet. In der Stellungnahme werden die drei charakteristischen Aufgaben[14] der Ethikberatung folgendermaßen erweitert:

- „die systematische Förderung von ethischer Kompetenz vor Ort und ethischer Reflexion in den Regelprozessen des Berufs- und Versorgungsalltags (Ethik-Transfer)
- die Beratung der Einrichtungsleitung in organisationsethischen Fragen (Organisationsethik)“ (Vorstand der Akademie für Ethik in der Medizin e. V., 2023, S. 314)

Ethikberatung ist demnach ein Unterstützungsangebot für alle in der Gesundheitsversorgung beteiligten Personen, die sich in ethisch schwierigen oder herausfordernden Situationen befinden, und bezieht sich sowohl auf die Reflexion

13 Die Stellungnahme versteht sich als Orientierungshilfe für Ethikberatung im Gesundheitswesen, sodass unter anderem Qualitätskriterien und Mindestanforderungen für bestehende und zukünftige Ethikberatungsangebote formuliert wurden.

14 Die Ethik-Fallberatung, das Erstellen von Ethik-Leitlinien und die Organisation von Ethik-Fortbildungen sind drei Aufgaben, welche die Ethikberatung charakterisieren. In einem 2010 publizierten Standard der AEM wurde jenes Aufgabentrias für die Formulierung von damit einhergehenden Anforderungen und Qualitätskriterien genutzt (vgl. AEM, 2010, S. 150).

von Handlungen und Situationen als auch auf die Reflexion von Strukturen in den jeweiligen Institutionen.

Vor dem Hintergrund der verschiedenen Definitionen des Ethikberatungsbegriffs (vgl. Kapitel 1) werden verschiedene relevante Bedeutungen betont. Hiervon ausgehend wird deutlich, dass Ethikberatung

(1) sich auf klinisch-ethische Fragestellungen im Gesundheitswesen bezieht,
(2) Aufgabenbereiche der ethischen Fallberatung, Leitlinienentwicklung, die Organisation von Bildungsangeboten, den Ethik-Transfer in Organisationen adressiert,
(3) organisationsethische Themen berücksichtigt,
(5) zu ethischen Anliegen im Gesundheitswesen Empfehlungen und fachlich-praktische Unterstützungsangebote formulieren soll,
(6) sich auf die ethischen Herausforderungen von Menschen im Kontext von Versorgungszusammenhängen bezieht,
(7) eine interdisziplinäre Empfehlung auf Grundlage ethischer Reflexionen formuliert.

Die Charakterisierungsmerkmale verdeutlichen, dass sich die Ethikberatung auf einen ethischen Anlass in einer Versorgungspraxis bezieht, in der verschiedene Berufsgruppen daran beteiligt sind, Menschen zu helfen. Von den verschiedenen Verständnissen ausgehend, existieren Strukturen und Formen, wie Ethikberatung als Instrument oder als Verfahren für die klinische Praxis nutzbar gemacht werden kann. Das „Klinische Ethikkomitee" (KEK) oder „Ethikkomitee" (EK) ist hierbei besonders populär und wird im Gesundheitswesen häufig als struktureller Überbau für das Tätigkeits- und Aufgabenfeld der Ethikberatung genutzt (vgl. Neitzke, 2022, S. 47 ff.). Das Klinische Ethikkomitee wird dabei als Institution der Ethikberatung beschrieben (vgl. Bleyer, 2019, S. 4). Ethikkomitees sind in diesem Zusammenhang durch eine multidisziplinäre Zusammensetzung in einem institutionellen Kontext und Auftrag charakterisiert (vgl. Neitzke, 2022, S. 49), womit die Multiprofessionalität ein besonderes Merkmal darstellt (vgl. Kohlen, 2020, S. 327). In Bezug auf eine Analyse von Kettner werden Klinische Ethikkomitees als Instrument beschrieben, die einer sogenannten „moralischen Verunsicherung" begegnen können. Diese bedingt sich nicht nur durch den technischen Fortschritt, sondern auch durch einen Wertewandel bei Fachpersonen und bei Menschen in der Öffentlichkeit (vgl. Kettner, 2005, S. 3 ff.). Neben Ethikkomitees gibt es weitere Strukturformen wie z. B. Ethikgruppen, Ethikforen und Ethikcafés, die je nach institutionalisierter Form Tätigkeitsfelder der Ethikberatung wahrnehmen. Vor diesem Hintergrund haben sich in Deutschland unterschiedliche Formen und Modelle entwickelt, die zwar grundsätzlich eine ähnliche Zielsetzung verfolgen, aber je nach institutionellem Kontext (Träger, Art der Gesundheitseinrichtung) unterschiedliche Zugänge bereithalten, wie sie ethische Fragestellungen und Aufgaben bearbeiten. Ethikberatung verfolgt demnach eine Zielsetzung in einem bestimmten Kontext und ist dabei an strukturelle und prozedurale Voraussetzungen gebunden (vgl. Neitzke, 2022, S. 48). Doch inwiefern wurde das Feld der Ethikberatung in Deutschland empirisch beforscht?

1.2 Empirische Beiträge zum Thema der Ethikberatung in Deutschland

Im Rahmen eines interdisziplinären Forschungsprojekts der Universität München und Göttingen „Klinische Ethik-Komitees: Weltanschaulich-konfessionelle Bedingungen und kommunikative Strukturen ethischer Entscheidungen“ wurden in einem Zeitraum von 2002 bis 2006 qualitative Studien im Feld der Ethikberatung durchgeführt (siehe hierzu die Veröffentlichungen im Sammelband: Anselm, 2008) und Ergebnisse veröffentlicht, die verschiedene Ebenen der Ethikberatung betreffen[15] (vgl. Ley, 2008, S. 20 f.). Julia Inthorn analysiert in diesem Zusammenhang über teilnehmende Beobachtungen unter anderem, wie ethische Diskurse in Klinischen Ethikkomitees beschaffen sind, wie ethische Probleme identifiziert werden können und wie Ethik im Ethikkomitee zum Tragen kommt (vgl. Inthorn, 2008, S. 154). Inthorn untersucht in diesem Zusammenhang die Innenperspektive von Ethikkomitees und stellt fest, dass Personen in Gremien vereinfachte diskursethische Prinzipien anwenden. Anliegen und Konflikte werden häufig als Kommunikationsprobleme

15 Forschende nutzten im Rahmen des Projektes teilnehmende Beobachtungen, Experteninterviews („Experteninterview“ ist ein feststehender Begriff in der qualitativen Sozialforschung, siehe hierzu: Lamnek/Krell, 2016, S. 687), biografische Interviews für die Erhebungen von Daten und wandten interpretativ-hermeneutische Verfahren in der Auswertung an (vgl. Ley, 2008, S. 22).

wahrgenommen und dementsprechend bearbeitet. In den untersuchten Ethikkomitees werden innerhalb der Diskussionen jedoch Hierarchieunterschiede sichtbar, sodass pflegerische Aspekte weniger häufig thematisiert werden als medizinische Anliegen (vgl. Inthorn, 2008, S. 159 f.). Weiterhin werden Ansprüche an die teilnehmenden Mitglieder gestellt:

> „Allerdings gibt es ein Gebot zur Information, das Ethik-Komitee versteht sich als Expertengremium in Sachen Ethik und will nicht ‚Volkes Stimme' hören." (Inthorn, 2008, S. 160)

Sie schlussfolgert in der Studie, dass keine ethischen Diskurse in den Ethikkomitees stattfinden, sondern vielmehr interdisziplinäre Kommunikationen:

> „Es zeigt sich, dass die allgemeine Erwartung an Klinische Ethik-Komitees, Wertekonflikte innerhalb des Krankenhauses zu bearbeiten, nicht erfüllt wird, die Arbeit der Ethik-Komitees als Kommunikation und Rekonstruktion ist konventioneller. Der Wechsel der Perspektive und das Aufgreifen der verschiedenen Perspektiven im Gespräch kann als Charakteristikum der Ethik-Komitees verstanden werden." (Inthorn, 2008, S. 173)

Mareike Lachmann untersucht im Rahmen des Projektes (vgl. Amseln, 2008) mit biografischen Interviews Pflegende in Klinischen Ethikkomitees. Sie findet heraus, dass sich ein Engagement in der Ethikberatung häufig durch biografische Kontexte begründet. Beispielsweise dann, wenn beruflich Pflegende im privaten Kontext die Rolle eines Angehörigen einnehmen. Biografische Veränderungen, sogenannte „Schlüsselmomente", sind demnach ein möglicher Auslöser, warum Pflegende neue Blickwinkel in ihren beruflichen Kontexten entwickeln und ein Engagement in Ethikkomitees beginnen. Weiterhin wird „die Menschlichkeit" als eine Grundorientierung angegeben, die als weiteres Anliegen mit einem Klinischen Ethikkomitee in Zusammenhang gebracht wird (vgl. Lachmann, 2008, S. 122):

> „Das ‚Menschliche' wird demnach durch seine Unterscheidung vom Medizinischen und vom Fall bestimmt sowie eine Priorität des Menschen vor der Technik gesetzt." (Lachmann, 2008, S. 119)

Lachmann schlussfolgert in Bezugnahme auf Lawrence Kohlberg[16], dass Pfle-

16 Zur Kritik an Lawrence Kohlberg siehe Gilligan, 1993; zur Beschreibung des Kritik-Diskurses siehe: Kohlen, 2009, S. 102 ff.

gende sich in einer „postkonventionellen Entwicklungsstufe des moralischen Urteils" befänden, wobei Klinische Ethikkomitees als Professionalisierungsfaktor für Pflegende gesehen werden:

> „Da wiederrum, wie oben zu sehen war, die postkonventionelle Entwicklungsstufe moralischen Urteilens einem professionellen Berufsverständnis der Pflege zugeordnet werden kann, besteht auch ein Zusammenhang von Professionalität in der Pflege auf der einen und der Mitarbeit im Klinischen Ethikkomitee auf der anderen Seite." (Lachmann, 2008, S. 128)

Helen Kohlen untersucht in einer qualitativ angelegten Studie (2009), wie Pflegende in Klinischen Ethikkomitees partizipieren und wie Themen der Pflege in entsprechenden Gremien behandelt werden. In diesem Zusammenhang untersucht sie zudem die Frage, mit welchen theoretischen bzw. philosophischen Zugängen ethische Fragen in der Pflege thematisiert werden können. In einer Literaturanalyse wird deutlich, dass sich gerade care-ethische Zugänge eignen, um die pflegerische Praxis und die damit zusammenhängenden Themen sprachlich zu fassen (vgl. Kohlen, 2009, S. 101 ff.). Ethische Theorien implizieren demnach eine spezielle Perspektive auf die Praxis und ein Verständnis von der Praxis:

> „Care conceptualized as a practice, in Tronto's view, is an alternative to conceiving care as a principle or as an emotion. It implies the involvement of thought as well as action." (Kohlen, 2009, S. 117)

Kohlens umfangreiche Rezeption von care-ethischen Zugängen[17] ist aufklä-

17 Hierzu diskutiert Kohlen unter anderem die Arbeiten von Joan Tronto, Elisabeth Conradi und Margaret Urban Walker. Joan Tronto prägte den Begriff der Verantwortung (responsibility-based ethics), indem Fragen einer fürsorgenden Beziehung im Fokus stehen. Hierfür sind verschiedene Haltungen von Menschen wichtige Voraussetzungen: „Caring about" meint die Achtsamkeit für Bedürfnislagen. „Taking care of" bezieht sich auf die Übernahme von Verantwortungen für einen erkannten Bedarf. „Care giving" zielt auf die Handlung bei einem identifizierten Bedarf und „Care receiving" auf eine Überprüfung der getätigten Handlungen auf eine vorangegangene, erkannte Bedürfnislage. „Caring with" bezieht den Kontext der gesellschaftlichen Bedingungen mit ein und setzt diese mit einem demokratischen Verständnis in ein Verhältnis (vgl. Tronto, 2016, S. 5 ff.). Demnach ist „caring" nicht ausschließlich an menschliche Interaktion gebunden, sondern bezieht die Umgebungen und die gesellschaftlichen sowie politischen Bedingungen mit ein (vgl. Kohlen, 2009, S. 118 ff.). Elisabeth Conradi (2001) charakterisiert „care" hierauf aufbauend als eine soziale Praxis, die durch

rend, weil „care“ in institutionellen Kontexten stattfindet und dadurch spezische Anliegen entstehen, die mit einer theoretischen Perspektive erst erfasst werden können.

> „I would like to point out: The work of nursing is constituted by practices of responsibility for those who are in need. Caring as practices of responsibilit*ies* need to be shared by actors working on different levels of competencies: socio-political, institutional as well as relationship-based.“ (Kohlen, 2009, S. 134)

Klinische Ethikkomitees sind demnach ein institutioneller Ort, an dem verschiedene Berufsgruppen ethische Anliegen auf einer institutionellen Kontextebene bearbeiten. Als größte Berufsgruppe im Gesundheitswesen nimmt die Pflege hierbei eine besondere Rolle ein[18] (vgl. Kohlen, 2009, S. 135 f.), sodass Herausforderungen nicht nur durch die vielfältigen Praxisformen entstehen. Besonders die institutionellen Kontexte und Rahmenbedingungen wirken darauf, wie Pflegende gute Pflege verwirklichen können (vgl. Kohlen, 2009, S. 142). Demnach scheint es naheliegend, dass gerade Pflegende in Ethikkomitees partizipieren und ihre Themen dort bearbeiten. Doch die Studienergebnisse zeigen, dass in Ethikkomitees Machtstrukturen existieren, die eine interdisziplinäre Arbeit behindern (vgl. Kohlen, 2009, S. 154):

> „On the contrary, their issues were not framed as ethical issues and therefore excluded. The necessity of ‚learning the (ethics) language‘ as on nursing professor in an expert interview remarks, then implies that nurses’ issues might get transformed into ethically acceptable problems that do not hit the point of caring conflicts.“ (Kohlen, 2009, S. 162)

Im Rahmen der Untersuchung konstatiert Kohlen, dass „Care“ und Pflegende in einem speziellen Verhältnis marginalisiert werden:

äußere Bedingungen, Machtdynamiken und durch die zwischenmenschlichen Beziehungen von Menschen geprägt ist (vgl. Conradi, 2001, S. 44 ff.). Neben Tronto und Conradi rezipiert Kohlen das moralische Verständnis von Margaret Urban Walker (2007), die Moral in der Praxis selbst verortet (vgl. Kohlen, 2009, S. 130).

18 Argumente sind unter anderem, dass Pflegende den häufigsten, direkten Kontakt mit zu versorgenden Menschen haben und eine eigene Perspektive in der Versorgung einbringen (vgl. Kohlen, 2009, S. 147).

> „Caring is marginalized, nurses are marginalized, and the further marginalize themselves as the issues of concern for them are systematically ignored: Declared to be at best, ‚petit' ethical problem, and not part of ‚what we are really doing here'." (Kohlen, 2009, S. 194)

Ethische Themen und Anliegen von Menschen in Versorgungskontexten werden von dominierenden Berufsgruppen deklariert, die darüber entscheiden, wann ein Problem als ein ethisches behandelt wird (vgl. Kohlen, 2009, S. 204 ff.). Kohlens Ergebnisse zeigen, dass in Ethikkomitees Fragen von Hierarchien, Verantwortungen, Fragen von „care" und organisationsbezogenen Herausforderungen ausgeblendet werden. Die besonders häufige Anwendung von biomedizinischen Prinzipien der Medizinethik (vgl. Kapitel 1.4) wird als ein Grund für die Engführung von ethischen Problemen erkannt (vgl. Kohlen, 2009, S. 206 ff.). Demzufolge sind medizinethische Prinzipien ein priorisierter ethisch-theoretischer Zugang, um ethische Probleme in Versorgungspraxis zu identifizieren und zu bearbeiten. Themen, Anliegen und Fälle werden überproportional häufig von Personen aus der Medizin in Ethikkomitees eingebracht, die jedoch im Kontext von Ethikberatung medizinische Informationen vorrangig in einer Fachsprache kommunizieren. Kohlen stellt in ihrer Untersuchung in diesem Zusammenhang sogleich ein Dilemma fest:

> „[…] but, when the committee discussion on the case reports developed, not the medical facts were of interest and decisive, but social questions and conflicts of care and responsibilities. […]. The cased presented showed that the delivery of care was impeded by structural conditions and physicians' orders that would not meet nursing standards of expertise and their moral understanding of care." (Kohlen, 2009, S. 222)

Demnach zeigt sich, dass Fragen der Ethik in der Versorgungspraxis nicht von allen Berufsgruppen gleichermaßen in Ethikkomitees berücksichtigt werden. Macht und Hierarchieprozesse scheinen in Klinischen Ethikkomitees existent, sodass eine systematische Reflexion eines Umgangs erforderlich wird. Es bestehen demnach Voraussetzungen für die Partizipation von Mitgliedern eines Ethikkomitees, die es zu reflektieren gilt (vgl. Kapitel 1.5).

Irmhild Saake und Dominik Kunz (2015) untersuchen die Kommunikation in ethischen Fallbesprechungen in Krankenhäusern mit Experteninterviews[19]. In den Interviews mit Teilnehmenden aus unterschiedlichen Disziplinen werden Einflüsse auf den ethischen Diskurs in Ethikberatungen als Ergebnis sichtbar:

> „Ethische Sensibilisierung stellt sich auf diese Weise als ein Verfahren dar, das von der Macht der Vernunft distanziert, die – folgt man der Untersuchung – vor allem in der Expertise des männlichen Arztes sichtbar zu werden scheint. In der Gegenwart des Argumentierens gerinnt die Überzeugungskraft ärztlicher Expertise zu einer unerträglichen Asymmetrie [...]." (Saake/Kunz, 2015, S. 203)

Saake und Kunz identifizieren Kategorien, die verschiedene Reduktionen der Komplexität von Einzelfällen nachweisen und medizinische Entscheidungen legitimieren. Die Forschenden heben in den Ergebnissen die besondere Bedeutung der pflegerischen Perspektive hervor:

> „Es scheint, als verfügten Pflegende nicht nur tendenziell eher über das wichtige Wissen betreffend der sozialen und psychischen Situation des Patienten, sondern als hätten Pflegende generell auch eine „menschlichere" Art, Gründe geltend zu machen." (Saake/Kunz, 2015, S. 214)

Asymmetrien in Krankenhäusern sind nach den Ergebnissen von Saake und Kunz ein Hinderungsgrund für die Partizipation von Mitgliedern von Klinischen Ethikkomitees (vgl. Saake/Kunz, 2015, S. 220 ff.).

Gschwandter/Dinges/Kemetmüller (2020) fragen in Bezug auf den Studienergebnissen von Kohlen (2009), warum eine Ausgrenzung von Pflegenden im Kontext der Ethikberatung zu beobachten ist. Die Verfassenden schlagen deshalb ein Bedarfserhebungsinstrument vor, den sie auf Basis einer Literaturrecherche und Gesprächen entwickelten:

> „Die Datenerhebung soll eine empirische Grundlage zum Thema Unterstützungsbedarf durch Ethikberatung im Gesundheitswesen, mit Fokus auf die Pflegeberufe, schaffen." (Gschwandter/Dinges/Kemetmüller, 2020, S. 28)

Neben der individuellen Ebene erhebt der Fragenbogen auch organisationsbezogene Variablen. Die Veröffentlichung macht darauf aufmerksam, dass Be-

19 „Experteninterview" ist ein feststehender Begriff in der qualitativen Sozialforschung (siehe hierzu: Lamnek/Krell, 2016, S. 687).

mühungen existieren, die ethischen Bedarfe von Pflegenden methodisch geleitet zu erheben. Die empirischen Ergebnisse legen nahe, dass Pflegende mit Schwierigkeiten konfrontiert werden ihre Themen und Fragen partizipativ im Kontext von Ethikberatung zu bearbeiten. Doch wo wird Ethikberatung im Gesundheitswesen bearbeitet und wie tritt Ethikberatung in Erscheinung?

1.3 Standorte von Ethikberatung im deutschen Gesundheitswesen

Ethikberatung kann vor dem Hintergrund verschiedener Perspektiven im Gesundheitswesen erörtert werden.[20] Wenn Ethikberatung als ein Beratungsangebot für Mitarbeitende oder Zu- und Angehörige beschrieben wird, stehen zielgruppenspezifische Themen im Vordergrund. Wenn die Strukturen in den Einrichtungen im Gesundheitswesen angesprochen werden, sind organisationsbezogene Prozesse von Ethikberatung bedeutsam. Häufig werden Ethikberatungsangebote von Gremien und Strukturen entwickelt, wobei mit ethischen Fallberatungen, Leitlinienentwicklungen und Schulungen drei typische Aufgabenfelder dominieren (vgl. Kapitel 2 ff.). In diesem Beitrag gehe ich angesichts dessen zunächst auf die organisationsbezogenen Gründe ein, inwiefern Ethikberatung die Ebene von Institutionen adressiert. In diesem Zusammenhang zeigt sich, dass die institutionalisierte Ethikberatung einen Beitrag für eine Organisationsethik leisten kann (vgl. Kapitel 1.3.1). Das deutsche Gesundheitswesen (Makro-Ebene), bestehend aus Regulierung, Finanzierung und Leistungserbringung, bildet ein eigenes System und gibt damit den grundlegenden Rahmen für die Versorgungspraxis vor. Weiterhin ist das Gesundheitswesen durch eine Vielfalt von Einrichtungen (Meso-Ebene) charakterisiert. Hierzu zählen: Einrichtungen der ambulanten und stationären Krankenversorgung und Pflege, Einrichtungen des Gesundheitsschutzes und

20 In diesem Zusammenhang kann das Feld der Ethikberatung z. B. auch themenbezogen vorgestellt werden, wie am Beispiel einer Leitlinienentwicklung bei Menschen mit Demenz (vgl. Knüppel et al., 2013) deutlich wird. Darüber hinaus beschäftigen sich verschiedene Disziplinen mit dem Feld der Ethikberatung, sodass Beiträge aus mehreren Disziplinen vorliegen, wie zum Beispiel aus der Theologie (siehe hierfür: Moos et al., 2016).

der Verwaltung, die Unternehmen des Gesundheitshandwerks, die Pharmaindustrie, Hersteller von Medizinprodukten und der medizinische und pharmazeutische Großhandel (vgl. Simon, 2021, S. 79 ff.). Die spezifischen Einrichtungen unterscheiden sich durch die systembedingten Einflüsse und durch die Vorgaben des deutschen Gesundheitssystems. Die versorgungsspezifischen Strukturen des Gesundheitswesens haben folglich Auswirkungen auf das Thema von Ethikberatung, die in Kapitel 1.3.2 beschrieben werden. Hierbei lege ich einen Schwerpunkt auf die versorgungs- und institutionsspezifischen Kontexte der Krankenhäuser, der langzeitstationären Altenpflege und der ambulanten Pflege. Im weiteren Verlauf wird der Frage nachgegangen, wie Ethikberatung in der Praxis in Erscheinung tritt (Kapitel 1.3.3), wobei Konzeptualisierungen der Ethikberatungspraxis vorgestellt werden. Konzepte sind in der Ethikberatung eine gängige Form der Systematisierung, sodass ich die ethische Fallbesprechung abschließend beschreibe.

1.3.1 Ethikberatung als Teil der Organisationsentwicklung und Organisationsethik

Wirtschaftliche Anspannungen und der Wettbewerb zwischen Einrichtungen im Gesundheitswesen führen dazu, dass die Versorgung von Menschen in einem zunehmenden Spannungsverhältnis mit den dafür eingesetzten Ressourcen stehen (vgl. Manzei-Gorsky/Schmiede, 2014). Mit der Organisationsethik wird das Handeln von Menschen mit den in Verbindung stehenden Strukturen in den Blick genommen. Demnach stehen Fragen eines verantwortungsvollen Handelns im Vordergrund (vgl. Burmeister et al., 2021, S. 153 f.). In diesem Zusammenhang hat Kai Wehkamp die Relevanz für ein Ethikmanagement in Krankenhäusern begründet. Der wirtschaftliche Druck und die Ziele eines Krankenhauses stehen demnach in einem Spannungsverhältnis zu den Versorgungsaufträgen, wodurch ethisch relevante Konflikte entstehen (vgl. Wehkamp, 2015, S. 112; siehe ausführlich: Marckmann, 2021, S. 189 ff.). Vor diesem Hintergrund werden ethische Infrastrukturen in Krankenhäusern relevant, weil mit jenen Systemen das ethische Verhalten der Mitarbeitenden beeinflusst werden kann. Neben formalen Systemen wie Ethik-Kodizes können informelle Systeme auf ethisches und unethisches Verhalten mit Regeln, Kontrollen und Sanktionen wirken. Informelle Systeme zielen auf die Kultur und auf das Klima einer Organisation (vgl. Wehkamp, 2015, S. 115). In diesem Zuge verweist Wehkamp auf die Notwendigkeit einer ethischen Infrastruktur in einem Krankenhaus, wobei ein Wechselspiel zwischen Personen und Strukturen bedeutsam ist:

> „Vor Beginn der organisationalen Implementierung, Verankerung oder Verfestigung einer Ethik – Infrastruktur im Krankenhaus steht die grundsätzliche Führungsentscheidung für diesen Weg. Diese Entscheidung erfordert in Hinblick auf die angespannte Wettbewerbssituation am Krankenhausmarkt ein großes Maß an Werteorientierung und Verantwortung auf Ebene der Geschäftsführung bzw. der Krankenhausträger. Dieser erste und häufig auch schwerste Schritt ist bereits abhängig von einer gewissen Kultur des ethischen Handelns, die zumindest im kleinen Kreis der Krankenhausführung diese Entscheidung erst ermöglicht." (Wehkamp, 2015, S. 116)

Personen des Managements nehmen angesichts dessen eine bedeutsame Rolle in der Frage ein, wie Ethik in einem Krankenhaus bearbeitet und beeinflusst werden soll, da diese eine Auftragsklärung erst ermöglichen. Ein Ethik-Kodex kann als formales System zwar Werte und Prinzipien beschreiben, jedoch ist unklar, wie jene normativen Vorgaben von den Personen einer Einrichtung mitgetragen werden und wie eine Einrichtung auf unethische Situationen reagiert. Wie kann Ethik in einer Unternehmensstruktur demzufolge so implementiert werden, dass sich die Mitarbeitenden an einem ethisch gebotenen Verhalten orientieren? Angesichts dieser Frage plädiert Wehkamp dafür, ethische Beratungsstrukturen zu nutzen und zu fördern, um eine Gestaltung von organisationsethischen Anliegen durch ausgebildete Personen zu ermöglichen:

> „Im Aufgabenfeld von Ethik-Beauftragen, externen Ethik-Beratern und Ethik-Komitees steht die Sensibilisierung und Aufnahme organisationsethischer Probleme, die Gestaltung und Konstituierung ethischer Prozesse (ggf. gemeinsam mit dem Qualitätsmanagement) und die Verbreitung einer ethischen Kultur innerhalb des Unternehmens." (Wehkamp, 2015, S. 118)

Hiervon ausgehend wird das Ethikkomitee, als struktureller Bezugsort der institutionalisierten Ethikberatung, als Vermittlungsinstrument zwischen organisationsethischen sowie institutionellen Vorgaben und der Kultur und des Klimas einer Organisation beschrieben. Ethikberatung respektive regelmäßige, moderierende, interprofessionelle Diskussionsrunden werden in diesem Zusammenhang als ein mögliches Instrument angeführt, um einen Diskurs einer Organisationsethik mit den Mitarbeitenden anzuregen. Im Zuge dessen kann damit die Unternehmenskultur erfolgreich beeinflusst werden (vgl. Wehkamp, 2015, S. 119). Angesichts anhaltender und zunehmender ethisch relevanter Anliegen in der Versorgungspraxis von Organisationen im Gesundheitswesen plädiert Wehkamp für den Aufbau eines kombinierten Ethik-Konzepts, das formale und informelle Systeme einer Ethik-Infrastruktur bündelt, um damit ein ganzheitliches Ethikkonzept zu forcieren (vgl. Wehkamp, 2015, S. 122).

Marianne Rabe betont, dass Organisationen moralische Instanzen darstellen, die durch Mitarbeitende und durch die Leitungsebene repräsentiert werden. Institutionen haben deshalb einen grundlegenden Einfluss auf die Gestaltung bzw. Bearbeitung von ethischen Themen, sodass die Verantwortungsübernahme, Traditionen und Erfahrungen von Personen als notwendige Voraussetzungen charakterisiert werden (vgl. Rabe, 2016, S. 172 f.). Jene Faktoren bestimmen zudem die Moralität einer Einrichtung:

> „Wenn, wie es das vorherrschende Verständnis beschreibt, die Ethik die jeweils herrschende Moral reflektiert, kritisiert und begründet, so bedeutet das für die Organisationsethik, dass sie über das Handeln von Einzelpersonen hinaus die Strukturen und Kulturen reflektiert, die den moralischen Handlungsspielraum der Beschäftigten bestimmen. Dabei soll es hier um vier Faktoren gehen, an denen sich die Moralität einer Organisation festmachen lässt: Ethikstrukturen, Qualitätsentwicklung, Kultur und Ökonomie." (Rabe, 2016, S. 173)

Rabe schlussfolgert, dass sich die Ethik von professionell Tätigen im Gesundheitswesen zum einen aus der individuellen Moralität und zum anderen aus der Professionalität von Personen zusammensetzt. Institutionen üben einen Einfluss auf die fachlichen und moralischen Handlungsspielräume von professionell tätigen Personen aus, womit Rabe die Relevanz von institutionellen Strukturen betont (vgl. Rabe, 2016, S. 172). Mithilfe von Ethikberatungen können gezielte Interaktionen initiiert werden, die in der Versorgungspraxis möglicherweise sonst nicht stattfinden würden. Ethikberatung kann deshalb dazu beitragen, dass Freiräume für interprofessionelle Dialoge entstehen, die wiederum die Entscheidungsqualität von Professionen im Gesundheitswesen verbessern können (vgl. Rabe, 2016, S. 24).

Angesichts dessen scheint es gerade für Einrichtungen im Gesundheitswesen geboten, dass ethische Themen als Teil eines Organisationsverständnisses bearbeitet werden. Neben Einflüssen auf die Versorgungsqualität (vgl. Rabe, 2016) kann die Ethikberatung einen Beitrag für die Organisationsethik leisten und die Kultur einer Einrichtung beeinflussen (vgl. Wehkamp, 2015). Demnach wird deutlich, dass Ethikberatung auch im Kontext einer organisationsethischen Entwicklung von Institutionen diskutiert wird und relevant ist. Die Auftragsklärung durch die Krankenhausführung wird als grundlegende Voraussetzung hervorgehoben. Ethikkomitees bzw. die institutionalisierte Ethikberatung ist somit ein Instrument für die Organisationsentwicklungen von Einrichtungen im Gesundheitswesen. Doch inwiefern beeinflussen spezifische Versorgungskontexte im Gesundheitswesen den Gegenstand der Ethikberatung?

1.3.2 Ethikberatung in spezifischen Versorgungskontexten im deutschen Gesundheitswesen

Organisationsformen unterscheiden sich im deutschen Gesundheitswesen u. a. durch ihre Versorgungsaufträge, sodass eine Vielzahl von pflegerischen und medizinischen Einrichtungen mit unterschiedlichen Trägerhintergründen existieren (vgl. Simon, 2021, S. 79 ff.). Krankenhäuser können in diesem Zusammenhang als komplexe Organisationen charakterisiert werden, wobei Systeme der Medizin, Ökonomie, Moral, Recht, Religion und Gesellschaft miteinander zusammenhängen (vgl. Ley, 2008, S. 26). Verschiedene Berufsgruppen sind daran beteiligt, Menschen zu helfen, wobei die verschiedenen beteiligten Disziplinen und Professionen eigene berufliche Selbstverständnisse in die Versorgung einbringen. Besonders hervorzuheben ist, dass die Berufsgruppe der Medizin versorgungsrelevante Entscheidungen über Therapien und Maßnahmen verantwortet (vgl. Dörries, 2010, S. 12). Auch vor dem Hintergrund von unterschiedlichen Qualifizierungen wird das Krankenhaus als ein traditionell hierarchisches System beschrieben, in dem Berufsgruppen eigene Logiken und Ziele verfolgen. Menschen mit einem Pflege- und Medizinbedarf im Versorgungsablauf werden mit vielfältigen Schnittstellen konfrontiert. Angesichts gesellschaftlicher, beruflicher, technischer und struktureller Veränderungen kommt es zu ethischen Herausforderungen und spezifischen Problemen in der Versorgungspraxis (vgl. Feuerstein, 1993, S. 41). Die Praxis in einem Krankenhaus ist unter anderem deshalb speziell, weil betroffene Menschen in einem

Versorgungsablauf mit existenziellen Krisen konfrontiert werden, die für sie neu und fremd sein können (vgl. Klother/Graßme, 2016, S. 199). Während für Beschäftigte in einem Krankenhaus entsprechende Phänomene vertraut und Teil einer Alltagsroutine geworden sind, befinden sich Betroffene zunächst in einer Ausnahmesituation, wodurch ein Versorgungsablauf durch eine Vulnerabilität und Abhängigkeit von Menschen geprägt ist (vgl. Dörries, 2010, S. 13). Ethische Konflikte können in einem Krankenhaus außerdem durch sprunghafte und wechselhafte Situationen und Umstände am Lebensanfang und Lebensende geprägt sein (vgl. Dörries, 2010, S. 14). Orte des Krankseins sind demnach auch Orte der Ethik, wobei die Realität in Krankenhäusern durch gesellschaftliche Verhältnisse und Verständnisse beeinflusst werden (vgl. Körtner, 2015, S. 272). Typische Konflikte entstehen demnach besonders im Rahmen von Entscheidungsprozessen, wenn verschiedene berufsbezogene Meinungen aufeinanderprallen (vgl. Wehkamp/Wehkamp, 2017, S. 70 ff.). Der Deutsche Ethikrat hat in einer Stellungnahme „Patientenwohl als ethischer Maßstab für das Krankenhaus" bereits 2016 auf besonders problematische Einflussfaktoren aufmerksam gemacht:

> „[…], dass der Bereich der stationären Versorgung in Deutschland in operationaler, finanzieller, struktureller und rechtlicher Hinsicht eine höchst komplizierte Konstruktion darstellt, deren umfassendes Verständnis ein intensives Spezialwissen erfordert, das zudem wegen der systemimmanent hohen Dynamik erforderlicher Veränderungen einer andauernden Aktualisierung bedarf." (Deutscher Ethikrat, 2016, S. 35)

In der Stellungnahme wird ausführlich dargelegt, dass in Krankenhäusern auf verschiedenen Ebenen Defizite existieren, die eine „Gefährdung des Patientenwohls" wahrscheinlich machen (vgl. Deutscher Ethikrat, 2016, S. 63 ff.). Ethikkomitees können als ein mögliches Instrument auf jene Defizite einwirken, wobei zugleich Problemdimensionen und Defizite benannt werden:

> „Häufig werden Klinische Ethikkomitees lediglich als additive Elemente aufgefasst, die in die ärztliche und pflegerische Praxis nicht strukturell integriert sind. Hierfür können Desinteresse und Unkenntnis ursächlich sein, häufiger wird allerdings vorgebracht, dass eine strukturierte Beschäftigung mit ethischen Fragen und die hierfür wünschenswerte Ausbildung sowie die Mitgliedschaft in einem Klinischen Ethikkomitee unter den gegenwärtigen Rahmenbedingun-

gen im Krankenhaus eine untragbare zeitliche Belastung darstellten."
(Deutscher Ethikrat, 2016, S. 92)

Aufgrund der Komplexität des Systems eines Krankenhauses existieren typische ethische Konfliktfelder, die durch problematische Rahmen- und Strukturvorgaben beeinflusst werden. Die Ethikberatung steht demnach vor der Herausforderung, berücksichtigen zu müssen, dass ethische Konflikte multidisziplinär geprägt sein können (siehe ausführlich: Simon/Neitzke, 2010, S. 32 ff.). Situationen in der Versorgung von Menschen im Krankenhaus sind zudem wechselhaft, sodass auch die Erfordernisse entsprechend variieren. Ethikberatungen können demnach nicht nur retrospektiv, sondern auch prospektiv erforderlich werden.

Das Altenpflegeheim ist ein Ort der stationären Langzeitpflege und unterscheidet sich von der Akutpflege und Medizin in Krankenhäusern: In Altenpflegeheimen sind mit einem Schwerpunkt pflegerische und soziale Berufsgruppen beschäftigt. Damit einhergehend spielen im Feld des Altenpflegeheims pflegerische und soziale Fragestellungen eine den medizinischen Anliegen übergeordnete Rolle. Während im Krankenhauskontext Versorgungssituationen durch eine zeitliche Befristung charakterisiert werden können, ist Pflege im langzeitstationären Kontext mehrheitlich langfristig angelegt, sodass die Gestaltung von Beziehungen zwischen Mitarbeitenden und zu Versorgenden ganzheitlicher geprägt sind und grundsätzlich eine große Bedeutung einnehmen. Altenpflegeheime sind Lebensräume der dort wohnenden Menschen, sodass in der Pflege sozialpflegerische, palliative, gerontopsychiatrische und biografiebezogene Aspekte berücksichtigt werden müssen (vgl. Bockenheimer-Lucius, 2015, S. 21 f.). Implikationen für die Ethikberatung entstehen im langzeitstationären Kontext durch den Versorgungsauftrag und Kontext, die Konzentrationen von sozial- und pflegerischen Berufsgruppen und den makroökonomischen Rahmenbedingungen. Weiterhin werden strukturelle Probleme hervorgehoben, sodass sich ein anhaltender Fachkräftemangel und reglementierende Rahmenbedingungen negativ auf die Pflege- und Versorgungsqualität auswirken. Somit kennzeichnen häufig moralische Überforderungen der Berufsbeteiligten das Handlungsfeld der stationären Altenpflege (vgl. Bockenheimer-Lucius, 2015, S. 22 f.). Für die Ethikberatung im Altenpflegeheim ist ferner bedeutsam, dass die Institutionen eine ethisch relevante Systemlogik auf die Versorgung von Menschen implizieren können:

> „Von Bedeutung ist die strukturell bedingte Macht, die durch die Rahmenbedingungen, Vorschriften und Gewohnheiten eines Altenpflegeheims gegeben ist.“ (Bockenheimer-Lucius, 2015, S. 23).

Demnach entstehen ethische Anliegen durch die Strukturen, wenn Mechanismen der Macht die Autonomie der Bewohnenden untergraben, wobei die hohe Abhängigkeit der zu Pflegenden ein weiteres Spezifikum der stationären Altenpflege ist. Weiterhin führen gesellschaftliche Veränderungen, wie die Zunahme von Menschen mit Demenz und eine häufig zu erwartende komplexe Multimorbidität in der Bevölkerung, zu Veränderungen im Versorgungsgeschehen im Gesundheitswesen (vgl. Bockenheimer-Lucius, 2016, S. 24). In diesem Zusammenhang wird die Ethikberatung als ein kritischer Resonanzraum in einer unabdingbaren Organisationsethik hervorgehoben:

> „Während in der Klinik diskutiert wird, ob und wie weit auch organisationsethische Probleme zum Aufgabenbereich eines KEK gehören, gilt für die Ethikberatung im Altenpflegeheim, dass die Organisationsethik Bestandteil der Aufgabenstellungen ist, um die moralische Integrität der Organisation zu stärken. Dabei ist das Verständnis für die Nöte der Heimbewohner wie der Mitarbeiter abhängig von der Kenntnis der strukturellen Voraussetzungen für die Pflege bis hin zu den Aufsichtsbehörden und ihren Auswirkungen auf das Heim.“ (Bockenheimer-Lucius, 2015, S. 25)

Stationäre Einrichtungen der Altenhilfe zeichnen sich ferner durch heterogene Strukturen aus, sodass weniger eine „typische“ Organisation angenommen werden kann, sondern variierende Selbstverständnisse existieren (vgl. Bockenheimer-Lucius, 2015, S. 25). Vor diesem Hintergrund sind Altenpflegeheime und die dortige Einbindung von Ethikberatung institutionsspezifisch zu betrachten, wobei übergreifende ethisch relevante Anliegen existieren:

> „Ein entscheidender Unterschied zu der Arbeit eines KEKSs liegt aber darin, dass die Frage, ob es sich im aktuellen Fall überhaupt um ein ‚ethisches Problem‘ handelt, umfassender beantwortet werden muss. Die in besonderer Weise für den alten Heimbewohner geforderte *Wertschätzung und Teilhabe an der Gesellschaft, Kultur und Weltanschauung* ist umfangreicher als dies bei den enger medizinisch-therapeutischen Problemen in der Klinik der Fall ist.“ (Bockenheimer-Lucius, 2015, S. 26)

In der Covid-19-Pandemie wurden in diesem Zusammenhang in mehreren „Lockdowns" weitreichende Einschränkungen der gesellschaftlichen Teilhabe in der Bevölkerung durchgesetzt, um die Verbreitung von Viren zu verlangsamen. Maßnahmen zur Pandemie-Eindämmung kollidierten mit individuellen Freiheitsrechten und der gesellschaftlichen Teilhabe, sodass öffentlichkeitswirksam über eine menschenwürdige Versorgung in der deutschen Gesellschaft debattiert wurde (siehe hierzu: Flatscher-Thöni et al., 2022). Vor dem Hintergrund spezifischer Anliegen im Altenpflegeheim werden spezifische Strukturen[21] der Ethikberatung für den Kontext abgeleitet:

> „[…], dass das Verfahren *kontextsensibel* und *kontextspezifisch* aufgebaut sein muss." (Bockenheimer-Lucius, 2015, S. 31)

Eine individuelle Betrachtung scheint auch für den Versorgungsbereich der ambulanten Pflege geboten, da gesellschaftliche, regionale, professionelle und organisationsbezogene Faktoren den Versorgungsauftrag und das Thema der Ethikberatung beeinflussen. Impulse für einen flächendeckenden Aufbau von Ethikberatung in der ambulanten Pflege wurden 2008 auf dem deutschen Ärztetag formuliert, als die Bundes- und Landesärztekammern aufgefordert wurden, Maßnahmen für eine ambulante Ethikberatung in Deutschland zu entwickeln. Ziel der Initiative war es, Hausärztinnen und Hausärzten ein Beratungsangebot bei ethisch relevanten Anliegen zu ermöglichen. In den 2010er-Jahren begannen einzelne Träger und Einrichtungen mit dem Aufbau von Ethikberatungsstrukturen, wobei zunächst einzelne Pilotprojekte hervorstachen (siehe hierzu: Simon, 2015, S. 75 f.). Die ambulante Pflege ist im Besonderen durch eine institutionsunabhängige Versorgung charakterisiert. Mitarbeitende sind demnach vielmehr in Lebensräumen der zu versorgenden Menschen engagiert, womit institutionsspezifische Einflüsse zunächst weniger stark in Erscheinung treten. Strukturelle Probleme sind in der ambulanten Pflege insbesondere durch einen Fachkräftemangel und durch eine zunehmende Ökonomisierung festzustellen, wobei diese Entwicklungen das Handeln von Pflegenden unterschiedlich beeinflussen können (siehe hierzu: Slotala, 2011/Slotala, 2014). Vor diesem Hintergrund sind ethische Anliegen in der ambulanten Pflege weniger durch institutionsspezifische Logiken geprägt, sondern vielmehr durch die pflegebe-

21 In diesem Zusammenhang werden beispielsweise verbundübergreifende Ethikkomitees thematisiert (vgl. Bockenheimer-Lucius, 2015, S. 27).

zogenen Situationen in Einbettung schwieriger Rahmenbedingungen in den Lebensräumen von Menschen. Ethikberatungen sind in der ambulanten Pflege nicht flächendeckend verbreitet, sondern entstehen häufig durch einzelne Initiativen und Projekte (siehe hierzu: Coors/Simon, 2015). Die Zentrale Ethikkommission bei der Bundesärztekammer (ZEKO) hat in diesem Zusammenhang in einer Stellungnahme zur „außerklinischen Ethikberatung" (2020) darauf aufmerksam gemacht, dass entsprechende Ethikberatungsangebote stärker forciert werden sollten. Neben einer Beschreibung von Ethikberatungsangeboten fordert die ZEKO, dass eine langfristige Finanzierung sichergestellt werden muss, und verweist darauf:

> „Die außerklinischen Ethikberatungsangebote stellen im deutschen Gesundheitssystem relativ neue Entwicklungen dar. Zur Prüfung ihrer Prozess- und Ergebnisqualität sowie zur Entwicklung von Best-Practice-Modellen wird eine systematische Evaluierung und Begleitforschung zu den unterschiedlichen Organisationsmodellen empfohlen." (ZEKO, 2020, S. A7).

Aufgaben und Themenfelder der Ethikberatung variieren vor dem Hintergrund der hier dargestellten spezifischen Organisationssysteme. Während das häufig verbreitete Ethikkomitee in der Regel aus verschiedenen versorgungsbeteiligten Berufsgruppen besteht, engagieren sich in der Altenpflege vornehmlich soziale und pflegerische Berufe. Kann Ethikberatung nun als eine interdisziplinäre Praxis konkretisiert werden? Dies trifft nur dann zu, wenn Ethikberatung in einem Krankenhaus adressiert wird und Mitglieder eines Gremiums aus verschiedenen Berufen zusammenkommen. Die Voraussetzungen in Altenpflegeheimen oder ambulanten Pflegeeinrichtungen sind anderweitig gelagert, sodass die Verwirklichung von Ethikberatung auf jene Gegebenheiten einrichtungsspezifisch reagieren muss. Doch wie tritt Ethikberatung in Erscheinung? Inwiefern kann die Praxis der Ethikberatung charakterisiert werden?

1.3.3 Praxisformen der konzeptualisierten Ethikberatung im deutschen Gesundheitswesen

Es existieren verschiedene Konzeptualisierungen und Modelle, *wie* Personen Beratungen durchführen oder beispielsweise Leitlinien entwickeln. Weiterhin gibt es Modelle und Konzepte, *wie* die ethische Institutionalisierung in Einrichtungen des Gesundheitswesens konzeptualisiert werden kann. Wie und entlang welcher Kriterien wird beispielsweise ein ethisches Gremium in einer Einrichtung aufgebaut? Vor diesem Hintergrund bedarf es einer Auftragsklärung innerhalb einer Einrichtung:

> „Jede Einrichtung im Gesundheitswesen muss die ihr angemessene und zu ihr passende Institutionalisierungsform von Ethik finden und wählen." (Neitzke, 2010, S. 56)

In der Klinischen Ethikberatung hat sich das Ethikkomitee als häufige strukturelle Form etabliert, wobei die Arbeitsformen innerhalb entsprechender Komitees variieren können. Ethikkomitees sollen bewusst multidisziplinär besetzt sein, um die verschiedenen Funktionsbereiche, Disziplinen und Perspektiven zu repräsentieren. Hierzu zählen beispielsweise: Pflege, Medizin, Sozialdienst, Seelsorge und externe Mitglieder (vgl. Ley, 2008, S. 29). Ethikkomitees arbeiten häufig auf der Grundlage von Geschäftsordnungen, in der Tätigkeitsfelder, formale Abläufe sowie Prozesse und Arbeitsgrundlagen verfasst sind. Tätigkeits- und Aufgabenverständnisse variieren folglich entsprechend der einrichtungsbezogenen Geschäftsordnungen, wobei verschiedene Arbeitsmodelle in der Literatur hervorgehoben werden. Hierzu zählen das Expertenmodell, das Delegationsmodell, das Prozessmodell und das Konsilmodell (vgl. Neitzke, 2010, S. 60):

- In einem Expertenmodell von Ethikberatung richtet eine ratsuchende Person eine Anfrage an ein ethisches Gremium, wobei anschließend Fachpersonen jenes Anliegen bearbeiten und ein Ergebnis anschließend zurückmelden. Ethische Themen werden somit innerhalb des Gremiums von einem ausgewählten Personenkreis bearbeitet.
- Im sogenannten „Delegationsmodell" bearbeitet eine ratsuchende Person gemeinsam mit dem Ethikkomitee eine ethisch relevante Angelegenheit. Demgemäß wird z. B. eine Person aus der Versorgungspraxis delegiert, um ein ethisches Problem stellvertretend innerhalb des Gremiums zu diskutieren.
- Das Prozessmodell folgt einem entgegengesetzten Weg, sodass eine beauftragte Person aus dem Klinischen Ethikkomitee mit den versorgungsbeteiligten Personen einen ethischen Beratungsprozess durchläuft. Hiervon ausgehend soll ein ethisches Problem mit verschiedenen Personen besprochen werden, sodass eine gemeinsame Beschlussfassung angestrebt wird.

- Das Konsilmodell folgt einem personenzentrierten Ansatz, indem eine ethisch qualifizierte Person entsprechende Beratungen durchführt (vgl. Neitzke, 2010, S. 56 ff.).

Die verschiedenen Modelle unterscheiden sich hinsichtlich ihrer disziplinbezogenen Zusammensetzung und darin, inwiefern ethische Anliegen in der Versorgungspraxis bearbeitet werden. Mit dem Modell des sogenannten Ethik-Liaisondienstes ist eine klinisch-ethische Person in einem Versorgungsteam integriert und regelmäßig präsent, um fortlaufend für ethische Anliegen angefragt werden zu können. Ethikvisiten sind in diesem Zusammenhang eine weitere Umsetzungsform, in der eine ethische Fachperson in regelmäßigen Kontaktphasen im Alltag einer Einrichtung vertreten ist. Jenes Strukturmodell wird besonders für den Krankenhauskontext diskutiert (vgl. Richter, 2010, S. 75 ff.). Doch wie wird eine Ethikberatung anhand eines Ereignisses oder Falls *ethisch* reflektiert?

Die ethische Fallbesprechung als etablierte Form der ethischen Fallberatung

In der ethischen Einzelfallberatung hat sich im Besonderen die sogenannte „ethische Fallbesprechung" in der Klinischen Ethikberatung etabliert (vgl. AEM, 2010, S. 149 ff.). Für die anlassbezogenen ethischen Fallbesprechungen gibt es verschiedene Modelle und Konzepte, wie Anwendende in der Praxis eine ethische Fallberatung methodisch geleitet durchführen können. Die „Nimwegener Methode für die ethische Fallbesprechung"[22] ist z. B. eine etablierte Verfahrensweise, um ethische Anliegen mit Beteiligen der Versorgungspraxis zu bearbeiten. Diese forciert den berufsübergreifenden Diskurs, wobei inhaltliche und prozedurale Elemente im Rahmen einer Falldiskussion im Vordergrund stehen. Mithilfe eines Moderierenden sollen die Beteiligten angeregt werden, über einen Fall zu sprechen, wobei auch die moralischen Intuitionen ausgetauscht werden, die eine moralische Frage erst begründen (vgl. Steinkamp, 2020, S. 305 ff.). Anhand von vier Gesprächsphasen (Problembestimmung, Inventarisieren und Verstehen der Situation, Ethische Bewertung, Beschlussfassung) wird folgendes Ziel verfolgt:

22 Die „Nimwegener Methode für die ethische Fallbesprechung" wird exemplarisch aufgrund ihrer Verbreitung und Aktualität vorgestellt.

> „Die Nimwegener Methode leitet dazu an, zwischen beschreibenden, interpretierenden und wertbezogenen Aussagen zu unterscheiden, diese aber nicht beziehungslos voneinander zu trennen. Eine Unterscheidung zwischen Sein und Sollen ist im Rahmen einer ethischen Fallbesprechung aus praktischen Gründen wichtig: Erstens kann das, was ist, einschließlich der hierauf bezogenen Erzählungen und Interpretationen erst sorgfältig und gründlich verstanden werden, bevor ein Beschluss gefasst und begründet wird. Zweitens wird mithilfe einer solchen Unterscheidung der Blick freigelegt für die ethischen Aspekte der Situation." (Steinkamp, 2020, S. 308)

Ethische Fallbesprechungen beginnen zunächst mit einer Problembestimmung, um den Anlass einer Besprechung herauszustellen. In einer anschließenden Phase sollen die Hintergründe einer Situation und eines Falls erfasst werden. Beispielsweise werden pflegerische, medizinische und lebensanschauliche Hintergründe zusammengetragen. Daraufhin folgt die ethische Bewertung, die in einem Beschluss münden soll. Ziel dieser Form einer ethischen Fallbesprechung ist es, mit den Beteiligten der Versorgungspraxis einen Konsens zu erreichen, wobei Anwendende versuchen, in der Besprechung die beste Handlungsoption zu eruieren (vgl. Steinkamp, 2020, S. 303 ff.). Die von Steinkamp und Gordijn (2003) entwickelte Methode wird auch im Kontext eines selbst entwickelten „Interaktionsmodells" (2010) beschrieben, dass die ethischen Fallbesprechungen mit der Arbeit von Ethikkomitees verknüpft, um einen organisationsethischen Transfer anzuleiten (vgl. Steinkamp/Gordijn, 2010, S. 417 ff.). Ziel der Fallbesprechung im Sinne der Nimwegener Methode ist es, einen Konsens in Bezug auf eine Entscheidung respektive Empfehlung zu formulieren. Die „ethische Fallbesprechung" wird vor dem Hintergrund des Einbezugs von versorgungsbeteiligten Personen als eine interdisziplinäre Form Klinischer Ethikberatung charakterisiert. Fälle werden nicht nur prospektiv, sondern auch retrospektiv bearbeitet, wenn ethische Konflikte existieren oder die moralischen Intuitionen von Mitarbeitenden alarmiert sind (vgl. Heinemann, 2010, S. 104 ff.).

In Veröffentlichungen machen Verfassende darauf aufmerksam, dass verschiedene Formen und Beratungsangebote entwickelt werden, wie Mitarbeitende oder Zu- und Angehörige eine ethische Fallberatung initiieren können. Darüber hinaus existieren Vorschläge, wie die ethische Fallbesprechung weiterentwickelt werden kann, um beispielsweise die Strukturierung eines Gesprächsverlaufs gelingend zu verwirklichen (vgl. Coors/Dörries, 2016, S. 189). Rabe hat beispielsweise ein Modell für die ethische Reflexion beschrieben, in der die Sichtweisen aller am Fall beteiligten Personen in den Vordergrund rücken. Neben einer umfassenden Situationsanalyse folgt die ethische Reflexion einem Ablauf, indem zunächst die ethischen Zugänge respektive die ethisch-theoretischen Kriterien geklärt werden. Rabe geht demnach nicht davon aus, dass eine Ethik für alle Fallbesprechungen vorgeschlagen werden kann. Personen einer Fallbesprechung können vielmehr selbst einbringen, welche ethischen Kriterien relevant sind, um einen Konsens und eine ethisch begründete Beurteilung anzustreben und zu formulieren (vgl. Rabe, 2017, S. 123 f.). Ethikberatung verfolgt die übergreifende Zielsetzung, die Versorgungsqualität von Menschen im Gesundheitswesen zu verbessern:

> „die Sensibilisierung für ethische Fragestellungen, die Förderung der Kompetenz im Umgang mit ethischen Themen, Unsicherheiten und Konflikten, die Bewältigung bzw. Lösung ethisch herausfordernder Situationen, die Berücksichtigung allgemein anerkannter ethischer Normen und Kriterien sowie die Verbesserung der Versorgungsqualität." (AEM, 2023, S. 314)

In diesem Zusammenhang werden „allgemein anerkannte ethische Normen und Kriterien" für die Verbesserung der Versorgungsqualität angeführt. Doch welche ethischen Normen und Kriterien werden für den Kontext der Ethikberatung diskutiert?

1.4 Ethische Theorien und Methoden im Kontext von Ethikberatung

Der Begriff „Ethik" wurde erstmals durch den Philosophen Aristoteles in der Antike geprägt. Angesichts der langen Geschichte kann die Bedeutung des Begriffs durch die ethischen Theorien abgeleitet werden, die im Laufe der Zeit entstanden sind. Der Begriff kann jedoch auch normativ bestimmt werden, um eine Bedeutungsgrundlage festzulegen (vgl. Düwell/Hübenthal/Werner, 2011, S. 1). Grundsätzlich ist Ethik eine Disziplin, welche die menschliche Praxis in ihren evaluativen und normativen Hinsichten reflektiert. Moral meint die Gesamtheit von menschlichen Überzeugungen. Die normative Ethik fragt nach dem Richtigen, während die evaluative Ethik das menschliche Handeln nach dem Guten hin untersucht (vgl. Düwell/Hübenthal/Werner, 2011, S. 2). Ethik ist demnach die wissenschaftliche Reflexion von Moral und wird der Philosophie zugeordnet (vgl. Werner, 2021, S. 6). Eine Reflexion im Sinne einer präzisen Beschreibung der vorfindlichen Moralen wird als „deskriptive Ethik“ bezeichnet. Die „normative Ethik“ zielt darauf ab, Begründungen und Kritiken von Moral bereitzustellen (vgl. Düwell/Hübenthal/Werner, 2011, S. 2). Ethische Theorien, die beispielsweise Kriterien für ein normatives Handeln begründen, sind an gesellschaftliche Prozesse und Personen gebunden, die eine Theoriebildung implizit beeinflussen (vgl. Maio, 2017, S. 2). Mit ethischen Reflexionsprozessen sollen beispielsweise Maßstäbe für das menschliche Handeln im Kontext von Gemeinschaften herausgearbeitet werden:

> „Durch den Prozess der Systematisierung und die Arbeit daran, Kriterien zu entwickeln, anhand derer es möglich wird, zwischen vertretbaren und nicht vertretbaren Denk- und Handlungsmustern zu unterscheiden, kann die Ethik Orientierungshilfe in Entscheidungssituationen geben, in denen die alltäglichen moralischen Intuitionen nicht mehr weiterhelfen.“ (Maio, 2017, S. 7 f.)

Ethik kann folglich dazu beitragen, Orientierungen für das menschliche Handeln zur Verfügung zu stellen, wenn in bestimmten Situationen ein Entscheidungs- oder Handlungsdilemma vorliegt. Ethische Fragen im Gesundheitswesen werden in den sogenannten „Bereichsethiken“ oder auch in den „bereichsspezifischen Ethiken“ diskutiert[23] (vgl. Werner, 2021, S. 263 ff.). Die „klinische Ethik“ wird als praktische Ethik charakterisiert, die insbesondere situativ argumentiert und im Kontext von Entscheidungsmustern sowie bei Wert- und Entscheidungskonflikten in der Praxis relevant ist. Diese bezieht sich folglich auf ethische Fragen in der klinischen Versorgung von Menschen in einem übergeordneten Kontext (vgl. Paul, 2008, S. 209), sodass eine berufsspezifische ethische Auseinandersetzung folglich weniger im Fokus steht. Für den Kontext des Gesundheitswesens erfolgt der Bezug zu ethischen Theorien

23 Die Medizinethik, Pflegeethik oder die biomedizinische Ethik sind in diesem Zusammenhang Beispiele von bereichsspezifischen Ethiken, in denen zusammenhängende ethische Fragen der Praxis diskutiert und reflektiert werden (vgl. Werner, 2021, S. 263 ff.).

in entsprechenden Lehr- und Praxisbüchern (siehe hierzu: Marckmann, 2022/ Monteverde, 2020/Riedel, 2022)[24] häufig entlang von berufsspezifischen Perspektiven auf das Thema von Ethik. Doch welche ethisch-theoretischen Zugänge werden im Kontext von Ethikberatung diskutiert?

Das Verhältnis von ethischen Theorien zum Kontext von Ethikberatung

Georg Marckmann (2022) erörtert im Zuge des ethischen Argumentierens die Deontologische Ethik, die Konsequenzialistische Ethik und die Tugendethik als philosophische Ethik-Theorien, die im Gesundheitswesen angewendet werden können (vgl. Marckmann, 2022, S. 5 ff.). Mit der „prinzipienorientierten Medizinethik" wird in diesem Zusammenhang ein Ansatz vorgestellt, um spezifische ethische Anliegen im Gesundheitswesen zu reflektieren. Neben einer weltweiten Verbreitung soll der Ansatz einerseits dem ethischen Theorienpluralismus und andererseits dem gesellschaftlichen Wertepluralismus angemessen Rechnung tragen (vgl. Marckmann, 2022, S. 10). Die prinzipienorientierte Medizinethik wurde maßgeblich von Tom L. Beauchamp und James Childess (2019) begründet[25]. Diese beschrieben in ihrem Ansatz die vier Prinzipien „Autonomie", „Fürsorge", „Nicht-Schaden" und „Gerechtigkeit". Der Ansatz beansprucht, mit verschiedenen Moraltheorien zu harmonieren, womit eine mittlere Reichweite in der Gesellschaft angesprochen wird: Die Prinzipien sollen folglich an die moralischen Alltagsüberzeugungen von Menschen einer Gesellschaft anknüpfen können und damit einen weitreichenden Konsens im

24 Die Lehr-, Praxis- und Arbeitsbücher wurden aufgrund ihrer Aktualität und der inhaltlichen Bezüge ausgewählt. Im „Handbuch Pflegeethik" werden beispielsweise ethische Diskurse in der pflegerischen Berufsgruppe erörtert, wobei in einem Kapitel die Ethische Fallbesprechung als Möglichkeit für einen Ethiktransfer angeregt wird. Das Praxisbuch „Ethik in der Medizin" (2022) widmet sich spezifischen praxisbezogenen Herausforderungen im Gesundheitswesen, wobei im Kontext ethischer Grundlagen die Ethikberatung als Instrument für Entscheidungsfindungen dargelegt wird. Das Grundlagenwerk „Ethik im Gesundheitswesen" (2022) führt in die verschiedenen ethischen Betrachtungsfelder im Gesundheitswesen ein. Im umfangreichen Nachschlagewerk wird die Ethikberatung als Methode der Ethik und der Ethikbildung vorgestellt.

25 Das mittlerweile in der achten Auflage erschienene Buch „Principles of Biomedical Ethics" von Beauchamp und Childress (2019) wird im Kontext von Ethikberatung häufig als theoretischer Bezugsrahmen für ethische Reflexionsprozesse rezipiert.

Gesundheitswesen ermöglichen. Die Prinzipien beziehen sich auf die moralischen Alltagsüberzeugungen von Menschen, die dann zum einen auf den spezifischen moralischen Gehalt rekonstruiert und zum anderen in einen kohärenten Zusammenhang gebracht werden sollen (vgl. Marckmann, 2022, S. 10). Die vier Prinzipien werden demnach als gemeinschaftlich akzeptierte moralische Normen respektive Überzeugungen verstanden, die den normativen Ausgangspunkt bilden, um eine kohärente Entscheidung anzustreben. Die „Prinzipienorientierte Medizinethik" beinhaltet Elemente der Kohärenztheorie von John Rawls (1921–2002), sodass verschiedene Schritte in einer ethischen Reflexion vorgesehen sind: Klärung und Interpretation der moralischen Überzeugungen, der kohärente Zusammenhang der verschiedenen Überzeugungen (vgl. Marckmann, 2022, S. 11) und:

> „die gewonnen Prinzipien (auch in Form von handlungsleitenden Regeln) zu konkretisierten und gegeneinander abzuwägen." (Marckmann, 2022, S. 11)

Die Abwägung im Sinne des „Überlegungsgleichgewichts" versteht sich als ideale Zielvorstellung, wobei dieses per se nicht erreicht werden muss, sondern der Prozess zum idealen Ziel im Vordergrund steht (vgl. Marckmann, 2022, S. 11). Moralische Alltagsüberzeugungen stehen demnach in einem stetigen Verhältnis mit der ethischen Theorie. Jene Überzeugungen werden zudem als notwendiges Korrektiv verstanden, um eine Wechselbeziehung zwischen ethischer Theorie und moralischer Praxis zu ermöglichen:

> Die ethische Theorie bietet Orientierung in der Praxis, gleichzeitig muss sich die ethische Theorie in der Praxis bewähren." (Marckmann, 2022, S. 11)

Die Wahl von ethischen Theorien und Methoden in der Ethikberatung haben jedoch Auswirkungen darauf, inwiefern „Ethik" und „Beratung" in der klinischen Praxis verwirklicht werden können:

> „[…] zeigt sich, dass die verwendeten Leitfäden für ethische Fallbesprechungen in ihrer Struktur normativ gehaltvoll sind und damit einer ethischen Begründung bedürfen. Dies bedeutet, dass eine Reflexion, welcher Leitfaden verwendet werden soll, nicht nur unter praktischen, sondern auch unter ethischen Gesichtspunkten relevant ist." (Dörries/Simon/Marckmann, 2015, S. 250)

Rabe veröffentlichte 2021 einen Überblick über ausgewählte ethische Modelle[26] zu Reflexion und Entscheidungsfindungen im Gesundheitswesen, wobei die zugrunde liegenden Theorien dabei nicht erfasst wurden (vgl. Rabe, 2021, S. 28 f.). Dieser Frage gehen Coors und Dörries (2016) in einem Beitrag nach und prüfen einschlägige ethische Leitfäden (Nimwegener Methode, Malteser Leitfaden für ethische Fallbesprechungen in der Altenpflege, prinzipienorientierte Falldiskussion, „METAP") darauf, inwiefern normative und evaluative ethische Aspekte strukturiert und thematisiert werden. Denn jene Auseinandersetzung bedingt laut den Publizierenden eine explizit *ethische* Fallbesprechung. Coors und Dörries verweisen in ihren Ergebnissen unter anderem auf Weiterentwicklungsaspekte, die sich durch die Adaptionen von ethisch-theoretischen Bezügen für die Ethikberatung ergeben (siehe: Coors/Dörries, 2016, S. 201), und bemängeln beispielswese:

> „Ein Problem der vorgestellten Leitfäden zur ethischen Fallbesprechung besteht darin, dass diese v. a. die ethische Bewertung der Situation durch den Patienten im Blick haben, aber nicht die ethischen Bewertungen der anderen Beteiligten." (Coors/Dörries, 2016, S. 201)

Die Wahl entsprechender Methoden impliziert, wie und welche ethische(n) Theorie(n) in der klinischen Ethikberatung zur Anwendung kommen. Hiervon ausgehend machen Coors und Dörries darauf aufmerksam, dass die Orientierung an konkreten ethisch-normativen Prinzipien folglich den Ausgang von ethischen Reflexionsprozessen beeinflusst.

Das Modell der „prinzipienorientierten Falldiskussion"[27] (Marckmann, 2022) basiert auf der Prinzipienethik von Beauchamp und Childress und will Orientierungen für einzelne Personen und Gruppen ermöglichen, um in schwierigen ethischen Situationen gut begründete Entscheidungen anzustreben. Das Modell sieht für die Reflexion fünf Schritte (Analyse, Bewertung 1,

26 Steinkamp unterscheidet wiederum verschiedene Methoden ethischer Fallbesprechungen (Klinischer Pragmatismus, Nimwegener Methode, Hermeneutische Methode, Sokratische Methode) anhand ihrer Problem- oder Handlungsorientierungen (vgl. Steinkamp, 2020, S. 305 ff.).

27 Ich gehe an dieser Stelle exemplarisch auf die prinzipienorientierte Falldiskussion ein, weil auf die Prinzipienethik von Beauchamp und Childress Bezug genommen wird und die damit einhergehenden Folgen deutlich werden. Hinweise über weitere Methoden von Ethikberatung sind im Kapitel vermerkt.

Bewertung 2, Synthese, Kritische Reflexion) vor, um durch Abwägungen ein gutes Vorgehen in der klinischen Praxis zu begründen (vgl. Marckmann, 2022, S. 21 ff.):

> „Das klar strukturierte, schrittweise Vorgehen soll es erleichtern, sich in der Komplexität des Einzelfalls zurechtzufinden und alle relevanten ethischen Aspekte zu berücksichtigen." (Marckmann, 2022, S. 23)

Können jedoch mit einem Modell, wie der prinzipienorientierten Falldiskussion, überhaupt *alle* relevanten ethischen Aspekte berücksichtigt werden? Inwiefern wird der zunehmende gesellschaftliche Wertepluralismus im Einzelfall berücksichtigt und von wem? Wie werden die vier Prinzipien fallbezogen interpretiert und abgewogen? Jene Fragestellungen verweisen auf die anwendungsbezogenen Herausforderungen im Gesundheitswesen: Denn es sind Personen, die jene Aspekte bearbeiten und damit einen Reflexionsprozess stets beeinflussen, wobei die Versorgungskontexte im Gesundheitswesen zudem interdisziplinär sind und durch eine plurale Gesellschaft geprägt werden.

Michael Tschoetschel (2022) hinterfragt das Konzept der Prinzipienethik von Beauchamp und Childress und diskutiert verschiedene kritische Positionen an ebendiesem Ansatz[28]. Der Autor verweist auf Unschärfen in der Prinzipienethik, die er in einer fehlenden Systematik, wie Prinzipien im Einzelfall abgewogen werden, erkennt. Weiterhin kritisiert er das Fehlen einer übergeordneten ethischen Theorie, wodurch eine Willkür in der Anwendung entstehen könnte (vgl. Tschoetschel, 2022, S. 3 und S. 35 ff.). Der Autor verweist auf

28 Die kritischen Würdigungen von Publizierenden beziehen sich teilweise auf die Veröffentlichungen und Überarbeitungen der verschiedenen Auflagen der „Principles of Biomedical Ethics". Die theoretischen Begründungen der Prinzipienethik wurden seit der Erstveröffentlichung 1979 bis zur aktuellen achten Auflage (2019) stetig überarbeitet. Die Kritiken beziehen sich beispielsweise auf das Fehlen einer übergreifenden ethischen Theorie, den Bezug auf die Common Morality, den Vorwurf einer fehlenden Universalität aufgrund der Widerspiegelung der US-amerikanischen Moraltradition sowie Argumente gegen eine Spezifizierung (vgl. Tschoetschel, 2022, S. 35 ff.). Darüber hinaus existieren Beiträge, welche die theoretischen Grundlagen im Kontext der Biomedizin kritisch diskutieren (siehe hierzu: Rauprich, 2005). Rauprich/Jox und Marckmann (2016) verweisen in einem Sammelband auf Limitationen im Kontext der Biomedizin.

die Hypothese, dass die sogenannte „US-amerikanische Moraltradition“[29] die Theorie von Beauchamp und Childress beeinflusst haben könnte (vgl. Tschoetschel, 2022, S. 51 ff.), wodurch die inhaltlichen Verständnisse und Bedeutungen der Prinzipien durch kulturelle Hintergründe divergieren würden:

> „In Südeuropa und Irland wären die obersten Prinzipien der Auftrag, das beste für seine Gesundheit zu tun und dem Arzt zu gehorchen, in Westeuropa stünde die Autonomie an oberster Stelle, in den nordischen Ländern die Gerechtigkeit als Modell einer Distribution von Leistungen des Gesundheitswesens.“ (Tschoetschel, 2022, S. 54)

Demzufolge variieren die inhaltlichen Verständnisse der vier Prinzipien entsprechend der Bedeutungen, welche diese in Gemein- und Gesellschaften haben, was wiederum den Anschluss an die „Common Morality“ infrage stellt (vgl. Tschoetschel, 2022, S. 62 f.). In einer Zusammenfassung von Kritikpunkten verweist er auf einen Aspekt, der besonders für den Kontext von Ethikberatung relevant zu sein scheint:

> „[…] Die Begrenzung auf die vier Prinzipien führt zu einem Reduktionismus bei der Lösung moralischer Probleme. Wichtige andere Aspekte wie der Inhalt einer Entscheidung werden vernachlässigt […].“ (Tschoetschel, 2022, S. 96)

Ilhan Ilkilic verweist darauf, dass durch divergierende Wertauffassungen von Beteiligten im Gesundheitswesen konkrete ethisch-relevante Herausforderungen in der Versorgungspraxis entstehen können. Aufgrund einer Zunahme von verschiedenen und individuellen Wertvorstellungen in der Gesellschaft gilt es deshalb, sprachliche Barrieren und interkulturelle Kontexte in der Ethikberatung zu berücksichtigen[30] (vgl. Ilkilic, 2014, S. 106 ff.). Dabei wird auch die unreflektierte Anwendung eines konventionellen Patientenautonomiekonzepts kritisch hinterfragt, da Autonomieverständnisse an individuelle Wertvorstellungen gebunden sein können (vgl. Ilkilic, 2014, S. 110). Die einseitige

29 Hierbei bezieht sich Tschoetschel u. a. auf Albert R. Jonsen (1931–2020), der das US-amerikanische Denken über Moral anhand der Begriffe „Moralismus“, „Moralischer Meliorismus“ und „Moralischer Individualismus“ beschreibt (vgl. Tschoetschel, 2022, S. 52 f.).

30 Mit dem „integrativ-reflektierenden partikularistischen Ansatz“ wird ein Ansatz vorgeschlagen, um die kulturellen Wertvorstellungen und Werthaltungen von Beteiligten in der Klinischen Ethikberatung zu berücksichtigen (vgl. Ilkilic, 2014, S. 106 ff.).

ethisch-theoretische Fundierung von Entscheidungsfindungs- und Reflexionsprozessen kann in der Ethikberatung folglich zu einem einseitigen Verarbeiten von Informationen führen, was das Prinzip von Deduktion und Induktion verdeutlicht.

In der deduktiven Anwendung erfolgt der Reflexionsprozess von der normativen Theorie respektive den Prinzipien ausgehend, um einen Einzelfall ethisch zu bearbeiten (vgl. Riedel/Lehmeyer, 2016, S. 80). Empirische Studien zeigen außerdem, dass das Festlegen auf einen konkreten ethischen Bezugsrahmen die Rahmungen von Fragen und Herausforderungen verengen kann: Ethische Konflikte, welche sich auf die Praxis der Sorge und der Verantwortlichkeiten beziehen, werden nicht herausgearbeitet (Kohlen, 2020, S. 331 f.). Walter Schaupp merkt zum Verhältnis von Theorie und Praxis in der Ethikberatung an:

> „[…] dass es mit der Einrichtung solcher Verfahren [Anmerkung Graßme: gemeint ist die Klinische Ethikberatung] unweigerlich zu einer Oktroyierung bestimmter Ethik-Ansätze und Ethiksysteme samt den ihnen inhärenten Leitwerten kommt und damit zu einem normativen Zugriff auf Entscheidungs- und Handlungsfelder […].“ (Schaupp, 2018, S. 185)

Die Klinische Ethikberatung wird insbesondere durch Personen geprägt, die berufsbezogene Normvorstellungen bereits mitbringen. Demnach müssen Beteiligte situationsrelevante Informationen verstehen und interpretieren können, wobei die Verhältnisbestimmung von ethischen Theorien und einmaligen einzelfallbezogenen Aspekten als Dilemma beschrieben werden kann (vgl. Schaupp, 2018, S. 194). Für die Ethikberatung entsteht demnach ein Verantwortungsbereich, wie mit jener Herausforderung umgegangen werden kann. Mit dem induktiven Ansatz rückt die spezifische Situation mit ihren Kontextfaktoren in den Vordergrund der Analyse und Reflexion, sodass ein „Fall“ zunächst ohne Rückgriff auf vorab definierte Normen und Prinzipien reflektiert wird (vgl. Riedel/Lehmeyer, 2016, S. 80 f.). Im induktiven Sinne drängt sich für die Ethikberatung folglich die Frage auf, ob eine ethische Beratung dann noch gegeben ist. Denn wie gelangen die Beteiligten zu den normativen und evaluativen Aspekten in der Ethikberatung? Zu diesem Verhältnis merkt Werner (2016) jedoch an:

> „[…] sollten wir uns bei der Beurteilung der praktischen Implikationen unterschiedlicher ‚Methoden ethischer Abwägung‘ für Kontexte

> der klinischen Ethik bewusst sein, dass Handlungszusammenhänge, innerhalb derer sich etwa für Ärztinnen und Ärzte oder Pflegekräfte ethische relevante Entscheidungen aufdrängen, immer schon normativ vorstrukturiert sind." (Werner, 2016, S. 141)

Hierzu zählen neben rechtlichen Vorgaben, die zum Beispiel im Straf- oder Berufsrecht zu finden sind, beispielsweise auch institutionelle und strukturelle Einflüsse, die sich auf den Handlungsspielraum von Menschen auswirken (vgl. Werner, 2016, S. 141).

Das Verhältnis von Deduktion und Induktion in der Ethikberatung wird folglich zum einen insbesondere durch die Personen geprägt, die ethisches Denken und unterschiedliche Kompetenzen und Perspektiven stets miteinbringen. Zum anderen bestimmen die Methoden, wie die ethische Reflexion strukturiert und angelegt ist. Die konzeptionellen und organisationsbezogenen Verflechtungen von Ethikberatung werden jedoch noch nicht ausreichend reflektiert und expliziert (vgl. Schuchter et al., 2021, S. 244), wobei sich gerade partizipative Prozesse eignen, eine organisationsethische Übersetzung von Ethikberatung für Institutionen anzustreben (vgl. Schuchter et al., 2021, S. 249). Das Verhältnis von Theorie und Praxis in der Ethikberatung wird folglich auch durch Strukturen beeinflusst, wodurch organisationsethische Reflexionen gleichermaßen notwendig werden. Doch wie können die individuellen Aspekte von Menschen in einer Ethikberatung in einem ethisch-theoretischen Sinne erschlossen werden?

Das „Handbuch Pflegeethik. Ethisch denken und handeln in den Praxisfeldern der Pflege" (2020) von Settimio Monteverde widmet sich der Klärung des ethischen beruflichen Handelns von Pflegefachpersonen[31] (vgl. Monteverde, 2020, S. 15). Monteverde rezipiert im Kontext der Pflegeethik[32] nicht nur

31 „Die Pflege" ist die größte Berufsgruppe im Gesundheitswesen und hat deshalb einen besonderen Stellenwert in der Versorgung von Menschen.

32 Zum Begriff der Pflegeethik (siehe Monteverde, 2020, S. 35 ff./Fölsch, 2021, S. 17 ff./Körtner, 2012, S. 26 ff.). Der Begriff der Pflegeethik bezieht sich demnach auf die kritische Reflexion ebendieser (vgl. Monteverde, 2020, S. 21). Es existieren unter anderem Beiträge, welche die Prinzipienethik als ethisch-theoretischen Bezugsrahmen für eine Pflegeethik begründen und die daraus folgenden Inhalte auf den pflegerischen Kontext beziehen (siehe hierzu: Fölsch, 2021, S. 37 ff.), womit der Einfluss der Prinzipienethik auf die bereichsspezifischen Ethiken beispielhaft verdeutlicht werden kann.

philosophische Ethiktheorien (vgl. Monteverde, 2020, S. 24 f.), sondern diskutiert Anknüpfungspunkte zur Care-Ethik, Gesundheitsethik und Medizinethik (vgl. Monteverde, 2020, S. 35 ff.). Für die ethische Reflexion im Gesundheitswesen betont er:

> „Vielmehr bedürfen die Akteur*innen eines spezifischen moralischen Charakters resp. *Tugenden*, um Prinzipien angemessen zu gewichten und mit der richtigen Haltung umzusetzen." (Monteverde, 2020, S. 40)

Im Grundlagenwerk „Ethik im Gesundheitswesen" (2022) werden die philosophischen ethischen Zugänge für die Anwendung im Gesundheitswesen kritisch hinterfragt:

> „Utilitarismus. Pflichtenethik und Prinzipienethik gleichen sich mit ihren anthropologischen Annahmen vom stets rational abwägenden, gleichen und selbstbestimmten Menschen. Die Care-Ethics betont dementgegen vor allem die unterschiedliche Beziehungshaftigkeit, und auch die Abhängigkeit des ebenso emotionalen wie rationalen Menschen." (vgl. Porz/Kerwien, 2022, S. 62)

Mit der Care-Ethik[33] wird folglich ein Ansatz beschrieben, welcher die konkreten Menschen, ihre Lebenswelten und die alltägliche Praxis in den Vordergrund von ethischen Reflexionsprozessen rückt. Dabei werden Fragen von Abhängigkeiten, historische, soziale und situative Kontexte genauso berücksichtigt wie Beziehungen, Verantwortlichkeiten und Emotionen (vgl. Gödecke/Peters/Kohlen, 2022, S. 127). Die Care-Ethik steht in einem spezifischen Verständnis mit der Praxis, wie Kohlen folgendermaßen erläutert:

> „Care als Praxis zu fassen impliziert, dass Überlegungen und Handlungen eine Rolle spielen: Gedanken, Emotionen und Handlungen stehen miteinander in Verbindung und sind auf ein bestimmtes Ziel gerichtet." (Kohlen, 2020, S. 70)

In der Care-Ethik spielen angesichts dessen normative und interaktive Bedürfnisse gleichermaßen eine wichtige Rolle (vgl. Gödecke/Peters/Kohlen, 2022, S. 128). Die individuell bedeutsamen Aspekte eines Falls können demnach

33 Es existieren verschiedene care-ethische Konzeptionen (siehe ausführlich: Kohlen, 2008; Kohlen/McCarthy, 2020). Siehe hierzu außerdem die Ausführungen in Kapitel 1.2.

auch an strukturelle und machtbezogene Einflüsse gebunden sein. Während mithilfe der Prinzipienethik insbesondere Entscheidungen zur Autonomie von Menschen im Fokus stehen, rücken in einer care-ethischen Betrachtung unter anderem Beziehungs- und Machtaspekte in den Fokus von Reflexionsprozessen (vgl. Monteverde, 2020, S. 40): Beziehungsgeschehen, Fragen von Macht und Gender sind Aspekte, welche die Moral ebenso betreffen (vgl. Monteverde, 2020, S. 36). Porz plädiert für einen stärkeren Einbezug von verschiedenen ethischen Perspektiven in der Ethikberatung, um ethische Probleme und ihre Vielschichtigkeiten identifizieren und bearbeiten zu können. Mit einer care-ethischen Perspektive werden folglich die Besonderheiten von jeder neuen Problemsituationen betont (vgl. Porz, 2018, S. 17). Ethische Anliegen können demnach aus einer weiteren, umfassenden und personenbezogenen Perspektive in den Blick genommen und bearbeitet werden (vgl. Porz, 2018, S. 18). Für die Ethikberatung ist die „Care-Ethik" relevant, weil Fragen von Verantwortungen von Beteiligten im Reflexionsprozess aufgeworfen werden. Damit zusammenhängend geht ein spezifisches Verständnis einer Praxis einher, die den pflegerischen Bereich erhellen kann (vgl. Kohlen, 2020, S. 72). Porz hat in Bezug auf die care-ethischen Verständnisse von Gilligan (1982) und Tronto (1993) ethische Reflexionsbereiche für die Ethikberatung beschrieben: Mit den „Beziehungen" von Menschen werden zum Beispiel Abhängigkeiten, Rollen und soziale Gefüge adressiert. Eine weitere Kategorie ist die „soziale Verantwortung", welche die moralischen Verantwortungen der verschiedenen Beteiligten hinterfragt. Mit dem „Kontext" wird die Besonderheit einer jeden Situation analysiert. Mit der Überschrift „Giving Voice" rücken Zusammenhänge von Macht und Asymmetrien in den Fokus einer Reflexion: Welche Stimmen wurden nicht gehört? Mit dem „Perspektivwechsel" sollen Wert- und Normvorstellungen von persönlichen Erzählungen der Beteiligten gehört werden (vgl. Porz, 2018, S. 17 f.).

Die narrative Ethik setzt an den Narrativen, also den Erzählungen von Menschen, an[34] und begreift diese als Ausgangspunkt für einen ethischen Reflexionsprozess. Die Narrative Ethik ist folglich am „Verstehen" interessiert und nicht am „Beurteilen", womit sie als hermeneutische Ethik charakterisiert

34 In diesem Zusammenhang zeigt sich eine in der Literatur wenig betonte Parallele zur Klinischen Ethik: Denn auch dort werden häufig entsprechende Fälle vorgestellt (siehe beispielsweise: Frewer, 2019).

werden kann (vgl. Mandry/Wanderer, 2023, S. 24). Jene Fallgeschichten respektive Erzählungen sind für die klinische Ethikberatung insofern bedeutsam, als durch die ethische Analyse ein heuristisches Raster entstehen kann (vgl. Mandry/Wanderer, 2023, S. 22 ff.), das sich von einer rein prinzipiengeleiteten Diskussion unterscheidet. Demnach sollen weniger vorgegebene Aspekte, beispielsweise durch Fragebögen, eingeordnet werden, sondern die Erzählungen von Menschen ethisch gewürdigt werden. Ein Verstehen am bisher nicht Gefragten wird folglich angeregt, um die Einzigartigkeiten von Geschichten aufzuspüren, die eine ethische Relevanz haben können (vgl. Mandry/Wanderer, 2023, S. 24). Für Narrative Ethiken stehen Erzählungen im Vordergrund, worüber die Besonderheiten von Menschen ergründet werden. Diese gehen von der Grundannahme aus, dass Geschichten perspektivisch aus einer bisherigen Lebensgeschichte erzählt werden, die durch Emotionen und Wertungen beeinflusst sind (vgl. Mandry/Wanderer, 2023, S. 24 f.). Die „Ethik des Verstehens" kann demnach eine Brücke in die Lebenswelt von Menschen eröffnen (siehe ausführlich: Mandry/Wanderer, 2023, S. 25 ff.) und wird als komplementärer ethisch-theoretischer Bezugsrahmen für die Ethikberatung diskutiert (siehe auch: Montello, 2021, S. 163). Vor diesem Hintergrund ist die Narrative Ethik darauf ausgerichtet, andere Fragen zu stellen, um das „Wie" von Situationen zu verstehen (vgl. Montello, 2021, S. 164). Mit der „Mattering Map"[35] existiert ein methodischer Vorschlag, wie die Bedeutungen von Lebenswelten der Erzählenden gefasst werden können (vgl. Montello, 2021, S. 171 f.).

Beispiele methodischer Anregungen von weiteren ethisch-theoretischen Bezügen im Kontext der klinischen Ethik existieren beispielsweise für deontologische Moraltheorien (siehe hierzu: Werner, 2016, S. 139 ff.), dem Utilitarismus (siehe hierzu: Gesang, 2016, S. 151 ff.) und der Care-Ethik (siehe hierzu: Kohlen, 2019, S. 271 ff.; Kerwien/Porz, 2021, S. 22 ff.; Remmers, 2016, S. 101 ff.). Zusammenfassend wird deutlich, dass im Kontext von Ethikberatung verschiedene ethisch-theoretische Zugänge beschrieben werden. Die damit einhergehenden Perspektiven auf die Praxis sind unterschiedlich, sodass die Bedeutungen von

35 Mit dem achtsamen Zuhören wird eine narrative Kompetenz vorausgesetzt, um vier Elemente von Erzählungen methodisch zu ordnen: Stimme, Figur, Plot oder Handlung und Auflösung. Anhand spezifischer Fragen und dem Einbeziehen verschiedener Perspektiven entsteht eine individuelle „Mattering Map" (vgl. Montello, 2021, S. 170).

klinisch-ethischen Themen unterschiedlich sind und die damit einhergehenden Reflexionsprozesse variieren. Es scheint demnach ein Dilemma zu existieren, wie mit den verschiedenen ethischen Theorien in der Ethikberatung umgegangen werden kann. In der Anwendung werden folglich unterschiedliche Perspektiven in einer Ethikberatung eingenommen. Ethikberatung wird zugleich insbesondere durch die Aufgaben der ethischen Fallberatung, die Organisation von Fort- und Weiterbildungen und das Erstellen von Leitlinien charakterisiert (vgl. AEM, 2023; Simon, 2022). Hieraus folgt das Verständnis, dass mit interdisziplinären Einzelfallberatungen in der Vermittlung von Bildungsthemen und dem Erarbeiten von Orientierungsstandards (Leitlinien) ethische Reflexionen im Sinne von Ethikberatung angestoßen werden. Doch welche Theorien hat die Entstehung der Klinischen Ethikberatung geprägt? Liegt der Idee von Ethikberatung eine spezifische Ethiktheorie zugrunde, die zugleich über das Dilemma der verschiedenen Ethik-Theorien Auskunft geben kann?

Der Einfluss des amerikanischen Pragmatismus auf die Entstehung von Ethikberatung

Bernhard Bleyer hat die theoretischen Bezüge der Klinischen Ethikberatung untersucht und danach gefragt, welche ethische Theorie die Idee der Klinischen Ethikberatung in ihrer Entstehung geprägt und beeinflusst hat (vgl. Bleyer, 2019, S. 2). Anhand einer Literaturanalyse zeigt der Autor, dass vielfältige Verbindungslinien zwischen der Entstehung der Klinischen Ethikberatung und der Philosophie des amerikanischen Pragmatismus existieren. Der Autor resümiert vor diesem Hintergrund:

> „Das Konzept der Klinischen Ethikberatung ist seit seinen frühen Jahren Ausdruck einer vom klassischen US-amerikanischen Pragmatismus geprägten Ethik-Theorie.“ (Bleyer, 2019, S. 142)

Der amerikanische Pragmatismus beurteilt die praktischen Wirkungen von Vorstellungen aller Art. Ein besonderer Fokus liegt darauf, die tatsächlichen Realisierungen von Handlungen bedeutungstheoretisch zu fundieren (vgl. Prechtl/Burkard, 2008, S. 477). Der US-amerikanische Pragmatismus geht von der Grundannahme aus, dass ein Erkenntnisprozess kooperativ angelegt ist und mehrere Individuen beteiligt sein können. Das Bewusstsein und das menschliche Denken entstehen demnach erst in problematischen Handlungssituationen, sodass das Denken und Handeln unmittelbar aufeinander bezogen sind (vgl. Joas/Knöbl, 2004, S. 188). Die Praxis des Handelns ist demnach der Ausgangspunkt allen Denkens und der Theoriebildung (vgl. Bleyer, 2019, S. 72), womit der amerikanische Pragmatismus auch als „Philosophie des Handelns" charakterisiert wird. Charles Sanders Peirce (1839–1914), John Dewey (1859–1952), William James (1842–1910) und George Herbert Mead (1863–1931) haben als Denkende des amerikanischen Pragmatismus handlungstheoretische Positionen erarbeitet, die teilweise auch ethisch-theoretische Konzeptionen enthalten[36] (vgl. Bleyer, 2019, S. 72).

Charles Sanders Peirces Fragmente einer Ethik-Theorie setzen an den Handlungen von Individuen an, die anhand der erzielten Wirkungen reflektiert werden (vgl. Bleyer, 2019, S. 75). Wenn die ethische Rechtfertigung infrage gestellt wird, müssen Menschen demnach über die Handlungsziele nachdenken, nach denen sie streben:

> „Deshalb muss die Wahrheit ethischer Aussagen, wie alle anderen wissenschaftlichen Aussagen, grundsätzlich unter dem Vorbehalt ihrer Fallibilität betrachtet werden." (Bleyer, 2019, S. 77)

Ethik wird bei Peirce als eine Wissenschaft verstanden, welche die menschlichen Handlungsziele nach logischen Überlegungen hin untersucht. Jenes letzte Handlungsziel ist eine anzustrebende Realität, die sich als vernünftig darstellt und in Verbindung mit der Ästhetik gedacht wird (vgl. Bleyer, 2019, S. 81).

William James geht davon aus, dass moralische Überzeugungen abhängig von den menschlichen Erfahrungen sind. Ein übergreifendes Prinzip ist dabei, dass die Befriedigungen von Bedürfnissen gleichermaßen einen ethischen Anspruch implizieren (vgl. Bleyer, 2019, S. 83). James betont, dass ethische Fragen von Gefühlen ausgehen: Menschen fühlen demnach in Bezug auf ein Ereignis und jenes Gefühl beeinflusst das Urteil über den Wert dessen, was geschehen ist (vgl. Festl, 2018, S. 139). James vertritt demnach ein prozedurales Verständnis ethischen Denkens, wobei die Reflexion vom guten und richtigen Handeln auf den Alltagserfahrungen aufbauen (vgl. Bleyer, 2019, S. 88).

36 William James hat ethische Aspekte in seinen Schriften vorgestellt. John Dewey hat darüber hinaus eine eigene Ethik-Theorie herausgearbeitet. Charles Sanders Peirce hatte erste Denkschritte für eine Ethik angeregt. Darüber hinaus haben Denkende aus dem Dunstkreis des Pragmatismus ethische Beiträge verfasst, die bisweilen noch wenig rezipiert wurden (vgl. Festl, 2018, S. 139).

John Dewey hat die Ethik im Rahmen seiner Handlungstheorie fundiert und beschreibt eine Methode der Reflexion, die moralische, soziale, ästhetische Wahrheitsansprüche in einem Erkenntnisweg berücksichtigt (vgl. Bleyer, 2019, S. 124). Werte versteht Dewey als Werkzeuge, die dafür dienen, problematische Situationen so zu überwinden, dass die Konsequenz der Handlung zufriedenstellend ist. Demnach müssen sich Werte in der Praxis bewähren, um Probleme zu lösen, und unterliegen einem Falsifikationsprinzip. Ziele stehen in einem andauernden Verhältnis mit den Mitteln, die Menschen dafür einsetzen (vgl. Festl, 2018, S. 141). Dewey geht von einem Werteuniversum aus, wobei Menschen nach Mitteln suchen, um jene Werte respektive Ziele zu verwirklichen. Gleichwohl sind Menschen in der Lage, ihre Werte den neuen Umständen anzupassen, womit Dewey Menschen als reflektierende Wesen begreift. In der Bildung eines moralischen Urteils werden Werte und Fakten, die in einem Verhältnis zueinander stehen, nach der Legitimität hinterfragt. Es wird von einem deduktiven Prinzip explizit Abstand genommen, indem beispielsweise obere Prinzipien auf den Einzelfall angewendet werden (vgl. Festl, 2018, S. 142). Dewey forciert vielmehr die Analyse von verschiedenen Fakten und Informationen, um ethische Praktiken darin zu prüfen, ob diese überzeugend sind (vgl. Festl, 2018, S. 143). Die deweyanische Ethik ist demnach durch eine spezifische Fragehaltung geprägt, in der Gewohnheiten fortlaufend kritisch hinterfragt werden (vgl. Festl, 2018, S. 145). Die ethische Reflexion geht von den konkreten vorliegenden Situationen aus, die andauernd kritisch darin überprüft werden, ob eine Praxis verbessert werden kann. Jene Deliberationen werden jedoch nicht nur von Personen alleine vorgenommen. Vielmehr wird davon ausgegangen, dass die Denkwege und -resultate intersubjektiv nachvollziehbar sein müssen (vgl. Bleyer, 2019, S. 92):

> „[…] weil sich menschliche Erkenntnis immer in einer Wechselwirkung zwischen Individuum und Umwelt lernend manifestiert und stabilisiert." (Bleyer, 2019, S. 92)

Bildung hat für Individuen im Sinne von Dewey eine andauernde Bedeutung, da diese die Fähigkeiten zum wirkungsorientierten Handeln erst ermöglichen (vgl. Bleyer, 2019, S. 97). Ethisches Lernen ist demnach in intersubjektive Kommunikationsprozesse eingebettet, in denen der Umgang mit Problem, Erfahrungen und Problemlösungsstrategien reflexiv bearbeitet wird (vgl. Bleyer, 2019, S. 98). Dewey versteht Erkenntnis prozesshaft in einer disziplinübergreifenden Suche, wodurch in einer Vielzahl von Modellen Klinischer Ethikberatung auf die Ethik-Theorie von John Dewey Bezug genommen wurde (vgl. Bleyer, 2019, S. 95).

Die Rezeption des amerikanischen Pragmatismus für die Ethikberatung wird zunächst implizit deutlich. Publizierende im Kontext der Bioethik, hierzu zählen die Theologen Joseph Fletcher[37], Paul Ramsay und Richard A. McCormik, rezipierten explizit pragmatisches Denken, um Anwendungsfragen klinischer Ethik zu klären (vgl. Bleyer, 2019, S. 107). Übereinstimmend wird dabei die biomedizinische Auseinandersetzung an konkreten Anwendungsszenarien in der Praxis betont (vgl. Bleyer, 2019, S. 109). Bemerkenswert ist zudem, dass die Theoriebildung der Klinischen Ethikberatung ausgehend von deren Existenz in der Praxis in der Literatur vollzogen wurde. Erst in der Bildung von Modellen von Ethikberatung wurde das pragmatische Denken expliziert (vgl. Bleyer, 2019, S. 111):

> „[…] zeigt, dass die explizite theoretische Fundierung Klinischer Ethikberatung weitgehend im Nachhinein erfolgte […]. (Bleyer, 2019, S. 111)

Spezifische schicksalhafte menschliche Gegebenheiten beeinflussten die Entstehung der Aufgabenfelder von Klinischer Ethikberatung in den USA in besonderer Weise (vgl. Bleyer, 2019, S. 19 ff./siehe ausführlich: Kohlen, 2009), wie beispielsweise die Stärkung der ethischen Entscheidungsfindung vor Ort (vgl. Bleyer, 2019, S. 30). Bleyer resümiert, dass in der Entstehung von Ethikberatung spezifische Merkmale in einem direkten Verhältnis zum amerikanischen Pragmatismus stehen:

- Praxis als Ausgangssituation (Klinische Ethikberatung als Konzept für die Praxis der Patientenversorgung bei konfliktbehafteten Entscheidungssituationen und bei ethischen Unsicherheiten),
- Multidisziplinarität als Kennzeichen (multi-, interdisziplinäre Perspektiven in der Zusammensetzung von Komitees für eine vielperspektivische Argumentation),

37 Fletcher expliziert seine Nähe zum amerikanischen Pragmatismus beispielsweise in seinen Schriften, in denen er den Pragmatismus als Methode beschreibt, um Fragen der Zielsetzungen von Handlungen zu stellen und handlungsrelevante Antworten zu suchen (vgl. Bleyer, 2019, S. 110 f.).

- Beratung als Befähigung (Befähigung zur ethisch begründeten Urteilsbildung und -findung vor Ort),
- der Urteilsprozess als ethisches Formalprinzip (Zurückhaltung gegenüber prinzipienorientierten Ethik-Theorien und gleichzeitige Betonung eines stringenten Entscheidungsverlaufs als ethisches Formalprinzip) (vgl. Bleyer, 2019, S. 61 ff.).

Ethikberatung bezieht sich demnach auf Handlungen in der Praxis im Gesundheitswesen und soll den deliberativen Urteilsprozess für beteiligte Personen befördern. Die situative Praxis als Ausgangssituation ethischen Urteilens (William James und Charles Sanders Peirce), der multidisziplinäre Diskurs, der von kollektiven Werten in der Praxis ausgeht (John Dewey, William James), die argumentative Beratung als Befähigungsleistung (John Dewey) und der formale Urteilsprozess als ethisches Wahrheitsprinzip (John Dewey, William James, Charles Sanders Peirce) sind Indizienfelder, die eine direkte Nähe zum amerikanischen Pragmatismus begründen (vgl. Bleyer, 2019, S. 126 ff.).

Demnach existieren verschiedene Schriften, die Modelle Klinischer Ethikberatung mit einem pragmatischen ethischen Verständnis verknüpfen. Hierzu zählen beispielsweise die Arbeiten des Philosophen Stephen E. Toulmin, der die Bedeutung einer pragmatischen Entscheidungstheorie in der unmittelbaren Versorgungspraxis fundierte (vgl. Bleyer, 2019, S. 114). Jonathan D. Moreno diskutierte die Konsensfindung in ethischen Fallberatungen, in Anlehnung an John Deweys kollektiven Deliberationsprozess (vgl. Bleyer, 2019, S. 114 f.). Der Philosoph D. Micah Hesters entwickelte eine Theorie ethischer Fallbesprechung für Lernzwecke, womit er das Aufgabenfeld der Bildung mit der Einzelfallberatung verband (vgl. Bleyer, 2019, S. 115). Der Medizinethiker Joseph J. Fins begründete auf Basis der Ethik-Theorie von John Dewey den „Klinischen Pragmatismus“, welcher als Methode ethische Fallbesprechungen aus einem Verständnis des amerikanischen Pragmatismus strukturiert. Der klinische Pragmatismus konzentriert sich auf die zwischenmenschlichen Prozesse bei der moralischen Problemlösung in der Interaktion von Beteiligten und fundiert sich in der Theorie von John Dewey. Die Methode sieht nicht nur die Beurteilung vor, sondern auch eine Anleitung, wie der Prozess einer moralischen Problemlösung vonstatten gehen kann (vgl. Fins/Bacchetta/Miller, 2021, S. 122 f.):

> „Ziel des klinischen Pragmatismus ist es, durch einen gründlichen Prozess der Untersuchung, Diskussion, Verhandlung und reflektie-

> renden Bewertung einen Konsens über gute Ergebnisse in den Fällen zu erreichen, die moralische Probleme aufwerfen.“ (Fins/Bacchetta/Miller, 2021, S. 123)

Mit den Beteiligten eines Falls sollen relevante Fakten, moralische Probleme, die Abwägung von Möglichkeiten, die Zielsetzung, Erarbeitung eines Handlungsplans und die Bewertung von Ergebnissen prozessorientiert forciert werden. Im klinischen Pragmatismus werden moralische Regeln und Grundsätze als hypothetische Hilfsmittel betrachtet, um moralische Entscheidungen zu identifizieren und einen Konsens zu erreichen. Demnach kann ein Konsens in der Praxis aus einer ethischen Perspektive kritisiert werden (vgl. Fins/Bacchetta/Miller, 2021, S. 123 f.). Der klinische Pragmatismus versteht sich als demokratisches Modell moralischer Problemlösung, in dem alle Personen das Recht haben, gehört zu werden und zusammenzuarbeiten (vgl. Fins/Bacchetta/Miller, 2021, S. 124). Die Methode ist als neunstufiger Prozess konzipiert, wobei die Suche nach Informationen, das Bilden von Hypothesen, die erfahrungsgeleitete Überprüfung von Schlussfolgerungen, der Perspektivwechsel, der beratende Dialog und die Ziele sowie die Sinnhaftigkeit der Handlungen überprüft werden sollen (vgl. Fins/Bacchetta/Miller, 2021, S. 125). Die Methode folgt einem induktiven Verständnis und gewichtet narrative und klinische Details für eine moralische Problemlösung. Ethische Theorien werden hingegen nicht unbeachtet, sondern evaluativ genutzt:

> „Dagegen hilft der klinische Pragmatismus Ärzten und anderen Interessensgruppen dabei, Prinzipien als hypothetische Orientierungen zu behandeln. Ihr handlungsleitender Charakter hängt in einem gegebenen Fall von einer sorgfältigen Analyse der klinischen Situation ab.“ (Fins/Bacchetta/Miller, 2021, S. 125)

Das deduktive Beurteilen anhand von Prinzipien wird kritisch betrachtet, weil damit die Gefahr entsteht, vorschnelle Urteile zu fällen. Darüber hinaus kann die vorschnelle Anwendung von Prinzipien auf den Einzelfall den ethischen Diskurs einengen (vgl. Fins/Bacchetta/Miller, 2021, S. 126). Demgegenüber wird vielmehr die sorgfältige Analyse eines prozessorientierten Reflexionsprozesses gestärkt.

> „Ein klinisch-pragmatischer Ansatz versucht im Gegensatz dazu, für den gesamten Bereich ethischer Erwägungen des Falls offen zu bleiben, indem die Details sorgsam eruiert und abgewogen werden. Die-

ser Ansatz ist offen für die intrinsische Ambivalenz und Unsicherheit, die zwangsläufig mit komplexen klinischen Fällen einhergeht." (Fins/Bacchetta/Miller, 2021, S. 126)

Im klinischen Pragmatismus hat der Prozess eine übergeordnete Bedeutung, um die narrativen Details eines Falls würdigen zu können. Folglich steht der Ansatz in der Tradition von Dewey und der Methode des Untersuchens, um moralische Probleme zu lösen (vgl. Fins/Bacchetta/Miller, 2021, S. 128). Der klinische Pragmatismus impliziert damit auch einen methodischen Vorschlag, wie im Kontext der Ethikberatung verschiedene Theorien rezipiert werden können: Mithilfe einer prozessbasierten Untersuchung werden ethische Theorien im Rahmen einer Untersuchung eines Falls hypothetisch betrachtet. Damit wird zugleich eine deduktive Übergewichtung verhindert, denn der Prozess einer moralischen Problemlösung steht im Fokus.

1.5 Synthese und Zwischenfazit

Internationale Veröffentlichungen machen darauf aufmerksam, dass die Klinische Ethikberatung eine internationale Entwicklung durchläuft.[38] In der Betrachtung der deutschen Entwicklung von Ethikberatung wird die Orientierung an einem US-amerikanischen Modell von Ethikberatung deutlich, wobei ein biomedizinisches Verständnis in der Behandlung von ethischen Themen dominiert. Übereinstimmend wird betont, dass eine institutionsspezifische Betrachtung des ungeschützten Sammelbegriffs der Ethikberatung notwendig ist. Demnach erhält der Ethikberatungsbegriff besonders dann eine Bedeutung, wenn der institutionelle Kontext und die definierten Aufgaben- und Zielgebiete geklärt sind. In den Organisationsformen wird vielfach das Klinische Ethikkomitee beschrieben, wobei versorgungsspezifische Unterschiede bestehen. Aufgrund dessen ist nicht nur die institutionsspezifische Betrachtung relevant, sondern auch der Versorgungskontext (vgl.

38 So existieren Publikationen zur Klinischen Ethikberatung aus Europa, Asien, Israel, Nordamerika, Australien und Osteuropa (siehe exemplarisch: Polen: Czarkowski et al., 2015/Kanada: Gaudine et al., 2010; Kroatien: Borovecki, 2006; Israel: Wenger et al., 2002/Japan: Akabayashi et al. 2008; Shanghai: Zhou et al., 2009; Urumqi: Liu et al., 2013; Österreich: Dinges/Wallner, 2021; Schweiz: Krones/Monteverde, 2021).

Kapitel 1.2 ff.). Es bestätigt sich ferner die Orientierung an einem US-amerikanischen Verständnis von Ethikberatung, sodass die typischen Aufgabenfelder der ethischen Fallberatung, der Leitlinienentwicklung und Schulungen beschrieben werden, die zuletzt mit dem Ethik-Transfer und der Organisationsethik (vgl. AEM, 2023) erweitert wurden. Ethikkomitees sind in diesem Zusammenhang der häufigste Organisationsort für ethische Anliegen im Gesundheitswesen, wobei eine multidisziplinäre Zusammenarbeit betont wird. Vor diesem Hintergrund sind für diese Arbeit mit einem besonderen Schwerpunkt folgende Erkenntnisse aus der theoretischen Analyse für den Gegenstand der Ethikberatung zu akzentuieren.

Die Verhältnisbestimmung von ethischen Theorien und Methoden für den Kontext der Ethikberatung

Der Diskurs über die ethisch-theoretischen Zugänge im Kontext von Ethikberatung scheint weiterhin aktuell. Es existiert eine Vielfalt von Entscheidungsmodellen bzw. Instrumenten, um Handlungen bzw. Entscheidungen im klinischen Kontext methodisch geleitet zu analysieren, zu bearbeiten und zu reflektieren. Das Verhältnis von ethischen Theorien in der Ethikberatung offenbart, dass die Anwendung einer spezifischen ethischen Theorie, wie die Prinzipienethik von Beauchamp und Childress (2019), die Reflexion in der Ethikberatung einseitig beeinflusst. In der Ethikberatung können jedoch verschiedene ethisch-theoretische Zugänge gewählt werden. Diese unterscheiden sich insbesondere durch ihre theoretischen und methodischen Bezüge, die sich auf den Gegenstand von Ethikberatung und die damit verbundenen Reflexionsprozesse auswirken: Denn je nach Wahl einer spezifischen Ethik bzw. Methodik von Ethikberatung, wird eine spezifische Perspektive auf die Praxis projiziert, wodurch sich die damit zusammenhängenden Fragen an die Praxis unterscheiden. Grundsätzlich beeinflusst die Wahl einer spezifischen Methode und die darin enthaltenen normativen oder evaluativen ethischen Aspekte, wie eine Ethikberatung auch zu einer *ethischen* Beratung verwirklicht werden kann. Hervorzuheben ist zudem, dass die Prinzipienethik von Beauchamp und Childress als ethischer Ansatz im Kontext von Ethikberatung besonders häufig rezipiert wird. Die Diskussionen der Care-Ethik oder der Narrativen Ethik im Kontext von Ethikberatung zeigen, dass die klinisch relevanten Aspekte eines Gegenstandes von den ethisch-theoretischen Zugängen abhängig sind. Dies bedeutet, dass die Wahl einer spezifischen Ethik im Kontext von Ethikberatung die vielfältigen Facetten des Reflexionsgegenstandes erst sichtbar machen und dies besonders wichtig ist, weil normative Bewertungen vorgenommen werden. Während in der Prinzipienethik beispielsweise Aspekte der Autonomie von Personen anhand von normativen Gesichtspunkten diskutiert werden, stehen mit der Care-Ethik beispielsweise Fragen von Beziehungen und Verantwortungen im Vordergrund. Neben den theoretischen Aspekten sind die beteiligten Personen bedeutsam, weil die Anwendung von Ethik respektive Ethiken im Kontext von Ethikberatungen dafür notwendige Kompetenzen erforderlich machen. Denn verschiedene ethisch-theoretische Zugänge fordern die Kompetenzen von Beteiligten im ethischen Denken heraus. Dies besonders dann, wenn verschiedene Ethiken im Rahmen einer interdisziplinären Beratung auf eine spezifische Situation angewendet werden sollen. Ethikberatung ist demnach ein Instrument für die Unterstützung in Entscheidungsprozessen von Beteiligten im Gesundheitswesen, wobei der Bezug zur Ethik insbesondere im Kontext der ethischen Fallberatung thematisiert wird. Ethische Werte und Normen scheinen demnach besonders dann relevant, wenn eine anlassbezogene Reflexion im Sinne einer Ethikberatung stattfindet.

Neben verschiedenen ethisch-theoretischen Zugängen dominieren in der Literatur methodische Vorschläge, die verschiedenen Theorien komplementär in der Ethikberatung einzusetzen. Das „Mainzer Modell der rekonstruktiven klinischen Ethik" bezieht sich z. B. auf die deontologische Ethik im Sinne von Immanuel Kant und berücksichtigt Fragen der Würde von Menschen im klinischen Kontext ebenso wie die vier Prinzipien der Prinzipienethik (siehe hierzu: Paul, 2013, S. 125 ff.). Ein weiteres Beispiel ist die Verzahnung einer narrativen Ethik mit der Prinzipienethik (siehe hierzu: Mandry/Wanderer, 2023, S. 22 ff.). Vor diesem Hintergrund kann die Wahl der ethischen Theorien im Kontext der Ethikberatung methodisch beantwortet werden. Die damit einhergehenden theoretischen und praktischen Konsequenzen scheinen ein weiterhin aktuelles Thema für die Ethikberatung zu sein. Denn welche Konsequenzen resultieren aus einer komplementären Anwendung von verschiedenen Theorien für das Feld der Ethikberatung und welche Voraussetzungen sind erwartbar? Angesichts dessen werden in der Klinischen Ethikberatung verschiedene theoretische Bezüge diskutiert, die nicht nur auf die komplexen ethischen Facetten von Einzelfällen in der klinischen Praxis aufmerksam machen. Diese zeigen auch, dass die Debatte um ethisch-theoretische Bezüge in der Ethikberatung gesellschaftlich und strukturell bedingt ist.

Es ist folglich notwendig, das Verhältnis von Deduktion und Induktion ethischer Theorien im Kontext von Ethikberatung aktiv zu bestimmen. Der klinische Pragmatismus reagiert methodisch auf die Probleme von ethisch-deduktiven Analysemodellen und forciert im Sinne des amerikanischen Pragmatismus einen Untersuchungsprozess, um moralische Probleme in der Praxis zu lösen. Dabei werden ethische Theorien zum einen als mögliches Kriterium für eine Kritik der moralischen Konsenslösung zu Rate gezogen. Zum anderen werden diese in der prozessorientierten Analyse mit den Praxisbeteiligten hypothetisch angewendet, um die vielfältigen Facetten der erfahrungsgeleiteten Praxis zu ergründen (siehe hierzu: Fins/Bacchetta/Miller, 2021, S. 124 ff.). Mit dem Klinischen Pragmatismus existiert sogleich eine Ethikberatungsmethode, die das Verhältnis von Induktion und Deduktion reflektiert. Es wird damit deutlich, dass konkrete Faktoren und Hintergründe von Ethikberatung relevant sind, die eine entsprechende Reflexion und Verhältnisbestimmung erforderlich machen: Denn wenn medizinethische Prinzipien die Rahmung von ethischen Themen beeinflussen und dominieren (vgl. Kohlen, 2009), scheint eine Verhältnisbestimmung der angewandten Ethik erforderlich: Welche weiteren ethischen Zugänge können in der Ethikberatung angewendet werden und wie? Es scheint angesichts dessen sinnvoll, die Rahmung von ethischen Problemen nicht ausschließlich auf einen exklusiven Bezugsrahmen zu beziehen, sondern die Verhältnisse zu ethischen Theorien zu reflektieren. Demnach sind individuelle Verstehens- und Interpretationsleistungen von Personen der Ethikberatung notwendig, um die einzelnen Individuen mit spezifischen ethischen Situationen nicht aus dem Blick zu verlieren (siehe: Kohlen, 2009; Schaupp, 2018) und eine Ausgrenzung von Themen und Gruppen zu verhindern.

Fokussierung auf die Individualität von Menschen in der Ethikberatung

Anlässe von Ethikberatung gehen mitunter auf Schicksale einzelner Menschen zurück. Die Perspektive auf den einzelnen Menschen nicht aus dem Blick zu verlieren, scheint für den Bereich der Ethikberatung besonders relevant. Gerade dann, wenn durch die vorgegebenen Abläufe einer ethischen Fallberatung konkrete Perspektivschwerpunkte betont werden, resultieren berufsbedingte Sichtweisen auf „Fälle“ in Ethikberatungen, die Engführungen in den Wahrnehmungen zur Folge haben können. Gerade deshalb wird die Interdisziplinarität als Stärke der ethischen Fallberatung hervorgehoben (vgl. Neitzke, 2022, S. 49), indem verschiedene Perspektiven in der Versorgung einen umfassenden Blick ermöglichen sollen. Angesichts dessen ist es wichtig, dass verschiedene Berufsgruppen in den Ethikberatungsstrukturen aktiv und auf Basis von demokratischen Prinzipien (u. a. Gleichberechtigung) miteinander kommunizieren und arbeiten können (vgl. Kohlen, 2009; Anselm, 2010).

Prozessbezogene Reflexion von organisationalen Strukturen der Ethikberatung

Ethikberatung wird im Kontext der Organisationsethik, -entwicklung und -kultur diskutiert (vgl. Wehkamp, 2015). Vor dem Hintergrund der bisherigen Ausführungen wird deutlich, dass Themen auf einer Mikro-Ebene durch den institutionellen Kontext beeinflusst werden. Es sind somit Prozesse in Organisationen, die das Handeln von Personen beeinflussen, womit ethische Themen auch strukturelle (Hinter-)Gründe haben können (Feuerstein, 1993; Kohlen, 2015). Angesicht dessen ist eine organisationethische Reflexion im Kontext der Ethikberatung notwendig, um Anfragen an die Strukturen verschiedener Versorgungskontexte thematisieren zu können (vgl. Schuchter et al., 2021, S. 249). Organisationsethik ist in diesem Zusammenhang auf organisationales Lernen angewiesen, wobei Orte, ethische Theorien und Reflexionsstrukturen benötigt werden (vgl. Schuchter et al., 2021, S. 252).

Reflexion und Förderung von andauernden Lernprozessen in der Ethikberatung

Angesichts der theoretischen Analyse wird zusammenfassend deutlich, dass die Ethikberatung vor verschiedene Herausforderungen gestellt wird und empirische Hinweise vorliegen, die Mikro-, Meso- und Makro-Ebene betreffen. Angesichts dessen braucht es Formen der systematischen Weiterentwicklung und Selbstreflexion: Wie können Orte der Ethikberatung jene Gegebenheiten reflektieren, um eine Weiterentwicklung zu erreichen? Dies wird auch vor dem Hintergrund gesellschaftlicher Entwicklungen relevant: Die Debatte der rechtlichen Neuregelung des assistierten Suizids in Deutschland (2020) zeigt deutlich, dass Veränderungen ethisch relevante Auswirkungen auf das Gesundheitswesen und die Versorgungspraxis haben. Darüber hinaus sind Lernprozesse

Bestandteil einer Organisationsethik und damit ein elementarer Bestandteil, um Ethikberatung in einer Institution zu verwirklichen (Schuchter et al., 2021, S. 249). Partizipation wird in diesem Zusammenhang als Zugang diskutiert, um einen demokratisch orientierten Lernprozess zu initiieren. Innerhalb dessen können systematisch Fragen nach einer umfassenden Beteiligung, Teilhabe und Mitsprache gestellt werden (vgl. Kohlen, 2019. S. 339 f.).

Förderung von Partizipation in der Ethikberatung

Institutionelle Hierarchien und Machtprozesse können Dynamiken in Klinischen Ethikkomitees beeinflussen und Anliegen bestimmter Berufsgruppen ausgrenzen (vgl. Kohlen, 2009). Die Förderung eines theoretisch basierten Partizipationsverständnisses wird als eine sinnvolle Strategie beschrieben, um dem genuinen Auftrag eines Ethikkomitees entsprechen zu können. Dies kann beispielsweise bedeuten, dass Fragen von Ungleichheiten, Macht und Rollen in den Blick genommen werden und ethische Anliegen von jeder Berufsgruppe eingebracht und konstruktiv bearbeitet werden (vgl. Kohlen, 2020, S. 332 f.). Es bedarf folglich der Reflexion von ausschließenden Strukturen, Dynamiken und Prozessen im Kontext von Ethikberatung, wobei eine Orientierung an einem demokratisch orientierten Partizipationsverständnis als sinnvolle Strategie zusammengefasst werden kann.

Es werden demnach Implikationen und Bedeutungszusammenhänge deutlich, welche die Dimensionen von Ethikberatung auf verschiedenen Ebenen nachvollziehbar machen. Es bleibt hingegen unklar, was ein Gelingen von Ethikberatung beeinflusst. Gerade vor dem Hintergrund der qualitativen Studien (Kapitel 1.2) zeigen sich verschiedene Herausforderungen für das Feld der Ethikberatung und es wird deutlich, dass das Feld der Ethikberatung im deutschsprachigen Raum wenig erforscht ist. Vor diesem Hintergrund folgt in Kapitel 2 eine Literaturrecherche zu Studien, die speziell ein Gelingen von Ethikberatung untersuchen.

2 Stand der Forschung

Das vorliegende Kapitel baut auf einer Literaturrecherche auf, in der im Speziellen nach empirischen Studien in einschlägigen elektronischen Datenbanken[39] gesucht wurde, die ein Gelingen von Ethikberatung untersuchten.[40] Herausfordernd zeigte sich in diesem Zusammenhang, dass Publikationen zum Thema aus verschiedenen Disziplinen vorliegen (u. a. aus der Soziologie, der Pflegewissenschaft, der Medizin und der Theologie). Ein Eingrenzungskriterium zur Rezeption von Studien für diese Arbeit ist das Durchlaufen eines Peer-Review-Verfahrens und der inhaltliche Bezug zur Forschungsfrage dieser Arbeit. Darüber hinaus wurde die Recherche auf die Sprachen Deutsch und Englisch eingegrenzt. In einer Recherche mit einschlägigen Suchbegriffen zur Frage „Was trägt zum Gelingen von Ethikberatung bei?" konnte eine überschaubare Anzahl von Veröffentlichungen als relevant identifiziert werden, deren Ergebnisse im Folgenden skizziert werden.

Eine erste Studie aus dem Jahr 1992 untersucht das Gelingen von Klinischer Ethikberatung in US-amerikanischen Krankenhäusern. Scheirton definiert das Gelingen Klinischer Ethikberatung anhand der Anzahl von Interventionen der Ethikkomitees in Bezug auf die Themen Bildung, Leitlinienentwicklungen, prospektive und retrospektive Fallbesprechungen und in Bezug auf mögliche Voraussetzungen. Haben Ethikkomitees beispielsweise alle Themenfelder bearbeitet, wird von einem Erfolg ebendieser Arbeit ausgegangen. Die Autorin befragte 1990 Verantwortliche respektive Vorsitzende aus Ethikkomitees mittels Fragebögen, wobei 208 Personen (Rücklaufquote: 83%) antworteten. Insgesamt füllten 137 Personen den Fragebogen vollständig aus.

39 Hierzu zählen: „Pub-Med", „CINAHL", „Web of Science" und „Livivo".

40 Suchbegriffe waren zum Beispiel: „health care ethics consultation", „ethics consulting", „ethic consultation", „clinical ethics committee", „health care ethics committee", „clinical ethics consultation", „moral case deliberation", „clinical ethics support", „clinical ethics support services", „ethic consultation", „hospital ethics committee", „hospital clinical ethics consultation" und „study", „research", „empirical research", „evaluation", „qualitative research", „evaluation research", „empirical ethics", „responsive evaluation", „qualitative analysis", „program evaluation" und „success", „Succeed".

In der statistischen Analyse und Auswertung korrelieren verschiedene Faktoren mit einem Erfolg von Ethikberatung. Zunächst zeigt sich, dass das Budget eines Klinischen Ethikkomitees sowie ein regelmäßiger Modus von Treffen den Erfolg von Ethikkomitees begünstigen. Weiterhin hat die Personenanzahl des Gremiums einen signifikanten Einfluss auf das Gelingen der multifunktionalen Bearbeitung der Themen Leitlinienentwicklung, Fallberatung und Bildung. Es wird davon ausgegangen, dass es für die Bearbeitung multidisziplinärer Themen bestenfalls auch eine multidisziplinäre Besetzung des Gremiums mit einer bestimmten Mindestanzahl von Personen braucht. Die Auswertung zeigt, dass sich ein Ethikkomitee aus durchschnittlich 13 Personen zusammensetzt und Personen aus der Medizin häufiger vertreten sind als die unterrepräsentierte Berufsgruppe der Pflegenden:

> „The next most represented profession, nursing, averages only two of 13 seats.“ (Scheirton, 1993, S. 344)

Eine gleichmäßige Verteilung der Berufsgruppen wirkt sich hingegen positiv auf das Gelingen der Arbeit eines Ethikkomitees aus:

> „Committees in which physicians hold an absolute majority (23.8%) were less successful on all three measures of success than committees with fewer physicians.“ (Scheirton, 1993, S. 344)

In diesem Zusammenhang ist auch der soziale Status der Vorsitzenden von Ethikkomitees bedeutsam:

> „[...] the data suggest that the higher the rank of the chairperson, the lower the success of the committee. Committee success as expressed by multifunctionality was found to be negatively correlated with the rank of the chairperson.“ (Scheirton, 1993, S. 347)

Scheirton schlussfolgert, dass sich ein hoher beruflicher und sozialer Status in einer hierarchiegeprägten Organisation des Krankenhauses negativ auf die Repräsentanz von Ethikberatung in der Versorgungspraxis auswirkt. Weiterhin macht die Autorin darauf aufmerksam, dass sich gerade Personen mit einem höheren sozialen und beruflichen Status weniger gut für die Position eines Vorsitzenden eignen und hierarchiebezogene Führungsstile dem Gegenstand der Ethik nicht gerecht werden (vgl. Scheirton, 1993, S. 348). Je ausgeprägter die Qualifikationen der Vorsitzenden sind, desto eher initiierten diese (Bildungs-)Interventionen und desto erfolgreicher arbeitete das Komitee insgesamt (vgl. Scheirton, 1993, S. 350). Erfolg wird im Sinne einer Anzahl von Interventionen konkretisiert:

> „[…] committee success as expressed by the variable sum of activities performed by the HEC was clearly related to the level of formal training of the chairperson: the higher this level, the higher the success of the committee." (Scheirton, 1993, S. 350)

Scheirton fragt in der Erhebung danach, inwiefern Vorsitzende Wissensaktualisierungen vornehmen, und stellt in der Auswertung fest, dass ein regelmäßiges informelles Training mit dem Erfolg von Ethikberatung korreliert (vgl. Scheirton, 1993, S. 351). Eine Abfrage zu den professionsbezogenen Hintergründen offenbart, dass mit großer Mehrheit Personen aus der Medizin als Vorsitzende von Ethikkomitees eingesetzt werden und Pflegende sowie weitere Berufsgruppen mit großem Abstand unterrepräsentiert sind. Jenes Ergebnis macht zudem auf einen Widerspruch aufmerksam:

> „[…] revealed that committees chaired by physicians are less successful than committees chaired by other professionals." (Scheirton, 1993, S. 354)

Scheirtons Studie zeigt, dass die Besetzung anhand der beruflichen Qualifikationen und der Berufszugehörigkeiten der Vorsitzenden einen Einfluss auf den Erfolg eines Ethikkomitees ausübt. Nicht alle Berufsgruppen verantworten jedoch in entsprechenden ethischen Gremien auch den Vorsitz. Die größte Berufsgruppe der Pflegenden im Krankenhaus hat selten den Vorsitz eines Ethikkomitees inne. Das Alter der Studie muss als ein limitierender Faktor in Hinblick auf die Aktualität hervorgehoben werden. Der methodische und standardisierte Zugang mittels einer Fragebogenerhebung und -auswertung zeigt, dass vorab festgelegte Kriterien den Erfolg von Ethikberatung bemessen sollen. Demgemäß wird der Erfolg anhand der typischen Aufgaben von Ethikberatung bestimmt und damit eine Setzung vorgenommen, die bisweilen empirisch nicht untersucht wurde.

Schick und Moore (1998) machen auf die weite Verbreitung von quantitativen Zugängen in Studien zum Thema Ethikberatung aufmerksam und untersuchen mit Interviews und Fokusgruppen gelingende Faktoren von Ethikkomitees im US-amerikanischen Gesundheitswesen. Es soll damit untersucht werden, was die beteiligten Personen unter einem Erfolg von Ethikberatung verstehen. In der Studie nahmen Personen aus Ethikkomitees verschiedener Versorgungskontexte aus dem US-amerikanischen Gesundheitswesen teil, sodass nicht nur Krankenhäuser, sondern auch langzeitstationäre Einrichtungen der Pflege repräsentiert werden. Darüber hinaus vergleichen Schick und Moore die Aussagen von Mitgliedern eines Ethikkomitees mit den Aussagen von Personen, die den Vorsitz eines Gremiums verantworten (vgl. Schick/Moore, 1998, S. 75 f.). In der Auswertung identifizieren die Forschenden vier Themen und eine Vielzahl von Faktoren. Zunächst wird die Unterstützung durch die Verwaltung und das Management („Support from Administration") als bedeutsames Thema bei den Befragten betont. Eine personelle und finanzielle Förderung respektive Ausstattung ist ein Faktor für den Erfolg eines ethischen Gremiums:

> „In the discussion, financial support served both as a foundation for success and as a result of success." (Schick/Moore, 1998, S. 77)

Unter einer finanziellen Unterstützung wird die Unterstützung der Mitglieder und deren Freistellung für die Tätigkeiten der Ethikarbeit verstanden. Darüber hinaus: die Übernahme von Kosten für Fort- und Weiterbildungen, eine Vorhaltung von personellen Stellenanteilen als Ersatz für die Übernahme von Tätigkeiten sowie die Übernahme von Kosten für die Öffentlichkeitsarbeit. Der Respekt für die Arbeit eines Komitees durch das Management ist ein Erfolgsfaktor, um ein langfristiges Engagement zu ermöglichen:

> „[…] administration must value, and respect the committee. Without this commitment to the committee, there would be no long-term financial support; without the financial support, the committees would not function over the long-term." (Schick/Moore, 1998, S. 77)

Weiterhin ist eine gute Zusammenarbeit mit dem Management bei einer zeitgleich notwendigen Unabhängigkeit und Autonomie des Komitees hervorzuheben. Als weiteres zentrales Erfolgsthema ist die multidisziplinäre Besetzung („Committee Membership") relevant. Mitglieder eines Ethikkomitees benötigen sowohl persönliche als auch zwischenmenschliche Kompetenzen. Demnach sollen Mitglieder eines Komitees sich mit der Arbeit identifizieren, regelmäßig und engagiert an Treffen sowie Diskussionen teilnehmen, sich die Zeit für Vorbereitungen nehmen können und aktiv Aufgaben und Ziele verfolgen. Als weitere Kompetenz für die Verwirklichung des Gelingens von Ethikberatung wird die Fähigkeit betont, verschiedene Betrachtungsweisen zu einem Thema einnehmen zu können. Darüber hinaus sind Grundlagen eines Ethikwissens sowie eine Service-Orientierung relevant. Jene Faktoren hängen eng mit zwischenmenschlichen Kompetenzen zusammen. Diese sind: gute Kommunikation, aktives Zuhören und emphatisches Einfühlungsvermögen, respektvoller Umgang. Die Relevanz der persönlichen und zwischenmenschlichen Faktoren wird wie folgt untermauert:

> „[...] without this respect, shared discourse cannot occur." (Schick/Moore, 1998, S. 78)

Die Befragten geben übereinstimmend an, dass die Leitung und Führung eines Komitees eine Voraussetzung für den Erfolg darstellen. Auffällig ist an jenem Ergebnis, dass die Personen angeben, dass alle Mitglieder eines Ethikkomitees einen Vorsitz leiten könnten. Die Rolle einzelner Personen und mögliche berufliche Hintergründe werden hingegen weniger thematisiert. Vielmehr rückt die inhaltliche und persönliche Kompetenz der Führungsqualität in den Fokus. In der letzten thematischen Zuordnung werden die Struktur, die Funktion und die Prozesse eines Ethikkomitees („Committee Structure, Function, and Process") als Erfolgsthemen identifiziert:

> „A committee should have clarity of purpose, a vision of what the committee should become, and what its ideal functioning should be." (Schick/Moore, 1998, S. 79)

Weiterhin wird der Anspruch formuliert, Evaluationen in einem regelmäßigen Modus durchzuführen, wobei hierfür jedoch keine definierten Verantwortungsbereiche existieren. Weiterhin werden umfassende Bildungsmaßnahmen der Mitglieder als eine Voraussetzung für das Gelingen von Ethikarbeit hervorgehoben. Ein Ethikkomitee und dessen Mitglieder sollten qualifiziert Fälle der Versorgungspraxis bearbeiten können, was wiederum für einen Erfolg vorausgesetzt wird:

> „[...] unless the committee deals with real issues, it cannot be respected; unless it is respected, real cases and issues will not be brought to it; second unless the committees are educated, they cannot handle real cases; however handling real cases is also an educational opportunity." (Schick/Moore, 1998, S. 79)

Ferner sind Prozesse innerhalb der Ethikkomitees relevant, die eine Gleichberechtigung der Mitglieder betreffen. Die Dominanz einzelner Personen wird als Hinderungsgrund angeführt, sodass Teamprozesse den Erfolg und die Dynamik von Gruppen beeinflussen. Ethikkomitees müssen zudem in Organisationen sichtbar sein. Die Zielgruppe der Mitarbeitenden soll demnach über Angebote informiert sein und mögliche Zugänge kennen, wie sie Angebote von Ethikberatung nutzen kann. Eine öffentliche Bekanntheit der Ethikarbeit ist zudem ein wichtiger Faktor, um neue Mitglieder für Komitees zu gewinnen. Das zügige Bearbeiten von Anfragen ist ein weiterer Erfolgsfaktor im Themenfeld der „Committee Structure, Function, and Process“:

> „This assumes that the committee has a structure in place to do so, and that the committee members can be reached quickly.“ (Schick/Moore, 1998, S. 80)

Schick und Moore verweisen in ihren Ergebnissen darauf, dass jene Erfolgsfaktoren zwingend notwendige Bedingungen für das Gelingen von Ethikberatung darstellen und wechselseitig zusammenhängen. Es reicht daher nicht aus, ausgewählte Faktoren zu beeinflussen. Vielmehr müssen die in der Studie identifizierten und grundlegenden Themen gleichermaßen bearbeitet werden. Die Verfassenden empfehlen einen langfristig angelegten Prozess, um Ethikberatung erfolgreich zu verwirklichen. Zudem verweisen sie darauf, dass mit der Studie weder die Auftrag gebende Institution noch die adressierten Zielgruppen zu ihren Zufriedenheiten befragt wurden. Demnach stehen die Perspektiven derer im Fokus, die Ethikarbeit in ethischen Gremien leisten und was diese unter einem Erfolg von Ethikberatung verstehen.

Schick und Guo untersuchen in einer zweiten Studie (2001) weitere Erfolgsfaktoren von Ethikkomitees im US-amerikanischen Gesundheitswesen. Sie bauen auf der qualitativen Studie von Schick und Moore (1998) auf und wenden mit einer Fragebogenerhebung ein quantitatives Design an. In einer landesweiten Befragung wurden zum einen die Vorsitzenden und zum anderen die Mitglieder aus ethischen Gremien befragt. In der Studie fokussieren die Verfassenden, inwiefern die identifizierten Erfolgsfaktoren (Schick/Moore, 1998) von den Teilnehmenden gewichtet werden. Weiterhin fragen Schick und Guo nach den Strukturen der Ethikkomitees und nach zukünftigen Themen, um mögliche Trends einzuschätzen (vgl. Schick/Guo, 2001, S. 344 f.). In der Analyse der 518 ausgewerteten Fragebögen werden die zwei Gruppen miteinander verglichen: die Mitglieder eines Ethikkomitees und die Vorsitzenden eines Ethikkomitees. Die Ergebnisse aus beiden Gruppen zeigen übereinstimmend, dass die Partizipation, Kommunikationsfertigkeiten, Kompetenzen und die Besetzung eines Gremiums die ausgeprägtesten Erfolgskriterien sind. Während die Vorsitzenden eine multidisziplinäre Besetzung hervorheben, betonen die Mitglieder den respektvollen Umgang in Bezug auf divergierende Sichtweisen untereinander. Darüber hinaus geben die Vorsitzenden an:

> „Across all factors, chairpersons' five top were: [1] committee has a multidisciplinary composition; [2] confidentiality exists in all aspects of committee functioning; [3] education is provided for committee members/new members; [4] members respect the points of view of others; and [5] client satisfaction with the committee's activities is evaluated periodically." (Schick/Guo, 2001, S. 350)

Demgegenüber fallen die Antworten der Mitglieder unterschiedlich aus:

> „Members' five most important factors were: [1] members respect the points of view of others; [2] client satisfaction with the committee's activities is evaluated periodically; [3] committee has a multidisciplinary composition; [4] confidentiality exists in all aspects of committee functioning; and [5] education is provided for committee members/new members." (Schick/Guo, 2001, S. 350)

Angesichts der Gewichtung der verschiedenen Erfolgsfaktoren zeigen sich viele Überschneidungen, wobei regelmäßige Evaluationen von beiden Gruppen als ein Erfolgsfaktor hervorgehoben werden. Dies ist insofern hervorzuheben, als nur wenige Ethikkomitees entsprechende Evaluationszugänge nutzen. Weiterhin sind organisationale Voraussetzungen und Auftragsklärungen notwendige Bedingen für den Erfolg von Ethikkomitees:

> „Identifying and understanding the most important functions of HECs is essential to the long-term success of these committees. By focusing on the critical functional areas, an organization can allocate its limited resources (money, human, and time) to where they are most needed and to efficiently and incrementally improve the performance of the committee." (Schick/Guo, 2001, S. 354)

Schick und Guo veröffentlichen 2003 eine weitere Studie, in der sie nach dem subjektiv erlebten Erfolg von Personen der Ethikberatung fragen. In der quantitativ angelegten Studie werden die Angaben der Vorsitzenden mit den Angaben der Mitglieder von Ethikkomitees verglichen (vgl. Schick/Guo, 2003, S. 288). Die Ergebnisse zeigen, dass die Befragten mehrheitlich ihre Arbeit als erfolgreich einschätzen. 61% der Befragten gaben an, sehr oder extrem erfolgreich zu arbeiten, wobei sich die Angaben der Vorsitzenden nicht signifikant von den Antworten der Mitglieder der Ethikkomitees unterscheiden. Personen aus der Medizin (41%) und Personen aus der Pflege (21%) repräsentieren die häufigsten Berufsgruppen im Datensatz (vgl. Schick/Guo, 2003, S. 290). Durchschnittlich bestehen die Ethikkomitees aus 20 Mitgliedern, treffen sich zehnmal im Jahr und existieren als Gremium 13 Jahre (vgl. Schick/Guo, 2003, S. 290). Es zeigt sich, dass die Dauer der Existenz eines Ethikkomitees den Erfolg beeinflusst:

> „Before the point, committees' success increased as they became older. But as soon as the length of existence reached 21 to 25 years, the success started to decline." (Schick/Guo, 2003, S. 293)

Die Ergebnisse zeigen ferner, dass die Merkmale einer Gruppe von Ethikkomitees als ein signifikanter Erfolgsfaktor zu verstehen sind:

> „[…] that about 88% of variability in the perceived success of committees could be explained by the combination of the characteristics, which indicated a strong association between the characteristics and the success." (Schick/Guo, 2003, S. 294)

Weiterhin zeigen Schick und Guo, dass die Unterstützung und Förderung durch das Management für den Erfolg der Ethikkomitees relevant ist. Ethikkomitees benötigen ein finanzielles Budget und die Freistellung von Personen für ein Engagement. Deshalb wird der Erfolg von Ethikkomitees in den Verantwortungsbereich des Managements gerückt:

> The administrators' perception of success may be higher due to their input into committee budget, options for education, and policy making or revising, and due to their administrative responsibility for HECs." (Schick/Guo, 2003, S. 296)

Hiervon ausgehend ist die Perspektive des Managements zwingend notwendig für den Erfolg eines Ethikkomitees und ein Bestandteil des damit einhergehenden Verantwortungsrahmens. Angesichts der bisherigen Studienergebnisse scheint die multidisziplinäre Besetzung eines Ethikkomitees zwar zunächst das Gelingen der Arbeit positiv zu beeinflussen, doch benötigt es in der fortlaufenden Arbeit einer Reflexion, wie die verschiedenen Mitglieder miteinander zusammenarbeiten.

In Bezug auf die Forschungsfrage der vorliegenden Arbeit zeigen die Ergebnisse der verschiedenen Studien, dass verschiedene Faktoren ein Gelingen von Ethikberatung beeinflussen. Übereinstimmend werden Voraussetzungen (z. B. die Besetzung von ethischen Gremien oder die Unterstützung des Managements) betont. Die vielfältigen Zugänge der Studien offenbaren, dass in allen Studien jene Zielgruppen beforscht wurden, die in der Ethikberatung engagiert sind. In folgender Tabelle sind die identifizierten Faktoren, Zusammenhänge und Voraussetzungen als Ergebnisse zusammengefasst, die den Erfolg von Ethikberatung beeinflussen:

Tabelle 1: Zusammenfassung des Forschungsstands zu gelingenden Faktoren, Zusammenhängen und Voraussetzungen von Ethikberatung

#	Verfassende & Publikationsjahr	Methodischer Zugang	Themen/Faktoren gelingender Ethikberatung
#1	Scheirton, 1993	Fragebogenerhebung und statistische Analyse = Deduktives Erkenntnisprinzip	„Sozialer und beruflicher Status der Vorsitzenden eines Komitees“
			„Regelmäßige Fort- und Weiterbildungen von Vorsitzenden eines Komitees“
#2	Schick/Moore, 1998	Fokusgruppe & Interviews. Qualitative Analyse = Induktives Erkenntnisprinzip	„Support from the Administration“: Finanzielle und langfristige Unterstützung
			„Committee Membership“: Persönliche Kompetenzen: Identifikation mit dem Komitee, regelmäßiger sowie aktiver Modus der Mitarbeit/Zwischenmenschliche Kompetenzen: Gute Kommunikationskompetenz, aktives Zuhören und emphatisches Einfühlungsvermögen, respektvoller Umgang
			„Commitee Leadership“: Gesamtheit der Führungsqualitäten als Erfolgsfaktor von Vorsitzenden
			„Committee Structure, Function, and Process“: Auftrags- und Zielklärungen, Bearbeitung von realen Fällen aus der Versorgungspraxis, einschlägige Qualifikationen der Mitglieder, Förderung von Teamprozessen und einer Gleichberechtigung, zügiges Bearbeiten von Anfragen an das Komitee
#3	Schick/Guo, 2001	Fragebogenerhebung und statistische Analysen zu den Gewichtungen von Erfolgskriterien von zwei Gruppen	Vorsitzendende und Mitglieder aus Ethikkomitees gewichten Erfolgsfaktoren der Ethikberatung in Anlehnung an Schick & Moore von 1998 teilweise unterschiedlich. Signifikanteste Abweichung bei den Vorsitzenden: multidisziplinäre Besetzung des Gremiums. Signifikanteste Abweichung bei den Mitgliedern von Ethikkomitees: respektvoller Umgang mit anderen Sichtweisen von Mitgliedern im Ethikkomitee.
#4	Schick/Guo, 2003	Fragebogenerhebung zu den subjektiven Einschätzungen von Erfolgskriterien und statistische Analysen von zwei Gruppen	Die Dauer der Existenz eines ethischen Gremiums hat einen Einfluss auf den Erfolg der Ethikberatung. Ethikberatung ist dann erfolgreich, wenn das Management die Arbeit aktiv fördert und unterstützt. Die multidisziplinäre Besetzung eines Gremiums erfordert langfristig angelegte Reflexionsprozesse, wie die Mitglieder aus verschiedenen Disziplinen zusammenarbeiten.

Nachdem an vielen Stellen eine organisationsspezifische Umsetzung der Klinischen Ethikberatung hervorgehoben wird (vgl. Kapitel 1), widme ich mich in nachfolgendem Kapitel den Modellen und Konzepten der institutionalisierten Ethikberatung in Deutschland. Konzepte und Modelle sind notwendig, um Ethikberatungen in Einrichtungen im Gesundheitswesen vorzuhalten. Doch wie werden in Deutschland Ethikberatungskonzepte institutionalisiert? Werden in diesem Zusammenhang möglicherweise Erfolgskriterien auf Basis von Erfahrungswerten veröffentlicht?

3 Konzepte und Modelle von Ethikberatung in Deutschland

Wie implementieren Einrichtungen im deutschen Gesundheitswesen das Konstrukt von Ethikberatung vor dem Hintergrund der theoretischen Betrachtungen und der empirischen Erkenntnisse, die ein Gelingen von Ethikberatung nahelegen (vgl. Kapitel 1 und 2)? Im vorliegenden Kapitel beschreibe ich zunächst ausgewählte Beispiele, wie Einrichtungen im Gesundheitswesen Ethikberatung in die Praxis umsetzen. Jene Konzepte oder Modelle wurden ausgewählt, weil diese in entsprechenden Veröffentlichungen beschrieben wurden. Darüber hinaus suchte ich nach Beispielen, die verschiedene Versorgungs- und Trägerkontexte (konfessionelle Krankenhäuser, Träger von Sozial- und Gesundheitseinrichtungen, kommunale Krankenhäuser, Universitätskliniken) umfassen. Hierzu recherchierte ich in einschlägigen Zeitschriften und Bibliotheken, um einrichtungsbezogene Modelle bzw. Konzepte von Ethikberatung zu finden. Demgemäß habe ich eine selektive Auswahl getroffen, denn es liegen weitere publizierte Ethikberatungsmodelle vor.[41] Während in Veröffentlichungen zum einen insbesondere die unternehmensbezogenen Darstellungen von Aufgaben und Strukturen von Ethikberatung beschrieben werden[42], existieren zum ande-

41 Siehe exemplarisch: Burmeister et al., 2021; Ranisch et al., 2021.

42 Hierzu zählen beispielsweise die Bremer Heimstiftung (siehe hierzu: Scholz, 2010, S. 196 ff.; Scholz, 2015, S. 99 ff.), das Evangelische Diakoniewerk Friederikenstift Hannover (siehe hierzu: Dörries, 2010, S. 126 ff.), die Medizinische Hochschule Hannover (siehe hierzu: Neitzke, 2010, S. 134 ff.), das Klinische Ethikkomitee des Krankenhauses Düsseldorf-Gerresheim (siehe hierzu: Welsch, 2012, S. 93 ff.), das Klinische Ethikkomitee der Universitätsmedizin Göttingen (siehe hierzu: Marx/Nauck/Alt-Epping, 2012, S. 115 ff.), die Klinische Ethikberatung am Universitätsklinikum Ulm (siehe hierzu: Imhof, 2012, S. 127 ff.), das Frankfurter Netzwerk „Ethik in der Altenpflege“ (siehe hierzu: Sauer, 2015, S. 114 ff.), das Ethikkomitee im AMEOS Unternehmensbereich Pflege Holstein (siehe hierzu: Wilch, 2015, S. 127 ff.), das Ethiknetz in Peine (siehe hierzu. Hauptmann, 2015, S. 142 ff.), das ambulante Ethikkomitee Ammerland/Uplengen (siehe hierzu: Kreft/Kliesch/Kotterba, 2015, S. 151 ff.), Ethikberatung am Palliativstützpunkt Nienburg (siehe hierzu: Schmithüsen/Godehart, 2015, S. 162 ff.), Ethikberatung in der Behindertenhilfe der Stiftung Liebenau (siehe hierzu: Schmid, 2015, S. 173 ff.), Ethikberatung im Städtischen Krankenhaus Dresden-Neustadt (siehe hierzu: Mendt/

ren Veröffentlichungen, die ein Konzept bzw. ein Modell von Ethikberatung erörtern. Gerade jene Publikationen eignen sich, um mehr über folgende Fragen im Kontext dieser Arbeit herauszufinden, weil ein theoretischer Bezugsrahmen der Implementierung genutzt wird:

- Was charakterisiert die Einrichtung?
- Wie wird Ethikberatung in der Einrichtung organisiert?
- Liegen Erfahrungen darüber vor, was zum Gelingen von Ethikberatung beiträgt?
- Gibt es Unterschiede und Gemeinsamkeiten?

Hiervon ausgehend beziehe ich mich auf Modelle und Konzepte, die in Veröffentlichungen in der Zeit von 2007 bis 2021 beschrieben wurden. Die vorliegende Auswahl der in diesem Kapitel vorgestellten Konzepte und Modelle ist deshalb exemplarisch zu verstehen und verfolgt keinen Absolutheitsanspruch. Darüber hinaus muss angemerkt werden, dass das vorliegende Kapitel die Konzepte und Modelle anhand der damit zusammenhängenden Publikationen erörtert. Es können daher keine Aussagen darüber getroffen werden, inwiefern die Konzepte und Modelle in der aktuellen Realität verwirklicht werden oder möglicherweise aktualisiert wurden. Vielmehr sollen anhand dieser Beispiele und der zusammenhängenden Veröffentlichungen Antworten auf die oben formulierten Fragen generiert werden, um zum einen die institutionalisierten Formen von Ethikberatung zu betrachten und diese zum anderen auf die Forschungsfrage dieser Arbeit zu beziehen. Liegt möglicherweise ein Erfahrungswissen zum Gelingen von Ethikberatung vor?

In zwei Modellen werden besondere Merkmale in der Konzeptualisierung von Ethikberatung deutlich: Am Universitätsklinikum Hamburg-Eppendorf wird die Ethikberatung unter anderem mit einem systemischen Zugang fundiert. In der Ethikarbeit der Johannesstift Diakonie wird ein dynamischer und partizipativer Schwerpunkt in einem eigens entwickelten „Drei-Säulen-Modell" betont. Vor dem Hintergrund der theoretischen Erkenntnisse dieser Arbeit (vgl. Kapitel 1.5) beschreibe ich jene Konzepte ausführlich und fasse in einer abschließenden Synthese wesentliche Erkenntnisse angesichts der aufgeworfenen Fragen (siehe oben) zusammen.

Schiebe, 2013, S. 141 ff), Klinische Ethikberatung am Universitätsklinikum Halle (Saale) (siehe hierzu: May/Steger, 2013, S. 155 ff.).

3.1 Exemplarische Konzepte und Modelle von 2007 bis 2021

Im vorliegenden Abschnitt gehe ich auf institutionalisierte Modelle und Konzepte von Ethikberatung ein, die auf Publikationen aus der Zeit von 2007 bis 2021 zurückgehen. In den folgenden Abschnitten beschreibe ich zunächst in Kurzfassung die Unternehmen bzw. Träger, um darauf aufbauend die Konzeptualisierungen vor dem Hintergrund meiner aufgeworfenen Fragen (vgl. Kapitel 3) zu skizzieren.

Der Klinische Ethik-Beratungsdienst im Evangelischen Krankenhaus Bielefeld

Das Evangelische Klinikum Bethel (EvKB) entstand 2005 aus einer Fusionierung von zwei Krankenhausträgern. Die diakonischen „von Bodelschwinghschen Stiftungen Bethel“ sind der Gesellschafter des heutigen Krankenhausträgers. Die Krankenhaus Mara GmbH ist eine Schwestergesellschaft des EvKB. Das heutige Evangelische Klinikum Bethel (EvKB) ist mit ca. 1.755 stationären Betten ein Krankenhaus der Maximalversorgung in Bielefeld. Mehr als 4.600 Mitarbeitende versorgen dabei über 170.000 Menschen pro Jahr.[43]

Infolge von bioethischen Workshops gründeten sich bereits 1998 abteilungsbezogene ethische Arbeitsgruppen, die hermeneutisch ausgerichtete Fallbesprechungen oder Handlungsempfehlungen für klinisch tätige Personen erarbeiteten. Die Ethikarbeit orientierte sich am Ansatz von Gerdes und Richter[44]

43 https://evkb.de/ueber-uns/daten-fakten/wer-wir-sind/ [Abruf: 28.07.2020].

44 Gerdes und Richter beziehen sich im Aufbau der Ethikarbeit auf das Modell des klinischen Pragmatismus von J. C Fletcher, das an der University of Virginia in den USA entwickelt wurde. Neben einem interdisziplinär besetzten „Health Care Ethics Committee“ kennzeichnet das Modell einen ständigen Ethik-Konsildienst (rund um die Uhr), ein systematisches Verfahren, wie Ethikberatungen einberufen werden können, die Vermittlung von Wissen bezüglich klinischer Ethik und die Ermöglichung einer gemeinsam getragenen Entscheidung in einem konkreten Fall mit einer Ethikberatung. Das Modell des klinischen Pragmatismus von J. C. Fletcher beschreibt außerdem den Ablauf einer ethischen Fallberatung und setzt einen Schwerpunkt auf die Vermittlung von Wissen für klinisch tätige Personen, um diese für zukünftige Situationen zu befähigen, ethisch reflektierte Entscheidungen treffen zu können (vgl. Gerdes & Richter, 1999, S. 249 ff.). Gerdes und Richter adaptierten Aspekte des klinischen Pragmatismus für das Universitätsklinikum Marburg im Zuge des Aufbaus von klinischer Ethikberatung ab 1999 in mehreren Entwicklungsschritten (vgl. Richter, 2001, S. 294 ff.).

(Marburg) sowie von Agich[45] (Cleveland) (vgl. Kobert/Pfäfflin/Reiter-Theil, 2008, S. 122). Das Klinische Ethikkomitee wurde 2003 aus der Arbeit einer Steuerungsgruppe gegründet und bearbeitet mit einem Schwerpunkt Leitlinien, Handlungsempfehlungen, Schulungen sowie Fortbildungen. Darüber hinaus nimmt das Klinische Ethikkomitee in Bezug auf die wirtschaftlichen Veränderungen eine „Wächterfunktion" wahr (vgl. Kobert/Pfäfflin/Reiter-Theil, 2008, S. 123). Der Ethikberatungsdienst wurde 2007 eingerichtet und besteht aus Mitgliedern mit verschiedenen Berufsqualifikationen, die über Erfahrungen in der klinischen Praxis verfügen. Personen des Ethikberatungsdienstes durchlaufen zusätzlich unterschiedliche Qualifizierungsprogramme, um für die Ethikberatung ausgebildet zu werden. Der Ethikberatungsdienst ist zum einen an das KEK des Krankenhauses angeschlossen und zum anderen an das Ethikkomitee der von Bodelschwinghschen Anstalt Bethel (vgl. Kobert/Pfäfflin/Reiter-Theil, 2008, S. 123) und verfolgt das Ziel, innerhalb von 24 Stunden eine Ethikberatung in ethisch schwierigen Situationen anbieten zu können:

45 Die „Cleveland Clinic" in Ohio in den USA ist mit über 1.000 Betten ein „Non-Profit Krankenhaus" der Maximalversorgung. Das Konzept der Ethikarbeit besteht aus mehreren Gremien und Arbeitsformen, wobei neben einem Ethikkomitee ein „ethic consultation service" existiert, der als Teil der patientenorientierten Versorgung implementiert wurde. Ethikberatung kann als Service von allen Mitarbeitenden rund um die Uhr kontaktiert werden und wird als Angebot von der Klinik explizit gefördert. Qualitätsfördernde Prozesse begleiten die Ethikarbeit, um ein möglichst professionelles Angebot vorzuhalten. Das Department für Bioethik steuert die Ethikarbeit und bietet mit dem „Critical Care Ethics Liaison Program (CCELP)" ein niedrigschwelliges Beratungsangebot für Intensivstationen an, um über den Ethikberatungsdienst Bildungsangebote transportieren zu können. Mitarbeitende des Departments verfügen über nachweisliche Qualifikationen in bioethischen Disziplinen (bioethics, philosophy u. a.). Das Konzept der Ethikberatung verfolgt das grundlegende Ziel, die Patientenrechte zu schützen und mit der Ethikarbeit die Qualität der Versorgung im Sinne der Organisationskultur zu verbessern. Ethische Probleme und Fälle sollen in Ethikberatungen ganzheitlich betrachtet werden, sodass Beratungen in unterschiedlichen Settings (Teammeetings mit klinischen tätigen Personen oder auch ohne diese) mit dem Ziel durchgeführt werden, einen Konsens mit den Beteiligten zu erreichen (vgl. Agich, 2003, S. 310 ff.). Die Nutzung der Ethikberatung rund um die Uhr und besonders das niedrigschwellige ethische Beratungsangebot der Visiten auf Intensivstationen sind Merkmale, die das Konzept besonders charakterisieren.

> „Es geht darum, die ethische Dimension von Unsicherheiten der Bewertungen oder Entscheidung und der ggf. auftretenden Konflikte herauszuarbeiten und einer Lösung zuzuführen." (Kobert/Pfäfflin/Reiter-Theil, 2008, S. 124)

Ethische Fallbesprechungen werden methodisch geleitet durchgeführt, indem ein „Vier-Stufen-Modell" angewendet wird, das verschiedene Methoden der ethischen Fallbesprechung kombiniert. Hierzu zählen die „Nimwegener Methode für ethische Fallbesprechungen", die „Leidener Methode des Personalismus" und der Basler Ansatz des „systematischen Perspektivenwechsels" (vgl. Kobert/Pfäfflin/Reiter-Theil, 2008, S. 124 f.). Kobert et al. beziehen sich in der Weiterentwicklung des Ethikberatungsdienstes auf einen Evaluationsansatz, indem mit Protokollen spezifische Daten erhoben werden. Damit sollen Bewertungen möglich werden, indem zum einen Informationen (z. B. Häufigkeiten von Beratungsanlässen) quantitativ erhoben und zum anderen qualitative Fragen (z. B. zur Zufriedenheit) eruiert werden. Die Auswertung der Protokolle soll wiederum für zukünftige Entwicklungen genutzt werden (vgl. Kobert/Pfäfflin/Reiter-Theil, 2008, S. 127ff; siehe ausführlich: Pfäfflin/Kobert/Reiter-Theil, 2009). Die Verantwortlichen ziehen angesichts einer Zunahme von ethischen Fallbesprechungen ein positives Fazit zum Ethikberatungsdienst (vgl. Kobert/Pfäfflin, 2021, S. 301 f.):

> „Ethik ist im EvKB erkennbar und ‚hat ein Gesicht' – dies ist ein wesentlicher Faktor für die Inanspruchnahme Klinischer Ethik." (Kobert/Pfäfflin, 2021, S. 300)

Zukünftige Herausforderungen werden darin gesehen, dass der Ressourceneinsatz der Ethikberatung bisweilen nicht von den Kostenträgern vergütet wird (vgl. Kobert/Pfäfflin, 2021, S. 306 f.). Die heutige Struktur setzt sich aus hauptamtlich engagierten Personen, regelmäßigen ethischen Visiten, Ethikkomitees, Hospizarbeit, Fortbildungsangeboten und einem Ethikberatungsdienst zusammen (vgl. Kobert/Pfäfflin, 2021, S. 299).

Die Klinische Ethik am Universitätsklinikum Erlangen

Das Universitätsklinikum Erlangen ist Teil der Friedrich-Alexander-Universität Erlangen-Nürnberg und untersteht der Rechtsaufsicht des Bayerischen Staatsministeriums für Wissenschaft und Kunst. Mit 1.394 Betten (Stand 2019) ist das Universitätsklinikum ein maximalversorgendes Krankenhaus in

Deutschland.[46] In der öffentlichen Diskussion in Bezug auf das Schicksal des „Erlanger Babys“ im Jahr 1992 wurde erstmals die Forderung nach einem unabhängigen ethischen Beratungsgremium erhoben (vgl. Frewer/Bruns/Rascher, 2012, S. 81). Der damalige ärztliche Direktor initiierte 2001 erste interdisziplinäre Treffen, aus denen sich ein Arbeitskreis herausbildete, der wiederum 2002 in das Klinische Ethikkomitee der Universitätsklinik überführt wurde. Das Ethikkomitee wird damit auch als Pioniergremium im Kontext von Universitätskliniken bewertet[47] (vgl. Frewer, 2019, S. 14). Die Ethikberatung in Einzelfällen, die Leitlinienentwicklung sowie die Fort- und Weiterbildung werden als zentrale Aufgabenbereiche bearbeitet (vgl. Frewer/Bruns/Rascher, 2012, S. 84).

Das Klinische Ethikkomitee Erlangen wird über eine Geschäftsstelle, angesiedelt am Lehrstuhl für Ethik in der Medizin der Friedrich-Alexander-Universität Nürnberg-Erlangen, unterstützt. Themen wie z. B. die Leitlinienentwicklung oder die Ethikberatung werden in entsprechenden Arbeitsgruppen bearbeitet, die jeweils aus einem festen Personenkreis bestehen und eigenständig tätig sind (vgl. Frewer/Bruns/Rascher, 2012, S. 86). Die ethische Fallberatung wird als eine zentrale Aufgabe hervorgehoben, die von einer eigenen Arbeitsgruppe sichergestellt wird. Mitglieder der Arbeitsgruppe haben mehrheitlich eine Zusatzausbildung als „Ethikberater*in im Gesundheitswesen“ absolviert (vgl. Frewer/Bruns/Rascher, 2012, S. 86). In der Durchführung von klinischen Ethikberatungen werden Modelle der prinzipienethischen Güterabwägung (Vier Prinzipien der Medizinethik nach Beauchamp und Childress) und diskursethische Modelle angewendet. Ziel der Ethikberatungen ist das Erreichen eines gemeinsamen Konsenses über ein gutes weiteres Vorgehen in einem konkreten Fall (vgl. Frewer, 2019, S. 320). Ergebnisse von ethischen Fallbesprechungen haben einen empfehlenden Charakter und werden anonymisiert in den Sitzungen des KEKs vorgestellt und diskutiert, um eine kritische Supervision zu ermöglichen. Verschiedene Fort- und Weiterbildungsangebote machen auf einen weiteren Arbeitsschwerpunkt aufmerksam (vgl. Frewer/Hack, 2019, S. 326 ff.). Durch die Initiative des KEKs wurde eine stationäre pal-

46 https://www.uk-erlangen.de [Abruf: 04.08.2020].

47 Neitzke verweist darauf, dass die Implementierung der Ethikberatung an der Universitätsklinik der Medizinischen Hochschule Hannover das erste entsprechende Gremium an einem Universitätsklinikum darstellt (vgl. Neitzke, 2007, S. 294).

liative Versorgungsabteilung gegründet und eine Stiftungsprofessur eingerichtet, womit Verfassende auch ein organisationsethisches Engagement betonen (Frewer/Bruns/Rascher, 2012, S. 89). Weiterhin werden mit der Fachtagungsreihe „Ethiktage“ Themen im Rahmen der Ethikarbeit öffentlichkeitswirksam bearbeitet und als Buchreihe „Jahrbuch Ethik in der Klinik“ publiziert. Das Klinische Ethikkomitee ist mit der Arbeit des Lehrstuhls für Ethik in der Medizin verknüpft. So werden neben der Geschäftsführung auch die wissenschaftliche Bearbeitung der klinischen Ethik und der Ethikberatung des KEKs Erlangen vorangetrieben[48] (vgl. Frewer/Bruns/Rascher, 2012, S. 88).

Im Rahmen einer Weiterentwicklung der Klinischen Ethik fanden Evaluationsprojekte statt, sodass zum Beispiel in einer internen Selbstevaluation die Protokolle von ethischen Fallberatungen aus einem Zeitraum ausgewertet und analysiert wurden. Ein Fokus lag auf der Beurteilung der Strukturqualität, um z. B. die Dauer der Beratungen, die anfordernde Klinik oder auch die verschiedenen Teilnehmenden zu identifizieren (vgl. Kaschube/Eibauer/Frewer, 2019, S. 294). Es konnte u. a. aufgezeigt werden, dass über 370 ethische Fallberatungen durchgeführt wurden, weshalb die Verfassenden von einer Etablierung der Ethikberatung ausgehen (vgl. Kaschube/Eibauer/Frewer/2019, S. 305). In einer qualitativen Evaluation wurden in der Zeit von 2002 bis 2017 alle Mitarbeitenden des Universitätsklinikums angeschrieben, die an einer Ethikberatung am UK teilgenommen hatten. Die Evaluationsergebnisse zeigen mitunter, dass eine ethische Fallberatung besonders dann als erfolgreich bewertet wurde, wenn diese zeitnah nach dem Einschalten der Ethikberatung stattfand. Interdisziplinäre Dialoge wurden positiv bewertet, da zeitintensive Vorgänge vereinfacht werden konnten (vgl. Krull/Aigner/Frewer, 2019, S. 309 ff.). Zu-

48 Für die Weiterentwicklung der Klinischen Ethikberatung wurden ab 2010 die sogenannten „Inter-KEK“-Studien entwickelt (vgl. Frewer/Bruns, 2019, S. 235). In den „Inter-KEK“-Studien werden ethische Fälle von verschiedenen voneinander unabhängigen Ethikgremien reflektiert und deren Beratungsprozesse dokumentiert und anschließend über eine komparative Analyse verglichen und publiziert. Die Ergebnisse sollen die unterschiedlichen Werthaltungen, die verschiedenen Vorgehensweisen und Rahmenbedingungen sichtbar machen (vgl. Bergemann/Preuß/Frewer, 2019, S. 191 f.). Die Publizierenden verstehen die Inter-KEK-Analysen als Studien, die eine Professionalisierung und Qualitätssicherung der Klinischen Ethikberatung intern und extern vorantreiben sollen (vgl. Frewer/Bruns, 2019, S. 202 f.).

sammenfassend wird deutlich, dass wissenschaftliche Evaluationsprojekte für die Weiterentwicklung der Klinischen Ethik am Universitätsklinikum Erlangen genutzt werden, womit u. a. die Anbindung der Klinischen Ethik an die Universität deutlich wird.

Ethikberatung am Klinikum Nürnberg

Das Klinikum Nürnberg ist mit ca. 2.200 Betten und 7.000 Mitarbeitenden ein Krankenhaus der Maximalversorgung. Die Stadt Nürnberg ist Träger des heute selbstständigen und gemeinnützigen Kommunalunternehmens.[49]

Im Rahmen eines Ethik-Projekts wurde mit externer Begleitung 1999 begonnen, ein Konzept für die Klinische Ethik zu entwickeln (siehe ausführlich: Wehkamp, 2017, S. 152ff; Wehkamp, 2010, S. 393 ff.). In diesem Zuge wurden z. B. empirische Erhebungen[50] durchgeführt, klinikbezogene Ethikkomitees gegründet und interne Öffentlichkeitsveranstaltungen initiiert. Ein weiterer Schwerpunkt lag auf dem Thema von Konfliktmediationen (vgl. Wehkamp, 2017, S. 152 f.). Die konzeptualisierte Ethikberatung im Klinikum Nürnberg setzt sich aus verschiedenen Gremien zusammen, die jeweils unterschiedliche Aufgaben und Ziele im Kontext der Klinischen Ethik verfolgen. Das interdisziplinär besetzte „Ethik-Forum" wird von einer Geschäftsführung geleitet und bearbeitet übergeordnete ethische Themen, um als unabhängiges Gremium Entwicklungen anstoßen und steuern zu können. Seit 2004 existiert im Klinikum Nürnberg eine zentrale mobile Ethikberatung (ZME), die Mitarbeitende einschalten können, wenn ethische Konflikte oder Fragestellungen vorliegen. Zur Lösungs- und Entscheidungsfindung moderieren und organisieren bei Bedarf qualifizierte Personen ethische Fallbesprechungen. In der nephrologischen Klinik existiert zudem ein interdisziplinärer Ethikkreis, der bereits seit 1997 eine abteilungsbezogene klinische Ethikberatung anbietet. In der Zeit von 1999 bis 2011 wurden 262 Beratungsprotokolle erstellt, weswegen von einer festen Etablierung der Ethikberatung ausgegangen wird (vgl. Klinikum Nürnberg, 2014, S. 10 ff.). Mit dem sogenannten „Ethikcafé" wird ein niedrigschwelliges

49 https://www.klinikum-nuernberg.de [Abruf: 11.08.2020].

50 Angeführt werden Leitfadeninterviews, Fokus-Gruppen Interviews/Diskussionen, standardisierte Fragebogenerhebungen, Visitationen und teilnehmende Beobachtungen (vgl. Wehkamp, 2017, S. 152 ff.).

Angebot für den Erfahrungsaustausch organisiert, das sowohl von Mitarbeitenden als auch von zu versorgenden Menschen im Krankenhaus oder Angehörigen besucht werden kann und es ermöglichen soll, dass auch Externe ethische Fragestellungen einbringen können (vgl. Klinikum Nürnberg, 2014, S. 7). Im Klinikum Nürnberg existieren verschiedene Arbeitsgruppen, die beispielsweise Orientierungshilfen und Leitlinien entwickeln, Fort- und Weiterbildungsangebote anbieten, Newsletter über aktuelle Themen versenden und Bildungsformate bereitstellen (vgl. Klinikum Nürnberg, 2007, S. 2; Klinikum Nürnberg, 2014, S. 15). Darüber hinaus beschäftigt sich eine Gruppe mit organisationsethischen Fragen und Anliegen (vgl. Klinikum Nürnberg, 2014, S. 4). Themen der Klinischen Ethik werden im Klinikum Nürnberg zusammenfassend über verschiedene Gremien gesteuert, die einzelne Schwerpunkte bearbeiten. Das Ethik-Forum fungiert als übergeordnetes Ethikkomitee, dessen einzelne Mitglieder auch in den Arbeitsgruppen aktiv sind.

Im Rahmen von Qualifizierungsarbeiten wurden einzelne Bereiche der Klinischen Ethik empirisch untersucht. Christof Oswald evaluierte in diesem Zuge zum Beispiel eine interne Leitlinie[51] der nephrologischen Klinik in Bezug auf mögliche Erfolgsfaktoren (vgl. Klinikum Nürnberg, 2014, S. 28 f.). Stephan Kolb wertete 2014 im Rahmen einer Qualifizierungsarbeit insgesamt 257 dokumentierte Ethikberatungsprotokolle der nephrologischen Klinik in der Zeit von 1999 bis 2011 aus. Wiederkehrende Themen und die personellen Zusammensetzungen von Ethikberatungen wurden damit sichtbar (vgl. Kolb, 2014, S. 45 ff.). Deutlich wird demnach, dass in der Weiterentwicklung der Ethikarbeit im Klinikum Nürnberg Impulse aus Evaluations- und Forschungsarbeiten genutzt werden.

Die Ethikarbeit der Malteser Trägergesellschaft Deutschland gGmbH

Die Malteser Deutschland gGmbH ist eine katholische Organisation, die bundesweit an mehr als 700 Orten vertreten und Träger von verschiedenen sozialen und pflegerischen Einrichtungen ist. Hierzu zählen u. a. Krankenhäuser,

51 Diese wurde vom Klinischen Ethikkomitee des Universitätsklinikum Erlangen in Kooperation mit der Universität im Jahr 2003 entwickelt (vgl. Klinikum Nürnberg, 2014, S. 23).

Altenhilfe- und Pflegeeinrichtungen, stationäre Hospize und Einrichtungen der Jugend- und Sozialhilfe.[52]

Im Rahmen von Qualitätszielen wurde 1998 begonnen, Ethikberatung in einer Projektarbeit zu bearbeiten, um diese zu systematisieren (vgl. Heinemann, 2008, S. 66) und einen flächendeckenden Aufbau von Ethikberatungsstrukturen zu forcieren (vgl. Gordijn/Steinkamp, 2000, S. 306 f.). Die Malteser Trägergesellschaft wurde durch die Abteilung Ethik, Philosophie und Geschichte der Medizin der Universität Nimwegen in den Niederlanden unterstützt, die ein Fortbildungskonzept für die Einrichtungen entwickelte (vgl. Gordijn/Steinkamp, 2000, S. 307 ff.). Ab dem Jahr 2001 wurden durch die Projektarbeit erste Ethikkomitees in den Malteser Krankenhäusern gegründet und flächendeckend das Instrument der ethischen Fallbesprechung eingeführt. Im Jahr 2003 wurde eine ursprüngliche Ethik-Projektstelle auf Trägerebene in den Geschäftsbereich „Ethik und Seelsorge" der Malteser gGmbH überführt (vgl. Heinemann, 2008, S. 66). Ab dem Jahr 2006 folgte ein Entwicklungsprozess in der stationären Altenhilfe, in dessen Folge Ethikkomitees in der Altenhilfe (EKA) gegründet wurden (vgl. Heinemann, 2009, S. 14 f.). Das Konzept von Ethikberatung der Malteser gGmbH wird durch den Geschäftsbereich für Ethik und Seelsorge koordiniert, der auf der Trägerebene angesiedelt ist. In den Krankenhäusern und Einrichtungen der stationären Altenhilfe können Mitarbeitende die Ethikberatung in Anspruch nehmen. Hierfür existieren qualifizierte Personen in den Einrichtungen, die ethische Fallbesprechungen mit den beteiligten Personen durchführen. Hierfür wird sich am Modell der ethischen Fallbesprechung der Universität Nimwegen orientiert (vgl. Heinemann, 2008, S. 68), wobei in den Altenhilfeeinrichtungen eine adaptierte Form des Nimwegener Modells angewendet wird (vgl. Heinemann, 2009, S. 14 f.). Die Arbeits- und Strukturformen der Klinischen Ethikkomitees (KEKs) und der Ethikkomitees der Altenhilfe (EKA) werden durch Geschäftsordnungen geregelt. Die Praxis der Ethikarbeit wird durch die einzelnen Ethikkomitees verantwortet, sodass Arbeitsfelder institutionsspezifisch variieren (vgl. Heinemann, 2008, S. 68). Der auf Trägerebene angesiedelte Fachbereich Ethik entwickelt, koordiniert, berät und begleitet die verschiedenen Strukturen der unternehmensbezogenen Ethikberatungen in Medizin und Pflege. Darüber hinaus ist

52 https://www.malteser.de/ [Abruf: 19.08.2020].

der Fachbereich Mitorganisator eines zentralen Bildungsprogramms katholischer Organisationen (vgl. Gollan, 2017, S. 18 f.). Auf der Malteser Trägerebene bearbeiten zwei weitere Gremien ethische Themen, wobei der Fachbereich die Arbeitsebenen koordiniert und weitere Aufgaben in der Entwicklung der Ethik der Malteser gGmbH wahrnimmt (vgl. Gollan, 2017, S. 16).

In der Malteser Trägergesellschaft ist die Arbeit der verschiedenen ethischen Gremien in den Kontext des Qualitätsmanagements eingebunden, sodass die unterschiedlichen ethischen Grundpositionen bzw. die ethischen Leitlinien über regelmäßige Revisionsverfahren geprüft werden (vgl. Heinemann, 2008, S. 68). Seit 2004 werden Ethik-Berichte auf Basis von jährlichen Befragungen erstellt. Mithilfe von Fragebögen werden Merkmale abgefragt, wie beispielsweise die Anzahl der beantragten und durchgeführten ethischen Fallbesprechungen oder wie die Qualität der Beratungen erlebt wurde (vgl. Heinemann, 2008, S. 69), um auf dieser Basis die Weiterentwicklung der organisierten Ethik voranzutreiben (vgl. Heinemann, 2012, S. 4). Der als Evaluationsinstrument konzipierte Fragebogen gliedert sich in verschiedene Themenbereiche, wobei auch qualitative Beurteilungen vorgesehen sind. In einem regelmäßigen und geregelten Verfahren werden Personen aus den Einrichtungen in Bezug auf die Arbeit der Ethikkomitees befragt. Die Ergebnisse sollen etwaige Defizite sichtbar machen. Sollten Defizite existieren, sollen entsprechende Maßnahmen entwickelt werden, um Lösungen herbeizuführen (vgl. Heinemann, 2012, S. 6; siehe ausführlich: Heinemann, 2010, S. 937 ff.; Gollan, 2010, S. 265 ff.). Die Weiterentwicklung von Ethikberatung im Kontext der Malteser Trägergesellschaft wird demzufolge über ein eigens entwickeltes Evaluationsinstrument forciert.

Ethische Fallbesprechungen in stationären und mobilen Diensten der Evangelischen Heimstiftung

Die Evangelische Heimstiftung mit Hauptsitz in Stuttgart ist ein Anbieter sozialer Dienstleistungen in Baden-Württemberg, die 145 Einrichtungen unterhält und über 9.200 Mitarbeitende beschäftigt, die jährlich mehr als 13.500 Menschen versorgen.[53] In verschiedenen Einrichtungen wird ein breites Angebot pflegerischer und sozialer Dienstleistungen vorgehalten.

53 https://www.ev-heimstiftung.de [Abruf: 30.07.2020].

Führungskräfte der Evangelischen Heimstiftung beschlossen 2009 die Entwicklung eines eigenen Konzeptes von Ethikarbeit für die verschiedenen Einrichtungen der Evangelischen Heimstiftung. Die Organisation von Ethik wurde demzufolge als Führungsaufgabe aufgefasst und ein Projekt zum Aufbau strukturierter Ethikarbeit in stationären und ambulanten Einrichtungen initiiert. Die verschiedenen beruflichen Vertretenden wurden gezielt in jene Entwicklung einbezogen. Beispielswiese wird hervorgehoben, dass die Bedingungen thematisiert wurden, die dafür notwendig wären, um ethische Belange in der beruflichen Praxis systematisch bearbeiten zu können. Drei Instrumente entwickelten die Projektbeteiligten, um ethische Herausforderungen erkennen und bearbeiten zu können: die Identifikation einer (pflege-)ethischen Fragestellung, die Formulierung einer (pflege-)ethischen Fragestellung und die Dokumentation und Ergebnissicherung der (pflege-)ethischen Fallbesprechung. Die Entwicklung der Instrumente begleiteten Annette Riedel und Sonja Lehmeyer (vgl. Mäule, 2016, S. 226 ff.). Führungskräfte initiierten und unterstützten das Projekt fortlaufend, welches abschließend in ein Konzept mündete (vgl. Mäule, 2016, S. 228 f.). Die Implementierung des Ethikkonzeptes in die Praxis erfolgt nach festgelegten Abfolgen (sogenannte „Kernstücke"), die einrichtungsspezifisch angepasst werden. Hieraus resultierten verschiedene Implementierungsphasen in den Einrichtungen, wobei die Öffentlichkeitsarbeit, die Begleitung vor Ort und die Bildungsarbeit bearbeitet wurden (vgl. Mäule, 2016, S. 229 ff.). Das Konzept der Ethikarbeit fokussiert besonders die einrichtungsbezogenen Implementierungen und Qualifizierungsangebote für Mitarbeitende, sodass beispielsweise eigene Schulungskonzepte entwickelt wurden. Die ethische Fallbesprechung wird in der Evangelischen Heimstiftung ebenso konzeptuell in den Mittelpunkt von Ethikberatung gerückt wie die notwendigen Kompetenzen für die Moderation von ethischen Fallbesprechungen:

> „Im Mittelpunkt der Train-the-Trainer-Qualifizierung stand darum der praxisbezogene Erwerb ethischer Kompetenzen. Dazu gehört zum Beispiel, dass Moderatoren ethische Fragestellungen erkennen und diese von anderen abgrenzen können. Dazu gehören Moderationstechniken und Gesprächsführung, um vielfältige Positionen und Perspektiven aller Beteiligter einzubeziehen." (Mäule, 2015, S. 17)

Mitarbeitende werden in die verschiedenen Implementierungsphasen einbezogen, wodurch eine partizipative Orientierung betont wird. Personen der Ethikberatung werden in der Durchführung von ethischen Fallbesprechungen qualifiziert und es stehen Personen aus einem Personalpool zur Verfügung, wenn ethische Fallbesprechungen in den Einrichtungen der Evangelischen Heimstiftung angefragt werden. Im Sinne einer fortlaufenden Qualifizierung können Personen der Ethikmoderation ein Selbstreflexionsinstrument nutzen, um Lernprozesse anzuregen und zu ermöglichen. Die ethische Fallbesprechung folgt einem eigens entwickelten mehrschrittigen Schema, orientiert sich an der Nimwegener Methode und versucht mit der Identifizierung der ethischen Fragestellung und der Kommunikation mit den Betroffenen einen Konsens anzustreben. Hiermit soll eine ethisch begründete Entscheidung erleichtert werden (vgl. Mäule, 2016, S. 232 f.).

3.2 Die Klinische Ethik am Universitätsklinikum Hamburg-Eppendorf (UKE)

Das Universitätsklinikum Hamburg-Eppendorf (UKE) ist mit rund 14.400 Mitarbeitenden einer der größten Arbeitgebenden in Hamburg. Träger des Universitätsklinikums ist die Behörde für Wissenschaft, Forschung, Gleichstellung und Bezirke (BWFGB) der Freien und Hansestadt Hamburg. Pro Jahr werden im UKE rund 497.000 Menschen versorgt. Das UKE ist mit einer medizinischen Fakultät an die Universität Hamburg angegliedert.[54]

In der Beschreibung der Klinischen Ethik wird auf eine lange Historie verwiesen, sodass bereits seit den 1980er-Jahren Bemühungen und entsprechende Strukturen dokumentiert sind. Ethische Fallberatungen in Form von „Ethik-Konsilen" etablierten sich ab den 2000er-Jahren. Mit der Verbindung zum Institut für Geschichte und Ethik in der Medizin der Universität Hamburg wird auf eine wissenschaftliche Anbindung an die Medizinethik verwiesen. Weiterhin wird hervorgehoben, dass durch das Institut Impulse für den Aufbau einer Klinischen Ethik im Universitätsklinikum Hamburg-Eppendorf ausgingen, sodass zum Beispiel Mitarbeitende in der Klinischen Ethik geschult wurden (vgl. Woellert, 2021, S. 79 ff.). Der Vorstand des Universitätsklinikums führte die Position einer „Vorstandsbeauftragten für Klinische Ethik" ein und beauftragte den Aufbau und die konzeptionelle Weiterentwicklung der Klini-

54 https://www.uke.de/allgemein/ueber-uns/index.html [Abruf: 20.08.2022].

schen Ethik. Infolge einer Projektphase konstituierte sich ab 2014 ein Ethikkomitee und weitere ethische Strukturen wurden geschaffen, die Teil eines Ethikkonzepts sind (vgl. Woellert, 2021, S. 81), wobei in diesem ein personenbezogener Ansatz hervorgehoben wird:

> „Ihre zentrale Aufgabe [Anmerkung Graßme: der Klinischen Ethik am UKE] besteht darin, den Dialog über ethische Fragestellungen in den Regelprozessen der Patientenversorgung zu stärken. Dafür steht der Slogan ‚Ethik geht uns alle an!'" (Woellert, 2021, S. 82)

Mithilfe verschiedener Strukturen und Angebote (u. a. ein Klinisches Ethikkomitee, Ethik-Fallberatung, Ethik-Mentorinnen und Ethik-Mentoren sowie eine Perinatale Ethikkommission) (vgl. Woellert, 2021, S. 81) soll die Entfaltung einer gelingenden Alltagsethik innerhalb der Klinik gefördert werden:

> „Klinische Ethik am UKE bedeutet, mit expliziten Ethikangeboten die implizite Ethik sinnvoll zu beeinflussen." (Woellert, 2021, S. 82)

Mit dem Projekt „Ethik-Blitzlicht" wird ein präventives Ethik-Fallberatungsangebot im Kontext von Intensivstationen erprobt (vgl. Woellert, 2021, S. 93 ff.). Die Perinatale Ethikkommission am UKE hat sich auf die ethische Beratung im Zusammenhang mit Schwangerschaftsabbrüchen spezialisiert (vgl. Singer, 2021, S. 95 ff.). Weiterhin wird ein vielfältiges Schulungs- und Qualifizierungsangebot vorgehalten, das verschiedene Zielgruppen des Universitätsklinikums anspricht und klinikbezogene Leitlinien erarbeitet (vgl. Woellert, 2021, S. 99 ff.).

Die vorstandsbeauftrage Person für Klinische Ethik, an den Vorstand des Universitätsklinikums und an das Institut für Ethik und Geschichte der Medizin angebunden, fungiert in Kombination mit dem Klinischen Ethikkomitee des Universitätsklinikums Hamburg als Leitungs- und Steuerungsinstanz für die Klinische Ethikarbeit (vgl. Woellert, 2021, S. 82 f.). Mit Ethik-Fallberatungen wird eine Angebotsstruktur vorgehalten, in der qualifizierte Mitglieder ethische Beratungen im Sinne eines Prozessmodells anbieten. Feste Phasen im Verlauf einer Ethikberatung, Qualifizierungsstandards von Personen der Moderation und Verantwortungsbereiche sind in einer Verfahrensanordnung festgelegt (vgl. Woellert, 2021, S. 86 ff.). Personen der Ethik-Fallberatung bearbeiten ethische Anliegen eigenverantwortlich in einem Zweierteam, wobei in der Beratung auf einen theoretischen Bezugsrahmen verwiesen wird:

> „Insgesamt liegt dem am UKE praktizierten Modell, den Abläufen sowie den Schulungen der Durchführenden ein systemischer Beratungsansatz zu Grunde […].“ (Woellert, 2021, S. 90)

Der systemische Beratungsansatz wird auf das Verständnis von Schlippe und Schweitzer (2016) bezogen, die darunter Folgendes verstehen:

> „Sobald dieses systemische Arbeiten darin besteht, einzelnen oder mehreren Menschen zu helfen, Lösungen für von ihnen gesehene Probleme zu finden, sprechen wir von systemischer Beratung.“ (Schlippe/Schweitzer, 2016, S. 31)

In der konzeptionellen Arbeit zur Ethikberatung wird auf die systemische Beratung fortlaufend Bezug genommen, sodass die kontinuierliche Weiterentwicklung der Klinischen Ethik am Universitätsklinikum aus dem systemischen Verständnis resultiert. Jenem Verständnis folgend, soll eine „organisationale Durchdringung“ der Klinischen Ethik in die Praxis in den verschiedenen Versorgungskontexten erreicht werden. Die „organisationale Durchdringung“ wird ferner mit Projekten unterstützt, wie beispielsweise ein Konzept zur Förderung des Ethiktransfers durch „Ethik-Mentoren und -Mentorinnen“ (vgl. Woellert, 2021, S. 111 ff.), um die impliziten Ethikstrukturen zu fördern:

> „Implizite Ethikstrukturen sind dagegen gerade jene Momente, in denen Ethikreflexion in den Regelprozessen des Krankenhausalltages stattfindet. Es geht dabei um Kommunikationsformate, die nicht primär der Auseinandersetzung mit ethischen Thematiken dienen, in denen solche Fragen aber mit angemessener analytischer Tiefenschärfe mitgedacht werden.“ (Woellert, 2021, S. 209)

Die „Ethik-Mentoren und -Mentorinnen“ sind ein Element des Konzepts der Klinischen Ethik am Universitätsklinikum und bestehen aus eigens qualifizierten Personen. Diese werden fortlaufend unterstützt und sollen den Transfer zwischen expliziter und implizierter Ethik stärken. „Ethik-Mentoren und-Mentorinnen“ sind demzufolge als Mitarbeitende aus verschiedenen Versorgungsbereichen für ethische Fragen und Themen qualifiziert und ansprechbar, wobei diese auch proaktiv tätig werden, um den kontinuierlichen Austausch zu fördern (vgl. Woellert, 2021, S. 209 ff.). Die „Organisationale Durchdringung“ wird als ein grundlegender Arbeitsbereich in der Klinischen Ethik am Universitätsklinikum hervorgehoben und ergänzt die typischen Aufgaben der Ethikberatung (Fallberatung, Schulung und Leitlinienentwicklung), die als explizite Ethikstrukturen angeführt werden (vgl. Woellert, 2021, S. 208 f.) und den Nährboden für individuelles Handeln im Sinne einer impliziten Ethik ermöglichen (vgl. Woellert, 2021, S. 210):

> „Solche Formate haben einen klar definierten formalen Ort und tragen zur Verankerung der Ethik innerhalb der Organisation Krankenhaus bei.“ (Woellert, 2021, S. 209)

Beide Strukturformen zielen letztlich darauf, das „ethical climate“ zu stärken (vgl. Woellert, 2021, S. 212), worunter verstanden wird:

> „Ethical climate is defined as the organizational conditions and practices that affect the way difficult patient care problems, with ethical implications, are discussed and decided. These conditions and practices are based on the presence of power, trust, inclusion, role flexibility, and inquiry.“ (Hart, 2005, S. 174)

Es wird zusammenfassend deutlich, dass die Klinische Ethik am Universitätsklinikum Hamburg-Eppendorf mit einer Orientierung an der systemischen Beratung ein Alleinstellungsmerkmal innezuhaben scheint. Im Sinne eines daraus entstehenden personen- und prozessbezogenen Ansatzes verfolgen Verantwortliche das Ziel, die ethische Versorgungsqualität gelingend zu beeinflussen. Während in der Klinischen Ethik am UKE eine theoretische Fundierung in der systemischen Beratung betont wird, verfolgt die Johannesstift Diakonie mit einem „Drei-Säulen-Modell“ von Ethikarbeit einen dynamischen und partizipativen Ansatz zur fortlaufenden Konzeptualisierung von Ethikberatung.

3.3 Das „Drei-Säulen-Modell von Ethikarbeit“ in der Johannesstift Diakonie (JSD)

Die Johannesstift Diakonie (JSD) ist eine gemeinnützige Aktiengesellschaft mit Hauptsitz in Berlin-Spandau und das größte konfessionelle Gesundheits- und Sozialunternehmen in der Region Berlin und in Nordostdeutschland. Die Johannesstift Diakonie gAG betreibt in verschiedenen Bundesländern (Niedersachsen, Sachsen-Anhalt, Thüringen, Brandenburg, Berlin, Mecklenburg-Vorpommern) Einrichtungen, in denen ca. 9.300 Mitarbeitende und ca.

1.110 Auszubildende beschäftigt sind.[55] Zum Versorgungsangebot der Johannesstift Diakonie zählen unter anderem Krankenhäuser, langzeitstationäre Pflegeeinrichtungen, Hospize, Einrichtungen der Jugendhilfe, Bildungseinrichtungen und Serviceeinrichtungen. Die Johannesstift Diakonie ist aus einer Fusion zwischen der Paul-Gerhardt-Diakonie und dem Evangelischen Johannesstift entstanden.

Der Vorstand der Paul-Gerhardt-Diakonie initiierte im Jahr 2009 den Auftrag, Ethikberatung für den Konzern systematisch zu entwickeln. Diese Initiative führte dazu, dass das Projekt „Klinische Ethik in Bewegung“ entstand. Es wurde in der Projektarbeit ein kooperativer und partizipativer Ansatz verfolgt, sodass Personen aus der Versorgungspraxis Strukturen und drei verschiedene Säulen entwickelten, die das heutige Modell charakterisieren (vgl. Kohlen, 2021, S. 197 ff.). „Das Drei-Säulen-Modell“ wurde im Rahmen der Fusion auf den heutigen Gesamtkonzern der Johannesstift Diakonie übertragen. Ziel der Ethikarbeit ist es, Strukturen bereitzustellen, um ethische Themen und Herausforderungen in der Versorgungspraxis in den unterschiedlichen Einrichtungen systematisch bearbeiten und reflektieren zu können. Die Johannesstift Diakonie informiert über ihre Homepage über Angebote, ansprechbare Personen und über die Funktionsweise des Modells. Es wird das Ziel verfolgt, die Ethikarbeit in allen Krankenhäusern, Pflegewohnheimen und Hospizen als Teil der täglichen Arbeit zu implementieren. Unterschiedliche Zielgruppen sollen darin unterstützt werden, Antworten auf ethisch herausfordernde Fragen geben zu können. Hierfür existieren u. a. Ethikkomitees in den Einrichtungen vor Ort, die auf der Grundlage von Geschäftsordnungen arbeiten und organisationsethische Fragestellungen bearbeiten. Das Drei-Säulen-Modell der Ethikarbeit funktioniert als ein einrichtungsübergreifendes Modell, das die ethischen Strukturen und Arbeiten in den Mitgliedseinrichtungen vor Ort unterstützt, Hilfen bereitstellt und den gegenseitigen Austausch der Beteiligten fördert. Weiterhin werden im Modell Ansprüche an die ethischen Strukturen vor Ort formuliert und unternehmensübergreifende Themen bearbeitet. Ein „Theologischer Leiter“[56] verantwortet die Ethikarbeit im Unternehmen der

55 https://www.johannesstift-diakonie.de/die-johannesstift-diakonie/im-portrait/ [Abruf: 12.08.2021].

56 Der „Theologische Leiter“ ist ein feststehender Begriff im Kontext des Konzerns der Jo-

Johannesstift Diakonie. Die Verantwortlichen beschreiben die Ethikarbeit als einen fortlaufenden Prozess, der auf Basis des Drei-Säulen-Modells systematisiert und gebündelt wird.[57] In der Säule *Bildung* werden verschiedene Weiterbildungsmöglichkeiten organisiert, wobei sich am Inhalt des Curriculums der Akademie für Ethik in der Medizin (Ethikberatung im Krankenhaus) orientiert wird. Fort- und Weiterbildungen werden im Kontext einer Unternehmensakademie angeboten (vgl. Kohlen, 2021, S. 199 f.). Über die Säule *Begleitung* werden Personen der Ethikarbeit individuell von internen und externen Personen mit entsprechenden Expertisen unterstützt:

> „Ziel ist eine professionelle Ethikarbeit und sind verlässliche Strukturen. Dabei wird im Kern auf eine gelingende Form von Arbeit im Team gesetzt, die dieses Ziel sicherstellt." (Kohlen, 2021, S. 200)

Ethikkomitees können über die Säule Begleitung beispielsweise sogenannte „Teamentwicklungstage" einfordern, um die Entwicklungsstände und die eigenen Arbeitsformen zu reflektieren. Die dritte Säule Öffentlichkeit zielt darauf, die Ethikarbeit im Unternehmen der Johannesstift Diakonie bekannt zu machen. Hierbei werden nicht nur Mitarbeitende angesprochen, sondern auch Angehörige und Menschen, die in einem Versorgungsverhältnis mit der Johannesstift Diakonie stehen. Zweimal im Jahr werden Ethik-Foren in wechselnden Einrichtungen organisiert, um über aktuelle Themen zu informieren. Fachliche und theoretische Impulse von Vortragenden werden in Gruppenarbeiten von den Teilnehmenden vertieft und als Rückmeldungen für die zukünftige Ethikarbeit im Drei-Säulen-Modell dokumentiert. Neben den drei verschiedenen Säulen existiert mit dem „Sprecherkreis Ethik" ein Gremium, das sich aus den Vorsitzenden der Ethikkomitees und dem Theologischen Leiter der Johannesstift Diakonie zusammensetzt und aktuelle, unternehmensübergreifende ethische Themen bearbeitet. Beispielsweise ist der Sprecherkreis an der Entwicklung von Leitlinien beteiligt und wählt Themen für die Ethik-Foren (vgl. Kohlen, 2021, S. 200 ff.). Das Drei-Säulen-Modell der Ethikarbeit folgt in der theoretischen Konzeption einem partizipativen Verständnis von Ethikar-

hannesstift Diakonie (siehe: https://www.diakonie-portal.de/neuer-theologischer-leiter-der-paul-gerhardt-diakonie-ev-berlin-und-wittenberg [Abruf: 17.09.2021]).

57 https://www.johannesstift-diakonie.de/die-johannesstift-diakonie/unser-anspruch-an-qualitaet-ethik [Abruf: 17.07.2021].

beit, sodass die Klinische Ethikarbeit nicht statisch, sondern vielmehr dynamisch verstanden wird. Angesichts dessen soll die Ethikarbeit und die damit zusammenhängenden Prozesse auch zukünftig in Bewegung bleiben, sodass die stetige Weiterentwicklung ein wichtiger Teil des Konzepts ist:

> „Ethik in Bewegung schließt ein, dass auch die Bedingungen zur Partizipation und dazu, möglichst vielen eine gleichberechtigte Stimme zu geben, reflektiert und Schritt für Schritt verbessert werden." (Kohlen, 2021, S. 203)

Hiervon ausgehend wird zusammenfassend eine demokratische Orientierung in der Ethikarbeit der Johannesstift Diakonie deutlich. Die Förderung von Partizipation und die fortlaufende, dynamische Verbesserung der Ethikarbeit charakterisieren das „Drei-Säulen-Modell" von Ethikarbeit in besonderer Weise.

3.4 Synthese und Zwischenfazit

Mit Blick auf die verschiedenen Konzepte und Modelle des vorliegenden Kapitels zeigt sich, dass gerade Träger oder Einrichtungen der Maximalversorgung bzw. große Einrichtungen im Gesundheitswesen den Aufbau von Ethikberatungskonzepten forcieren. Alle Träger unterhalten klinische Ethik-Strukturen, entsprechende Abteilungen oder Stabstellen mit festen Mitarbeitenden. In der Analyse der Konzepte und Modelle werden Überschneidungen und Unterschiede sichtbar:

Projekte und Personen mit Expertise in der Entwicklung von Konzepten und Modellen von Ethikberatung

In den vorgestellten Veröffentlichungen wird übereinstimmend deutlich, dass einem Konzept bzw. Modell von Ethikberatung häufig ein entsprechendes Projekt vorausgegangen ist (Klinikum Nürnberg, Universitätsklinikum Hamburg-Eppendorf, Johannesstift Diakonie, Malteser Trägergesellschaft Deutschland gGmbH, Evangelische Heimstiftung). Andernfalls existierten bereits einzelne ethische Initiativen oder Arbeitsgruppen in den Einrichtungen, welche die Entwicklung eines Ethikkonzepts unterstützten (Universitätsklinikum Erlangen, Evangelisches Klinikum Bethel). Ein Mix aus vorhandenen ethischen Strukturen und einer Projektarbeit wird am Universitätsklinikum Hamburg-Eppendorf beschrieben. In diesem Zusammenhang zeigt sich, dass teilweise einzelne Personen

(Klinikum Nürnberg) oder auch Führungskräfte (Evangelische Heimstiftung, Johannesstift Diakonie) Initiativen ergriffen, um ein Konzept von Ethikberatung aufzubauen. In den Publikationen wird mehrheitlich darauf verwiesen, dass sich ein Mix aus einem „Top-down"- und „Bottom-up"-Prinzip[58] bewährt hat, um in einer Organisation ein Konzept von Ethikberatung zu implementieren. In den Konzeptbeschreibungen zeigt sich ferner, dass in den Projekten häufig Personen beteiligt waren, die bereits einschlägige Kompetenzen im Kontext von Ethik im Gesundheitswesen ausweisen konnten (Klinikum Nürnberg: Wehkamp; Johannesstift Diakonie: Kohlen; Malteser Trägergesellschaft Deutschland gGmbH: Gordijn/Steinkamp/Heinemann; Evangelische Heimstiftung: Riedel/Lehmeyer; Universitätsklinikum Erlangen: Vollmann/Frewer; Universitätsklinikum Hamburg-Eppendorf: Woellert; Evangelisches Klinikum Bethel: Reiter-Theil/Kobert/Pfäfflin). Weiterhin werden In den jeweiligen Konzepten und Modellen wiederum gemeinsame Schnittmengen in den Aufgabenbereichen von Ethikberatung deutlich, sodass übereinstimmend auf die Leitlinienentwicklung, die ethische Fallberatung und Qualifizierungsmaßnahmen im Rahmen der Ethikarbeit konzeptionell Bezug genommen wird.

Erfahrungen zum Gelingen von Ethikberatung

Im Rahmen der Konzeptbeschreibungen werden in den Veröffentlichungen verschiedene Erfahrungen zum Gelingen von Ethikberatung beschrieben. Woellert hebt im Kontext des Universitätsklinikums Hamburg-Eppendorf hervor, dass die Klinische Ethik sowohl vonseiten der Krankenhausleitung als auch den Mitarbeitenden unterstützt wird und dies eine wichtige grundlegende Voraussetzung für die Etablierung sei (vgl. Woellert, 2021, S. 213). Weiterhin wird auf eine notwendige organisationale Durchdringung Bezug genommen, sodass ein Gelingen Klinischer Ethik von expliziten und impliziten Strukturen bestimmt sei (vgl. Woellert, 2021, S. 212 f.). Heinemann erörtert das gelingende Wechselspiel zwischen Organisation und der Ethikberatung am Beispiel der ethischen Fallbesprechung:

58 „Top-down" meint hierbei, dass die Projektentwicklung durch die Leitungen der Einrichtungen aktiv unterstützt werden muss. „Bottom-up" meint, dass Mitarbeitende in der klinischen Praxis an der Entstehung und Ausgestaltung mitwirken und den Prozess der Entstehung aktiv beeinflussen.

> „Die beste Voraussetzung für das Gelingen einer Ethischen Fallbesprechung ist, wenn die am Gespräch Beteiligten vom allgemeinen Nutzen des Instruments und der sinnvollen Anwendung im konkreten Fall überzeugt sind." (Heinemann, 2010, S. 124)

Neben Qualifizierungsangeboten wird die präzise Beschreibung von Ethikangeboten und das Bestimmen von verbindlichen Prozessen betont, um Ethikberatung in einer Organisation gelingend zu entwickeln (vgl. Heinemann, 2010, S. 238 ff.). Demnach scheint eine klare Auftragsklärung und eine Kommunikation über entsprechende Verbindlichkeiten wichtig, um Angebote von Ethikberatung im Kontext einer Organisation positiv zu gestalten. Kohlen macht auf Voraussetzungen im Kontext von Interaktionen in der Ethikarbeit aufmerksam:

> „Damit die Begleitung über viele Jahre hinweg gelingen konnte, d. h. um Kontinuität sicher zu stellen, waren Vertrauensbildung, das Einbringen von Vielfalt sowie das Erlernen der Fähigkeit, den Wert der ständigen, respektvollen Kommunikation zu sehen und zu fühlen, unverzichtbar; sie halfen, schwierige Situationen zu meistern." (Kohlen, 2021, S. 201)

Kobert verweist u. a. auf einen niedrigschwelligen Zugang und auf die Präsenz von Personen der Ethikarbeit, um die Etablierung gelingend zu verwirklichen:

> „Entscheidende Faktoren dafür sind nach unseren Erfahrungen ein niederschwelliger Zugang für die Anfragenden, ein kontinuierlicher Präsenz von hauptamtlichen Ethikern im Krankenhaus sowie die aktive Mitarbeit von nebenamtlichen Ethikberatern aus unterschiedlichsten Abteilungen und Berufsgruppen." (Kobert, 2021, S. 308)

Zusammenfassend werden in den Konzepten und Modellen von Ethikberatung Erfahrungswerte zum Thema des Gelingens von Ethikberatung wiedergegeben. Erfahrungen zum Gelingen von Ethikberatung zeigen, dass die organisationale Durchdringung (vgl. Woellert, 2021) und die Bereitschaft, Ethik im Kontext einer Organisationsentwicklung (vgl. Heinemann, 2010) zu bearbeiten, als relevante Zusammenhänge betont werden. Darüber hinaus werden Voraussetzungen im Kontext von Interaktionen und Kommunikationen im Sinne einer Kontinuität hervorgehoben, in der beispielsweise die Vertrauensbildung und der gegenseitige Respekt bedeutsam sind (vgl. Kohlen, 2021). Weiterhin wird ein niedrigschwelliger Zugang und die Anwesenheit von Personen der Ethik als Erfahrungswert angeführt, um Ethikberatung gelingend zu verwirklichen (vgl. Kobert, 2021). Das Gelingen von Ethikberatung wird darüber hinaus an die Weiterentwicklung der Konzepte und Modelle geknüpft. Demnach halten Verantwortliche verschiedene Strategien vor, um zum Beispiel die Qualität des Ethikberatungsangebots zu verbessern. Auffällig ist in diesem Zusammenhang, dass in den Konzepten verschiedenartige Bemühungen zur jeweiligen Weiterentwicklung von Ethikarbeit skizziert werden.

Weiterentwicklungsstrategien in den Konzepten und Modellen von Ethikberatung

Das Drei-Säulen-Modell von Ethikarbeit der Johannesstift Diakonie hat die Weiterentwicklung als einen Bestandteil der Konzeptualisierung von Ethikarbeit beschrieben. Demnach wird das Modell nicht als ein statisches Konstrukt deklariert. Das Modell folgt vielmehr einem dynamischen Verständnis von Ethikberatung, um mit der Partizipation von Beteiligten möglichste viele Perspektiven zu erfassen. Die Weiterentwicklung ist demnach in der Konzeptualisierung selbst angelegt und folgt einem Partizipationsverständnis von Ethikberatung (vgl. Kohlen, 2021, S. 203). In der Klinischen Ethik am Universitätsklinikum Hamburg-Eppendorf ist die Weiterentwicklung der Ethikarbeit im theoretischen Bezugsrahmen der systemischen Beratung angelegt, wie dies am Beispiel des Projektes der „Ethikmentoren und Ethikmentorinnen" deutlich wird:

> „Dieses Vorgehen basierte zum einen auf dem Anspruch, bereits bei der Konzeptentwicklung die anschließende Implementierung anzubahnen. Zum anderen war dieses Vorgehen Ausdruck für ein systemisches Beratungsverständnis, in dem die gewählten Interventionen regelhaft auf ihre Wirksamkeit hin relefktiert [sic] und die Maßnahmen daraufhin bei Bedarf angepasst werden." (Woellert, 2021, S. 214)

Im Zuge der Projektarbeit folgt auch die Evaluation einem systemischen Verständnis, sodass ein gezieltes Monitoring für die systematische Beobachtung spezifischer Kriterien entwickelt wurde, die in einem regelmäßigen Modus im Kontext der Ethikkomitees reflektiert werden (vgl. Woellert, 2021, S. 121). Die Weiterentwicklungen der Ethikberatungsmodelle am Universitätsklinikum Hamburg-Eppendorf und der Johannesstift Diakonie folgen angesichts dessen den theoretischen Bezügen der Modelle und unterscheiden sich dadurch von analysierten Konzepten aus den Jahren 2007 bis 2021, die insbesondere Evaluationsstrategien für die Weitentwicklung und Qualitätssicherung vorhalten (siehe ausführlich: Neitzke et al., 2013, S. 150 ff.). In den verschiedenen Konzepten von Ethikberatung werden unterschiedliche Evaluationszugänge beschrieben, wie zum Beispiel regelmäßige Fragebogenerhebungen (Evangelisches Klinikum Bethel: Pfäfflin/Kobert/Reiter-Theil, 2009) oder Evaluationsprojekte (Klinikum Nürnberg, Universitätsklinikum Erlangen). Als Referenzquelle wird häufig ein Empfehlungsdokument der Akademie für Ethik in der Medizin angeführt (AEM, 2013), in der die Verfassenden Evaluationstypen vorschlagen, die auf die Struktur-, Prozess- und Ergebnisqualität ausgerichtet sind. Mithilfe von Methoden der Sozialforschung sollen Daten erhoben und für die Evaluation nutzbar gemacht werden (vgl. Neitzke et al., 2013, S. 152 ff.).

In einer zusammenfassenden Betrachtung der dargestellten Weiterentwicklungsstrategien zeigt sich, dass zum einen Evaluationen und Evaluationsprojekte im Kontext der Modelle beschrieben werden. Zum anderen zeigt sich am Beispiel des Drei-Säulen-Modells von Ethikarbeit der Johannesstift Diakonie und der Klinischen Ethik am Universitätsklinikum Hamburg-Eppendorf, dass die Weiterentwicklung der Ethikarbeit in den theoretischen Bezügen angelegt ist. Weitere im dritten Kapitel dieser Arbeit skizzierte Konzepte und Modelle (vgl. Kapitel 3ff.) halten häufig angepasste und eigens entwickelte Evaluationsstrategien vor, um eine Weiterentwicklung der jeweiligen Konzepte/Modelle anzustoßen. Evaluationen scheinen in diesem Zusammenhang besonders zweckmäßig auf die einrichtungsbezogenen Konzepte angewendet werden zu können. Auch die Fachgesellschaft AEM empfiehlt Evaluationen und führt in der Stellungnahme „Standards für Ethikberatungen in Einrichtungen des Gesundheitswesens“ aus:

> „Die verschiedenen Aktivitäten der Ethikberatung werden in geeigneter Weise dokumentiert und zum Zweck der Qualitätssicherung fortlaufend evaluiert.“ (Vorstand der Akademie für Ethik in der Medizin, 2010, S. 153)

Evaluationen versprechen vor diesem Hintergrund die Identifizierung von unterschiedlichen Sichtweisen und Wahrnehmungen von Personen der Ethikberatungspraxis, um diese entsprechend weiterzuentwickeln. Doch welche Implikationen ergeben sich für eine Anwendung im Kontext der klinischen Ethikberatung? Inwiefern können Evaluationen das Gelingen von Ethikberatung beeinflussen?

4 Evaluation und Weiterentwicklung von Ethikberatung

Ethikberatung ist im Kontext verschiedener Organisationsysteme zunehmend situiert und aufgrund des genuinen Auftrages an eine Weiterentwicklung gebunden (vgl. Schuchter et al., 2021). In diesem Zuge werden Evaluationen nicht nur in theoretischen Beiträgen empfohlen (vgl. Kapitel 1), sondern auch in Studien für den Erfolg von Ethikberatung beschrieben (vgl. Kapitel 2). Konzepte und Modelle von Ethikberatung (vgl. Kapitel 3) zeigen, dass zum einen spezifische Evaluationsstrategien angewendet werden und zum anderen eine Weiterentwicklung durch theoretische Bezüge in ausgewählten Modellen existieren (vgl. Kapitel 3.2/Kapitel 3.3). Evaluationen und die Weiterentwicklung von Ethikberatung haben demnach einen bedeutsamen Stellenwert, wie Alfred Simon folgend die Relevanz von Evaluation erörtert:

> „Während eine wissenschaftliche Studie in der Regel darauf zielt, eine eng umrissene Fragestellung anhand valider Daten möglichst objektiv und präzise zu beantworten, geht es bei der Evaluation von Ethikberatung eher darum, unterschiedliche Wahrnehmungen verschiedener Personengruppen sichtbar und für die Weiterentwicklung des Beratungsangebotes an der betreffenden Einrichtung fruchtbar zu machen." (Simon, 2010, S. 173)

Doch inwiefern unterscheiden sich Evaluationen von wissenschaftlichen Studien und welche Zusammenhänge impliziert der Begriff?

4.1 Bedeutungszusammenhänge des Evaluationsbegriffs

Übereinstimmend werden Evaluationen zunächst als ein Instrument charakterisiert, das auf Grundlage von empirischer Forschung Bewertungen ermöglichen soll, um spätere Entscheidungen von Personen zu beeinflussen (vgl. Stockmann/Meyer, 2014, S. 72 f.). Historische Gegebenheiten führten dazu, dass der Stellenwert von Evaluationen in Gesellschaften im internationalen Vergleich unterschiedlich betrachtet werden kann. In den USA werden Evaluationen demokratisch und gesellschaftlich begründet, wodurch eine Professionalisierung der Evaluationsdisziplin beschrieben wird. Demnach sind Evaluationen in den

USA stark institutionalisiert, in politischen Prozessen verankert und ein fester Bestandteil des öffentlichen, politischen Handelns (vgl. Stockmann/Meyer, 2014, S.34 f.). Evaluationen werden beispielsweise genutzt, um öffentliche Gelder begründet zu verteilen. Darüber hinaus wurden mit einem Schwerpunkt in den USA verschiedene wissenschaftsbasierte Zugänge entwickelt, sodass die Evaluationsforschung als eigenständige Disziplin verstanden werden kann (vgl. Stockmann/Meyer, 2014, S. 21 ff.).

Evaluationen implizieren demnach, dass empirische Methoden der Sozialforschung angewendet werden, um Bewertungen anhand festgelegter Kriterien vornehmen zu können. Weiterhin stellt die empirisch fundierte Bewertungsgrundlage einen Nutzen dar, weil Evaluationen als Grundlage für Entscheidungen zu Rate gezogen werden. Demnach existieren unterschiedliche theoretische Begründungen in Evaluationsverfahren, die sich insbesondere auf die Art und Weise der Datenerhebungen, der Beteiligung von Personen und der Bewertungskriterien in Bezug auf einen Gegenstand unterscheiden (vgl. Stockmann/Meyer, 2014, S. 73). Angesichts dessen existieren unterschiedliche Definitionen des Evaluationsbegriffs. Pfeil und Müller heben zunächst allgemeine Merkmale hervor und schreiben:

> „Kurz gefasst geht es bei einer Evaluation um die zielgerichtete Bewertung eines Evaluationsgegenstandes auf Basis der wissenschaftlichen Anwendung empirischer Methoden“ (Pfeil/Müller, 2020, S. 6).

Wissenschaftsbasierte Evaluationen zeichnen sich dadurch aus, dass qualifizierte Personen einen definierten Gegenstand methodengeleitet bewerten und die empirische Datenerhebung, die Bewertungen und die Ergebnisse transparent darstellen, um diese für Entscheidungen zur Verfügung zu stellen (vgl. Stockmann/Meyer, 2014, S. 74). Vor diesem Hintergrund verstehen Stockmann und Meyer unter dem Evaluationsbegriff:

> „[…] dass sich wissenschaftlich durchgeführte Evaluationen dadurch auszeichnen, dass sie (1) auf einen klar definierten Gegenstand (z. B. politische Interventionsmaßnahmen, Projekte, Programme, Policies etc.) bezogen sind, (2) für die Informationsgenerierung objektivierende empirische Datenerhebungsmethoden eingesetzt und (3) die Bewertung anhand explizit auf den zu evaluierenden Sachverhalt und anhand präziser festgelegter und offengelegter Kriterien (4) mit Hilfe systematisch vergleichender Verfahren vorgenommen wird. Die Evaluation

> wird (5) in der Regel von dafür besonders befähigten Personen (Evaluatoren) durchgeführt (6) mit dem Ziel, auf den Evaluationsgegenstand bezogene Entscheidungen zu treffen." (Stockmann/Meyer, 2014, S. 74)

Das Kölner Institut für Evaluation (Univation) hebt in seiner Definition die Zusammenarbeit von verschiedenen Beteiligten hervor und definiert Evaluation:

> „Oft interdisziplinäre wissenschaftliche – dabei häufig personenbezogene – Dienstleistung, die insbesondere öffentlich verantwortete und/oder finanzierte Evaluationsgegenstände (Politiken, Programm, Projekte, Maßnahmen ...) systematisch, transparent und auf Daten gestützt beschreibt (Beschreibung) und ausgewogen bewertet (Bewertung), so dass Stakeholder (Auftraggebende etc.) die erzeugten Evaluationsergebnisse für vorgesehene Evaluationszwecke wie Rechenschaftsablegung, Entscheidungsfindung oder Verbesserung nutzen." (https://eval-wiki.org/glossar/Evaluation [Abruf am: 22.03.2021])

Neben der interdisziplinären Zusammenarbeit von verschiedenen Berufsgruppen verweist das Institut auf den Dienstleistungscharakter von Evaluationen und die enge Verbindung von Evaluationsergebnissen anhand von vorgesehenen Evaluationszwecken. Zusammenfassend machen die verschiedenen Definitionen auf Evaluationsziele und -zwecke aufmerksam, wobei ein politischer Zusammenhang betont und ein Auftragscharakter hervorgehoben wird. Grundlegend sind wissenschaftsbasierte Evaluationen jedoch durch eine transparente und begründete Anwendung von methodischen Zugängen zu charakterisieren, um einen Evaluationsgegenstand zu bewerten.

4.2 Wissenschaftsbasierte Evaluationen

Evaluationen sind zweckgebunden konzipiert und verfolgen gegenstandsbezogene Ziele, die Auftraggebende beeinflussen können. Demgemäß haben sich verschiedene theoretische Fundierungen von Evaluationen entwickelt, die sich wiederum auf verschiedene Themen beziehen. Häufige Evaluationsgegenstände sind beispielsweise Programme[59], Reformmaßnahmen oder auch Projekte

59 Programme werden als Handlungsmodelle definiert, mit denen bestimmte Zielsetzungen erreicht werden sollen und wofür entsprechende Ressourcen bereitgestellt werden (vgl. Stockmann/Meyer, 2014, S. 76).

(vgl. Stockmann/Meyer, 2014, S. 75 f.). Vertretende der Evaluationsforschung betonen den politischen Bezug von Evaluationen, da Ergebnisse für politische Entscheidungen genutzt werden können[60] (vgl. Stockmann/Meyer, 2014, S. 22). Die Ziele einer Evaluation und ggf. auch die Bewertungskriterien können von externen Institutionen/Personen vorgegeben werden, wodurch Evaluationen von einer grundlagenbezogenen Wissenschaft unterschieden werden. Evaluationen sind demgegenüber auf die Lösung von praktisch-politischen Problemen hin konzipiert, um systematisch fundierte Grundlagen für Entscheidungsprozesse zu produzieren. Evaluationen greifen in der Regel für eine Datenerhebung auf Methoden der Sozialforschung zurück, um Gegenstände anhand festgelegter Kriterien in einem Auftrag bewerten zu können. Dieser Auftragscharakter und der mögliche Einfluss von Auftraggebenden unterscheiden Evaluationen ferner von Grundlagenforschungen, die weitestgehend zweckfrei Erkenntnisse produzieren (vgl. Stockmann/Meyer, 2014, S. 65). Die theoretischen Hintergründe und die Entwicklung von methodischen Zugängen sind Themen der Evaluationsforschung, die Konzepte, Formen und Modelle für verschiedene Evaluationsdimensionen entwickelt. Die sogenannte „Ex-ante-Evaluation“, die „formative Evaluation“ und die „Ex-post-Evaluation“ sind hierbei prominente Designbeispiele (vgl. Stockmann/Meyer, 2014, S. 80ff.). Je nach Wahl eines Evaluationsdesigns unterscheiden sich die Bewertungskriterien[61], die Verantwortliche anwenden (vgl. Stockmann/Meyer, 2014, S. 85 f.). Weiterhin wird unterschieden, ob externe Personen eine Evaluation (= externe Evaluation) oder Personen innerhalb einer Institution (= interne Evaluation) diese verantworten (vgl. Stockmann/Meyer, 2014, S. 88).

Vor diesem Hintergrund haben sich verschiedene theoretisch-methodische Ansätze entwickelt, die sich – unterschiedlich ausgeprägt – entweder an wissenschaftlichen Standards orientieren oder mehr auf die Bedürfnisse von

60 In diesem Zusammenhang werden drei verschiedene Zwecke angeführt, die Evaluationen in einer Gesellschaft erfüllen können: als Möglichkeit der gesellschaftlichen Aufklärung, als Instrument von demokratischen Regierungsführungen und als Steuerungsinstrument für Organisationen und Gesellschaften (vgl. Stockmann/Meyer, 2014, S. 23).

61 Häufige Evaluationskriterien sind beispielsweise die Relevanz, die Effektivität, die Effizienz, der Einfluss und die Nachhaltigkeit von Gegenständen (vgl. Stockmann/Meyer, 2014, S. 86).

Zielgruppen hin konzipiert sind (vgl. Stockmann/Meyer, 2014, S. 67). Guba und Lincoln (1989) haben hierfür ein „Generationsmodell" entwickelt, das die verschiedenen Evaluationsmodelle in einem historischen Verlauf chronologisch nachzeichnet und die verschiedenen Ansätze anhand von Gemeinsamkeiten, Unterschieden oder Verbindungen ordnet. Darüber hinaus existieren weitere Systematisierungsansätze (siehe ausführlich: Stockmann/Meyer, 2014, S. 112 ff.), wodurch die Vielfalt von theoretischen Evaluationszugängen unterstrichen wird. Es resultieren demnach unterschiedliche Evaluationsmodelle und es gibt eine Evaluationsforschung, die sich unter anderem mit theoretischen Zugängen auseinandersetzt. Hierzu zählen unter anderem: experimentelle und quasi-experimentelle Evaluationsdesigns, fallstudienbezogene Evaluationen, ein auf Verbesserung und Rechenschaft ausgerichtetes Modell, ein konsumentenorientierter Evaluationszugang, ein responsiver und personenbezogener Evaluationszugang, ein nutzenorientierter Evaluationszugang und weitere (siehe ausführlich: Stufflebeam/Coryn, 2014, S. 105 ff.). Anhand von vier verschiedenen Generationen in Gubas' und Lincolns' Generationsmodell (1989) werden die Akzentuierungen der theoretischen Evaluationszugänge vereinfacht, aber übersichtlich strukturiert. Die erste Generation widmete sich dem „Messen" von Gegenständen. Die zweite Generation bezog sich mit einem Schwerpunkt auf das „Beschreiben". Die dritte Generation fokussierte das „Bewerten" und die vierte Generation rückte das „Verhandeln" in den Mittelpunkt (vgl. Stockmann/Meyer, 2014, S. 113 ff.).

Michael Scriven[62] (1980) hat in diesem Zusammenhang beispielsweise das Bewerten in seinem Evaluationsverständnis in den Vordergrund gerückt. Evaluationsverantwortliche sollen demnach Bewertungen vornehmen und klar bestimmen, was „gut" und was „schlecht" in Bezug auf einen Gegenstand ist. Scriven legt einen Schwerpunkt auf die Effekte, die nachgezeichnet und bewertet werden sollen. Mithilfe von standardisierten Zugängen (z. B. Scoring-Verfahren) sollen diese möglichst umfassend bemessen werden. Scriven hat die Bewertungen in Evaluationen theoretisch fundiert, wobei sein Ansatz in der Praxis einer quantifizierenden Logik folgt (vgl. Stockmann/Meyer, 2014, S. 132 f.).

62 Ich habe Scriven bewusst ausgewählt, um seinen Ansatz mit einem personenbezogenen Evaluationszugang (Stake, 1976) zu vergleichen. Wie bereits erwähnt, existieren zahlreiche theoriebasierte Evaluationen.

Robert E. Stake (1976) setzt gegenüber Scriven einen anderen Schwerpunkt und begründet mit der „responsiven Evaluation“[63] einen theoriebasierten Evaluationszugang, der explizit das Programm in einem Prozess untersucht. Während sich Scriven ausschließlich auf die Effekte konzentriert (vgl. Stockmann/Meyer, 2014, S. 133), bezieht Stake ebenjene „Stakeholder“ bewusst mit ein und initiiert einen partizipativen Prozess, um vielmehr die sorgfältige Beschreibung eines Programms in den Vordergrund zu rücken. Bewertungskriterien werden demnach nicht vorab festgelegt, sondern erfolgen individuell und personenbezogen infolge einer detaillierten Beschreibung eines Gegenstandes. Verantwortliche suchen demnach gezielt die Kommunikation mit Programmbeteiligten und reagieren responsiv auf die Reaktionen der Personen. Die Personen und ihre expliziten und impliziten Erfahrungen rücken in den Mittelpunkt der responsiven Evaluation, wobei diese in einem Prozess partizipativ mitwirken (vgl. Stockmann/Meyer, 2014, S. 117 ff.). In Bezug auf die vorangegangenen Beschreibungen von wissenschaftsbasierten Evaluationszugängen machen Stake und Scriven beispielhaft auf das komplexe und vielseitige Feld der Evaluationstheorie und -forschung aufmerksam. Hiervon ausgehend gehe ich im nun folgenden Abschnitt darauf ein, wie Evaluationen und mögliche Verfahren im Feld der Ethikberatung diskutiert werden.

4.3 Evaluationsformen und Zusammenhänge im Kontext von Ethikberatung

In einer Stellungnahme des Vorstandes der Akademie für Ethik in der Medizin (2023) werden Evaluationen als Standard für die Qualitätssicherung empfohlen (vgl. Vorstand der AEM, 2023, S. 322). Es wird auf eine US-amerikanische Diskussion Bezug genommen, in der die Standardisierung von Kompetenzen für Ethikberatungen diskutiert werden (vgl. Simon, 2010, S. 168), und Vorschläge vorgestellt, welche Inhalte von Ethikberatung auf einer Struktur-, Prozess- und

63 Die „Culturally Responsive Evaluation“ adaptiert Elemente der responsiven Evaluation von Stake und fundiert jedoch einen eigenen Evaluationszugang (siehe hierzu: Mathison, 2004, S. 96ff; Acree/Chouinard, 2020, S. 201 ff.).

Ergebnisebene[64] im Sinne einer Qualitätssicherung[65] evaluiert werden sollten (vgl. Simon, 2010, S. 168 ff.). Zu den Zielen einer Evaluation von Ethikberatung wird angeführt:

> „Eine gute Evaluation sollte einerseits eine Bilanz des bisher Erreichten ziehen (Leitfrage: Welcher Veränderungen hat Ethikberatung gebracht?), andererseits neue Handlungsperspektiven aufzeigen (Leitfrage: Wie kann Ethikberatung verbessert werden?)" (Simon, 2010, S. 173)

Vor diesem Hintergrund sind Evaluationen ein genuiner Bestandteil von Ethikberatungen im Gesundheitswesen, die Beteiligte regelmäßig durchführen, um eine Qualitätssicherung und -verbesserung zu erreichen (vgl. Neitzke et al., 2013, S. 150).

Demnach werden insbesondere Evaluationen für eine Weiterentwicklung von Ethikberatung empfohlen, womit die Relevanz des Themas weiter deutlich wird. Im Zusammenhang mit der Evaluation von Ethikberatung werden vornehmlich standardisierte Zugänge beschrieben, um mögliche Veränderungen in einer Einrichtung durch Ethikberatungen zu bemessen. Zu möglichen Limitationen und subjektiven Einflüssen in der Bewertung im Zuge von Evaluationen wird geschrieben:

> „Die Beurteilung, ob Ethikberatung zu erfolgreichen Veränderungen geführt hat, hängt natürlich davon ab, was man unter einer erfolgreichen Veränderung versteht. Dies wiederum ist abhängig von den eigenen Erwartungen an Ethikberatung." (Simon, 2010, S. 175)

64 Qualität wird in Bezug auf Avedis Donabedian (1919–2000) in Struktur-, Prozess- und Ergebnisqualität unterschieden. Donabedian definiert die Qualität im Gesundheitswesen anhand der Ebenen von „Structure", „Process" und „Outcome" und entwickelte das „Structure-Process-Outcome-Modell" (vgl. Donabedian, 2003, S. 46 f.).

65 Strukturqualität bezieht sich hierbei auf die Qualität der in einer Organisation entwickelten Strukturen von Ethikberatung. Mit der Strukturqualität werden Faktoren angesprochen, auf welcher Grundlage ethische Gremien arbeiten oder wie Personen für das Feld der Ethikberatung qualifiziert werden. Unter der Prozessqualität werden die Abläufe, wie Ethikberatungen durchgeführt und angefragt werden können, verstanden. Die Ergebnisqualität soll Veränderungen und die Zufriedenheit von involvierten Personen und der Umsetzung bewerten (vgl. Simon, 2010, S. 168 ff.).

Eine erfolgreiche Veränderung wird demnach von den Anwendenden selbst bestimmt, wobei individuelle Erwartungen als Faktor hervorgehoben werden. Inwiefern Bewertungskriterien für Evaluationen entwickelt oder abgeleitet werden, verbleibt somit im Verantwortungsbereich der beteiligten Personen. Ethikberatung ist ein ungeschützter Begriff und wird in der Praxis des deutschen Gesundheitswesens in unterschiedlichen Formen und Arbeitsweisen verwirklicht (vgl. Kapitel 1 und Kapitel 3). Vor diesem Hintergrund variieren mögliche Erwartungen in den verschiedenen Zielgruppen, wodurch die Evaluation von Ethikberatung vor der Herausforderung steht, spezifisch auf eine Einrichtung bezogen werden zu müssen. Einrichtungsbezogene oder auch personelle Voraussetzungen sind Beispiele für ungewisse Faktoren, die Ethikberatungen darüber hinausgehend beeinflussen. Kausale Wirkungszusammenhänge von Ethikberatungen scheinen in diesem Kontext nur schwer messbar, da vielfältige Einflussfaktoren angenommen werden können (vgl. Kapitel 2). Deshalb wird empfohlen, mögliche Voraussetzungen in den Blick zu nehmen, die Ethikberatungen *wahrscheinlich* positiv beeinflussen. Hierzu zählen z. B. die Qualifizierungen, das Klären von Zielvereinbarungen sowie Aufgaben- und Ablaufbeschreibungen von Ethikberatung innerhalb einer Einrichtung auf Basis einer Geschäftsordnung (vgl. Simon, 2010, S. 173 ff.).

Zusammenfassend wird deutlich, dass Evaluationen sowohl in der Planung einer Implementierung als auch in der fortlaufenden Praxis von Ethikberatungen in Einrichtungen des Gesundheitswesens empfohlen werden. Methodische und theoriebasierte Zugänge von Evaluationen (vgl. Stufflebeam/Daniel/Coryn, 2014) werden hingegen weniger thematisiert. Es liegen nur wenige empirische Beiträge vor, die theoriebasierte Evaluationszugänge auf den Kontext von Ethikberatung reflektieren (vgl. Wäscher et al., 2017, S. 237).

4.3.1 Outcomes und Ziele von Evaluationen im Kontext von Ethikberatung

Die Verbesserung der Dokumentation, die Organisationsentwicklung, die Weiterentwicklung von ethischen Fallberatungen, die Veröffentlichung einer Bilanzierung von Ethikberatung in einer Organisation, Umsetzungsformen der Ethikberatung und deren Wirksamkeit, Prüfung der Konsistenz des Ethikberatungskonzeptes, Klärung von Erfolgskriterien, Ermittlung unerwünschter Effekte, die Überprüfung von Effektivität, die Ermittlung der Bedarfsorientierung und die Nachhaltigkeit der Angebote sind beispielhafte Ziele, welche die Arbeitsgruppe der AEM für Evaluationen von Ethikberatungen vorschlägt (vgl. Neitzke et al., 2013, S. 150). Jene Ziele stehen in einem Verhältnis zu einem Wirksamkeitsverständnis, das häufig im Sinne einer quantifizierenden Logik Wirksamkeiten bemisst (vgl. Mühlenkamp, 2014; Mühlenkamp, 2016; vgl. Döring/Bortz, 2016).

Evaluationen von Ethikberatungen werden demnach durch ein wissenschaftliches Prozedere in der empirischen Datenerhebung und -auswertung und einer theoriebasierten Vorgehensweise fundiert. Sollten entsprechende Begründungen der Verfahren fehlen, könnten Bewertungsverfahren oder ähnliche Bewertungsstrategien in der Ethikberatung auch dem Bereich des Controllings oder dem Qualitätsmanagement zugeschrieben werden. Denn auch im Qualitätsmanagement nutzen Anwendende Verfahren der Datenerhebung und -bewertung (siehe ausführlich: Bruhn, 2020). Eine Evaluation von Ethikberatung wird demnach erst dann den begrifflichen Voraussetzungen gerecht, wenn Verantwortliche gemäß den wissenschaftlichen Kriterien des Verfahrens agieren. Bortz und Döring kritisieren in diesem Zusammenhang:

> „Die Forschungsbetonung ist uns so wichtig, weil das Stichwort ‚Evaluation' heute für alle möglichen Bewertungen recht inflationär verwendet wird, die jedoch nicht wissenschaftlichen Standards genügen." (Bortz/Döring, 2016, S. 987)

4.3.2 Umsetzungsformen von Evaluationen im Kontext der Ethikberatung

In der Umsetzung von Evaluationen im Kontext von Ethikberatung plädiert eine Arbeitsgruppe der Akademie für Ethik in der Medizin (2013) für eine Planung, in der Ziele, Personen und Evaluationskriterien im Vorfeld festgelegt werden. Die Verfassenden unterscheiden zwischen einer deskriptiven Evaluation, die einen Ist-Zustand beschreibt, und einer normativen Evaluation von Ethikberatung, in der Bewertungen der unterschiedlichen Ebenen vorgenommen werden. Jene Bewertungskriterien sollen aus den Zielen und Aufgaben einer institutionalisierten Ethikberatung einer Einrichtung abgeleitet werden, wobei die Arbeitsgruppe diese mit der Struktur-, Ergebnis- und Prozessqualität in Verbindung bringt. Für den Bereich der Ethikberatung können interne oder externe Personen bzw. Firmen beauftragt werden. „Summative Evaluationen" sollen die Wirksamkeit von Ethikberatungen in einem festgelegten Rahmen prüfen. „Formative Evaluationen" zielen darauf ab, laufende Prozesse zu verbessern. Eine „systemische Evaluation" wird als eine kombinierte Anwendung beider Evaluationsarten verstanden, wobei Verantwortliche für alle Evaluationsformen Daten erheben müssen. Hierzu schreiben die Arbeitsgruppenmitglieder:

> „Die Erhebung und Auswertung von Daten im Rahmen einer Evaluation muss methodischen Gütekriterien und bestimmten Regeln (im Sinne von Qualitätsmerkmalen) gerecht werden. In der Evaluationspraxis werden qualitative und quantitative Methoden angewendet. Die Methoden können miteinander kombiniert werden." (Neitzke et al., 2013, S. 153)

Ressourcen und methodische Kompetenzen von Evaluationsverantwortlichen werden hierfür notwendig (vgl. Neitzke et al., 2013, S. 153 f.), um einzelne Ablaufschritte einer Evaluation erfolgreich zu realisieren. Die Arbeitsgruppe plädiert für eine möglichst transparente Evaluationspraxis und eine Orientierung am Gegenstand der Ethikberatung, um Evaluationen als Instrument zur Qualitätserfassung und -steuerung erfolgreich einsetzen zu können. Die Empfehlung der Arbeitsgruppe geht besonders auf die möglichen Bewertungsaspekte ein, wobei den Zielfaktoren ein quantifizierender Wirkungsbegriff zugrunde liegt.

Wäscher et al.[66] verweisen auf ein bestehendes Forschungsdesiderat im Kontext der Ethikberatung und sehen in den heterogenen Verwirklichungen von institutionalisierten Konzepten Gründe für die schwierige Umsetzung von Evaluationen und Studien:

> „However, while there has been a lot said about the concepts and methodological challenges of evaluating CESS up to the present time, relatively few empirical studies have been carried out." (Wäscher et al., 2017, S. 237)

Die Publizierenden verweisen auf die Herausforderungen in der Ethikberatungspraxis, die durch vielfältige Bemühungen und Arbeitsrealitäten verschie-

66 Gemeinsam mit Beteiligten einer onkologischen Versorgungseinheit entwickelten Wäscher et al. ein Konzept von Ethikberatung (ETHICO-Projekt) für einen onkologischen Versorgungsbereich. In der Implementierung entwickelten diese ein qualitativ-formatives Evaluationsdesign, kombinierten verschiedene Methoden der Sozialforschung und berücksichtigten Ergebnisse fortlaufend im Implementierungsprozess. Wäscher et al. legten einen Fokus auf den Prozess sowie auf die kontextspezifischen Faktoren, wodurch die Arbeit im deutschsprachigen Raum eine Seltenheit darstellt.

dener Berufsgruppen geprägt ist. Personen der Ethikberatung scheinen besonders mit den primären beruflichen Aufgabenfeldern beschäftigt, was eine Teilhabe in Evaluationsprojekten erschwert. Träger stellen für die Praxis der Ethikberatung häufig nur eingeschränkte Ressourcen zur Verfügung, wodurch Evaluationsprojekte zusätzlich erschwert werden. Wäscher et al. empfehlen, das Vorgehen einer Evaluation von der institutionalisierten Form der Ethikberatung abzuleiten. Verallgemeinernde Empfehlungen und „Patentrezepte" werden demgegenüber als schwierig eingeschätzt, weil verschiedene Ansätze existieren, wie Verantwortliche Ethikberatung in einer Einrichtung realisieren. Gerade deshalb ist es notwendig, die Bewertungskriterien für eine Evaluation individuell auszuhandeln und die kontextspezifischen Gegebenheiten zu berücksichtigen.

Bei möglichen Evaluationsdesigns verweisen Wäscher et al. darauf, dass Publizierende besonders häufig „summative Evaluationen" im Feld von Ethikberatung empfehlen. Diese sehen vor, dass vor und nach einer Intervention (die Implementierung von Ethikberatung in einer Institution) Faktoren und Wirkungen mit standardisierten Verfahren der Sozialforschung bemessen werden, um mögliche Effekte mit einer Wahrscheinlichkeit auf die Intervention von Ethikberatung zurückzuführen. Summative Evaluationsergebnisse werden häufig mit einer hohen Evidenzbasierung ausgewiesen (vgl. Wäscher et al., 2017, S. 238), wobei eine entsprechende Anwendung im Feld der Ethikberatung problematisch betrachtet wird:

> „[…] point out that quantitative evaluation fails to reflect the goals of ethics interventions. Given that the goals of CESS interventions are different from clinical interventions, it has been argued that a simple transfer of health-related outcome criteria is not appropriate." (Wäscher et al.,2017, S. 238)

Wäscher et al. schlagen deshalb eine formative Evaluation für den Kontext der Ethikberatungen vor, um vielmehr einen Prozess mit den Beteiligten einer Evaluationspraxis anzustoßen. Gut funktionierende oder nicht funktionierende Faktoren können in diesem Prozess demnach fortlaufend identifiziert und verändert werden. Trotz der Vorteile von qualitativen Zugängen der Evaluationsforschung verweisen Wäscher et al. drauf, dass nur wenig entsprechende Veröffentlichungen vorliegen:

> „Moreover, while there have been described specific approaches to qualitative evaluation within the clinical ethics context such as for

> example in the work of Abma and Widderhoven, there is a lack of methodological analysis in existing qualitative evaluation research of CESS on how the latter's methods contribute exactly to our knowledge about the goals and activities and, therefore, the specific quality of CESS in a given social context.“ (Wäscher et al., 2017, S. 239)

Zusammenfassend zeigen die Veröffentlichungen, dass Evaluationen von Ethikberatung und entsprechende Evaluationsdesigns empfohlen werden. Jedoch liegen zum einen nur wenige entsprechende Veröffentlichungen vor. Zum anderen existieren nur wenige Publikationen, die theoriebasierte Evaluationen auf das Feld von Ethikberatung reflektieren.

4.3.3 Voraussetzungen für die Evaluation von Ethikberatung

Evaluationen im Kontext der Ethikberatung werden in Artikeln und Veröffentlichungen als notwendiger und relevanter Bestandteil entsprechender Konzepte und Modelle beschrieben. Dabei werden weniger wissenschaftsbasierte Evaluationszugänge thematisiert, sondern vielmehr allgemeine Strategien und Bemühungen angeführt, wie institutionalisierte Konzepte abgesichert oder im Sinne einer Qualitätssicherung weiterentwickelt werden können. Es existieren nur wenige Veröffentlichungen von wissenschaftsbasierten Evaluationsprojekten, sodass Studien über und Evaluationen von Ethikberatungen zusammenfassend ein Forschungsdesiderat darstellen. Für die Weiterentwicklung von Ethikberatung im Sinne von theoriebasierten Evaluationszugängen scheinen vor dem Hintergrund der verschiedenen Implikationen des Evaluationsbegriffs besonders folgende Aspekte für diese Arbeit bedeutsam:

Politische und theoretische Implikationen des Evaluationsbegriffs

Ziel- und Zweckbeschreibungen von Evaluationen hängen mit einem Verhältnis von Politik, Auftraggebenden, dem Kontext und dem Gegenstand zusammen, sodass Definitionen und Beschreibungen entsprechend variieren. Der politische Einfluss ist besonders in der Rolle der Auftraggebenden für Evaluationsprojekte zu sehen. Während die Wissenschaft demgegenüber versucht, frei und unabhängig Erkenntnisse zu produzieren, grenzen Auftraggebende den Evaluationsgegenstand bereits durch den Auftrag einer Evaluation ein. Darüber hinaus können sie Evaluationen beeinflussen, wenn z. B. auf die Bewertungssystematik oder die Veröffentlichung von Ergebnissen eingewirkt wird. Vor diesem Hintergrund sollten Auftraggebende über Vorstellungen und Evaluationskriterien bewusst aufgeklärt sein (vgl. Pfeil/Müller, 2020, S. 8). Der Einfluss von Auftraggebenden von Evaluationen sollte demnach in entsprechenden Publikationen reflektiert werden.

Weiterhin impliziert der Evaluationsbegriff, dass Daten empirisch erhoben, bewertet und daraus gewonnene Erkenntnisse für Entscheidungsprozesse genutzt werden. Wissenschaftsbasierte Evaluationen begründen anhand theoretischer Grundlagen das Vorgehen, wie Verfahren der empirischen Datenerhebung eingesetzt werden, um die definierten Evaluationsziele zu erfüllen. Darüber hinaus gilt es, die Einbeziehung von Personen zu thematisieren. Denn dem Evaluationsbegriff liegen zusammenfassend theoretische und politische Annahmen zugrunde, die Anwendende begründen und reflektieren müssen.

Folgen für eine wissenschaftsbasierte und theoriegeleitete Evaluation von Ethikberatung

Die Betrachtung der theoretischen Ansätze von Evaluationen im Kontext von Ethikberatung offenbart, dass Publizierende zwar grundsätzliche Erkenntniswege (Ex-post-/Ex-ante-Prozessbetrachtung) beschreiben, die theoretische Fundierung dieser Wege hingegen weniger diskutiert werden. Dies lässt vermuten, dass aufgrund der vielfältigen und divergierenden Ethikberatungskonzepte nur schwierig standardisierte Vorgehensweisen für die Ethikberatung empfohlen werden können, wodurch individuelle Evaluationszugänge erarbeitet werden müssen. Denn Ethikberatung wird im deutschen Gesundheitswesen häufig in verschiedenen Formen und Weisen institutionalisiert und konzeptualisiert. In Ethikberatungskonzepten (Kapitel 3) verweisen Verfassende zwar teilweise auf Evaluationen. Doch der Bezug zu den begriffsbezogenen Implikationen des vorliegenden Kapitels offenbart, dass häufig weniger wissenschaftsbasierte Evaluationen beschrieben werden, sondern vielmehr Evaluationsstrategien. Wäscher et al. (2017) verweisen auf die geringe Anzahl von deutschsprachigen Veröffentlichungen von wissenschaftsbasierten Evaluationen, die qualitative Zugänge der Sozialforschung anwenden.[67] Doch sehen die Publizierenden gerade in qualitativen Methoden der Sozialforschung Zugänge, um den heterogenen Gegenstand der Ethikberatung näher zu erschließen. Sie

67 Siehe exemplarisch: Thiersch/Friedrich/Marckmann, 2019; Tanner et al., 2014.

plädieren aufgrund des Forschungsdesiderats dafür, in die Evaluationen von Ethikberatung qualitative Methoden der Sozialforschung einzubeziehen.

4.4 Synthese und Zwischenfazit

Im ersten Teil dieser Arbeit habe ich den Gegenstand der Ethikberatung aus verschiedenen theoretischen Perspektiven betrachtet. Ethikberatung kann als ein facettenreicher Gegenstand im Gesundheitswesen charakterisiert werden, der eine Bedeutung durch eine institutionelle Verortung erfährt (vgl. Kapitel 1). Zunehmend viele Träger und Einrichtungen im Gesundheitswesen stellen Ressourcen bereit, um Konzepte und Modelle von Ethikberatung in der Versorgungspraxis vorzuhalten, wobei vielfach eine Orientierung an einem US-amerikanischen Verständnis von Ethikberatung erfolgt und typische Aufgaben grundgelegt sind (vgl. Kapitel 1.1). Bisweilen wurden nur wenige Studien veröffentlicht, die mit qualitativen Zugängen der Sozialforschung das Feld von Ethikberatung beforscht haben. Darüber hinaus zeigt sich, dass Ethikberatung in verschiedenen Disziplinen (u. a. der Soziologie, der Pflegewissenschaft, der Philosophie, der Theologie und der Medizin) diskutiert wird und die daraus resultierenden empirischen Beiträge auf Themen, Herausforderungen und Voraussetzungen von Ethikberatung aufmerksam machen. In diesem Zusammenhang zeigt sich, dass Pflegende und ihre Themen in ethischen Gremien bisweilen marginalisiert werden (vgl. Kapitel 1.2). Verschiedene Standorte (vgl. Kapitel 1.3) zeigen, dass Ethikberatung auch im Kontext einer Organisationsethik erörtert wird und diese Organisationen und Prozesse beeinflussen kann (vgl. Kapitel 1.3.1). Verschiedene Versorgungskontexte implizieren spezifische Organisationslogiken, die sich auf das Feld der Ethikberatung auswirken (vgl. Kapitel 1.3.2). Praxisformen der Ethikberatung zeigen, dass Konzepte zur Struktur von ethischen Fallberatungen existieren, wobei die ethische Fallbesprechung ein besonders gängiges Verfahren darstellt (vgl. Kapitel 1.3.3). In der Betrachtung von ethischen Theorien zeigt sich, dass im Kontext von Ethikberatung verschiedene philosophische Zugänge expliziert werden. Die „Prinzipienethik" von Beauchamp und Childress (2019) wird häufig als ethischer Bezugsrahmen im Gesundheitswesen angewendet, was die Methode der „Prinzipienorientierten Falldiskussion" beispielhaft verdeutlicht. Doch die Wahl einer ethischen Theorie hat Auswirkungen auf die Anwendung im Kontext von

Ethikberatung: Durch die verschiedenen philosophischen Grundlagen der jeweiligen ethischen Theorien existieren folglich verschiedene Kriterien und Zugänge, wie Handlungen in einer spezifischen Art und Weise reflektiert werden. Während mit der Prinzipienethik vier verschiedene Prinzipien (Autonomie, Fürsorge, Nicht-Schaden, Gerechtigkeit) angewendet werden, rücken mit care-ethischen Zugängen Fragen von Verantwortung und Fragen von Macht und Asymmetrien in den Reflexionsbereich von Ethikberatung. Die Wahl einer ethischen Theorie hat demnach direkte Auswirkungen darauf, wie ein ethisches Urteil oder wie ethische Reflexionen begründet werden. Publizierende reagieren darauf insofern, als verschiedene ethische Theorien komplementär eingesetzt werden können, um eine resultierende deduktive Engführung auf einen Gegenstand zu reduzieren. Demnach steht die Ethikberatung vor der Herausforderung, die Wahl von ethischen Theorien zu reflektieren und zu begründen. In einer historischen Analyse zeigt sich darüber hinaus, dass die Idee von „Ethikberatung" durch den amerikanischen Pragmatismus beeinflusst wurde. Mit dem Klinischen Pragmatismus existiert eine Ethikberatungsmethode, die an ethische Überlegungen von John Dewey (1859–1952) anknüpft und vielmehr eine Analyse einer spezifischen Situation forciert. Methoden von Ethikberatung sollten demnach auch den Einbezug von ethischen Theorien berücksichtigen und entsprechend begründen (vgl. Kapitel 1.4).

Der Stand der Forschung offenbart, dass bisweilen nur wenige qualitative Studien vorliegen, die das Gelingen von Ethikberatung untersucht haben. Scheierton (1992) geht in einer standardisierten Erhebung davon aus, dass die Anzahl von Aufgaben (ethische Fallbesprechungen) ein Gelingen von Ethikberatung impliziert. In der Studie zeigt sich, dass die Berufsgruppen der Pflegenden im Kontext der Ethikberatung unterrepräsentiert sind. Schick und Moore (1998) untersuchen in einer qualitativen Studie gelingende Faktoren und präsentieren verschiedene Kategorien, die für den Erfolg von Ethikberatung bedeutsam sind. Neben einer Unterstützung durch das Management, einer multidisziplinären Besetzung, verschiedener Kompetenzen sowie der Leitung des Gremiums sind es Strukturen, Funktionen und Prozesse, die ein Gelingen von Ethikberatung beeinflussen. Die Gleichberechtigung innerhalb eines Gremiums wird in den Ergebnissen als weitere Notwendigkeit betont. Auf Basis dieser qualitativen Studie beforschen Schick und Guo in weiteren Untersuchungen (2001, 2003) den Erfolg von Ethikberatung mit quantitativen Zugängen.

In beiden Studien werden die Aussagen von Vorsitzenden der Ethikkomitees mit den Aussagen der Mitglieder von Ethikkomitees betrachtet und verglichen. Schick und Guo (2001) zeigen in diesem Zusammenhang, dass die Partizipation, die Kommunikation, Kompetenzen und die Besetzung der Gremien von beiden Gruppen übereinstimmend bedeutsam bewertet werden. Schick und Guo (2003) befragen ferner landesweit die Vorsitzenden und Mitglieder der Ethikkomitees in den USA zu den subjektiven Einschätzungen in Bezug auf die eingeschätzten Zufriedenheiten der eigenen ethischen Arbeit. Die Ergebnisse zeigen, dass diese übereinstimmend als erfolgreich eingeschätzt wird und dabei unter anderem das zeitliche Bestehen eines ethischen Gremiums das Gelingen von Ethikberatung positiv beeinflusst. Der Stand der Forschung zeigt zusammenfassend ein Forschungsdesiderat an: Bisher untersuchten nur wenige qualitative Studien ein Gelingen von Ethikberatung. Die Ergebnisse der Studien zeigen übereinstimmend, dass verschiedene Voraussetzungen ein Gelingen von Ethikberatung beeinflussen (z. B. die Kompetenz der Mitglieder, die Unterstützung durch das Management und weitere) und die Berufsgruppe der Pflegenden im Vergleich zur medizinischen nur selten leitende Positionen innehat.

Die selektive Analyse von Ethikberatungskonzepten und -modellen zeigt, dass Konzeptualisierungen von Ethikberatung vornehmlich im Kontext großer Träger beschrieben werden und diese typischerweise durch Projekte entstanden sind (vgl. Kapitel 3). Ethikberatung wird zwar häufig anhand der drei typischen Aufgaben (Fallberatung, Leitlinienentwicklung, Schulungen) konzeptualisiert, jedoch einrichtungsspezifisch unterschiedlich organisiert. Demgemäß unterscheiden sich die skizzierten Konzepte und Modelle aus der Zeit von 2007 bis 2021, wobei mehrheitlich spezifische Evaluationsstrategien entwickelt wurden, um die Ethikberatung weiterzuentwickeln (vgl. Kapitel 3.1). Die Klinische Ethik am Universitätsklinikum Hamburg-Eppendorf (UKE) (vgl. Kapitel 3.2) und die Ethikarbeit der Johannesstift Diakonie (JSD) (vgl. Kapitel 3.3) explizieren theoretische Bezüge im jeweiligen Ethikberatungsmodell, die wiederum Auswirkungen auf die Gestaltung und Weiterentwicklungen der Ethikarbeit haben. Die Klinische Ethik am UKE wird durch einen systemischen Beratungsansatz fundiert, sodass die stetige Weiterentwicklung der Ethikarbeit durch den theoretischen Bezugsrahmen angelegt ist. Die Ethikarbeit in der Johannesstift Diakonie wird durch ein partizipatives und dynamisches Verständnis von

Ethikarbeit grundgelegt, wodurch die fortlaufende „Ethik in Bewegung" einen genuinen Bestandteil des Modells markiert. Praxisbezogene Erfahrungen zum Gelingen von Ethikarbeit werden in Artikeln formuliert, wobei u. a. folgende Zusammenhänge benannt werden:

- Klinische Ethik muss sowohl vonseiten der Krankenhausleitung als auch den Mitarbeitenden unterstützt werden, um eine notwendige organisationale Durchdringung zu erreichen (vgl. Woellert, 2021, S. 213).
- Ein Gelingen Klinischer Ethik wird von expliziten und impliziten Strukturen bestimmt (vgl. Woellert, 2021, S. 212 f.).
- Ethikberatung muss in einer Organisation bekannt sein und Beteiligte sollten den Nutzen als eine Voraussetzung erkannt haben (vgl. Heinemann, 2010, S. 124).
- Die präzise Beschreibung von Ethikangeboten, eine Auftragsklärung und das Bestimmen von verbindlichen Prozessen ist relevant, um Ethikberatung in einer Organisation gelingend zu entwickeln (vgl. Heinemann, 2010, S. 238 ff.).
- Vertrauensbildende Maßnahmen und die Kompetenz einer respektvollen Kommunikation sind Voraussetzungen, um eine Ethikarbeit organisational zu entwickeln (vgl. Kohlen, 2021, S. 201).
- Ein niedrigschwelliger Zugang und die fortlaufende Anwesenheit von Personen der Ethikarbeit in der Versorgungspraxis tragen zum Gelingen von Ethikberatung bei (vgl. Kobert, 2021, S. 308).

Das Thema Evaluation von Ethikberatung wird in den Konzepten und Modellen zumeist mit verschiedenen Strategien forciert (Kapitel 3.1). Empfehlungen für Evaluationen von Ethikberatungen (AG Ethikberatung im Gesundheitswesen, 2012) legen einen Schwerpunkt auf das Erfassen von Wirkungen durch Ethikberatungen in Institutionen, wodurch eine quantifizierende Wirksamkeitslogik transportiert wird (vgl. Kapitel 4.3). Demgegenüber verweisen Verfassende darauf, dass bisher nur wenige Evaluationsberichte veröffentlicht wurden, die qualitative Methoden genutzt haben (vgl. Wäscher et al., 2017). Durch die verschiedenen organisationsbezogenen Konzeptualisierungen von Ethikberatung wird eine spezifische Orientierung am Gegenstand empfohlen, sodass Evaluationen die konkreten kontextuellen Gegebenheiten reflektieren müssen, um eine Weiterentwicklung von Ethikberatung anzustoßen.

Mithilfe der theoretischen Betrachtungen in den vorangegangenen Kapiteln ist zwar die Vielfalt des Feldes der Ethikberatung deutlich geworden. Jedoch fehlen empirische Grundlagen, um die aufgeworfenen Fragestellungen dieser Arbeit zu beantworten. Inwiefern wird Ethikberatung in der Praxis gelingend umgesetzt? Was sind Faktoren, die zum Gelingen von Ethikberatung in der Praxis beitragen? Weder die Literaturanalyse einschlägiger Studien (vgl. Kapitel 2), noch die Analyse bestehender Konzepte/Modelle von Ethikberatung in der Praxis im deutschen Gesundheitswesen (vgl. Kapitel 3) geben hierüber dezidiert Aufschluss. Vor diesem Hintergrund ist es mir gelungen, im christlichen Sozial- und Gesundheitskonzern der Johannesstift Diakonie (JSD) einen empirisch angelegten und theoriebasierten Evaluationsprozess zu forcieren. Ethikberatung wird in der Johannesstift Diakonie mit einem „Drei-Säulen-Modell" von Ethikarbeit seit 2009 organisiert (vgl. Kapitel 3.3), weshalb ich von Erfahrungen bei den beteiligten Personen in der Ethikarbeit ausgehe. Die responsive Evaluation nach Robert E. Stake (vgl. Kapitel 4.2) ist ein theoriebasiertes Verfahren und ein besonders geeigneter Zugang, in der Praxis eines Ethikberatungsmodells die Forschungsfragen dieser Arbeit zu beantworten. Denn die responsive Evaluation ist ein partizipatives Verfahren, das den Prozess und die personenbezogenen Perspektiven in den Fokus einer empirischen Auseinandersetzung rückt. Die responsive Evaluation ist gerade deshalb für die Untersuchung einer konzeptualisierten Praxis von Ethikberatung besonders geeignet, da die folgenden Merkmale von Ethikberatung explorativ berücksichtigt werden können:

- Ethikberatung und die damit zusammenhängenden einschlägige Aufgaben verfolgen unter anderem das Ziel, die Versorgungsqualität im Gesundheitswesen zu erhöhen. Nicht selten sind es menschliche Schicksale, die zu Dilemmata in der klinischen Praxis führen. Ethikberatung forciert demnach die personenbezogene und strukturierte Reflexion im Gesundheitswesen (vgl. Kapitel 1): Die responsive Evaluation ist als partizipatives Verfahren darauf ausgerichtet, verschiedene personenbezogene Perspektiven zu erfassen, wodurch gerade die personenbezogenen Sichtweisen ergründet werden.
- Im Kontext von Ethikberatung können auch organisationsethische Themen und Herausforderungen bearbeiteten werden, wodurch

die Prozesse im Kontext einer Einrichtung reflektiert werden (vgl. 1.3.1): Die responsive Evaluation ist ein Verfahren, in dem in einem partizipativ angelegten Prozess die spezifischen Kontexte und personenbezogenen Sichtweisen ergründet werden. Deshalb eignet sich der Zugang in besonderer Weise, die subjektiven Sichtweisen der beteiligten Personen der Ethikarbeit auf den Organisationskontext zu beziehen.

- Im Kontext von Ethikberatung wird Partizipation als lern- und demokratiefördernde Strategie beschrieben, in der beispielsweise Fragen an eine Gleichberechtigung von verschiedenen Berufsgruppen und Lernprozesse im Sinne einer dynamischen Weiterentwicklung von Organisation gestellt werden (vgl. Kapitel 1.5). Die responsive Evaluation eignet sich als partizipative Methode in besonderer Weise, jene Fragen in einem entsprechenden Evaluationsprozess zu stellen, und gibt damit auch einen entsprechenden Rahmen vor.
- Gegenstandsorientierung: Die verschiedenen Evaluationszugänge und die vielfältigen Konzeptualisierungen von Ethikberatung zeigen, dass eine Gegenstandsorientierung und -betrachtung notwendig ist, um spezifische Untersuchungszugänge abzuleiten. Ein „Goldstandard" kann durch die verschiedenen Ausprägungen nicht angenommen werden (vgl. 4.3.3). Die responsive Evaluation sieht einen weiten Verantwortungsbereich für Anwendende vor, die mögliche Aktionen und Reaktionen in einem partizipativ angelegten und fortlaufenden Prozess forcieren, um den Evaluationsgegenstand zunächst sorgsam zu erkunden. Gerade deshalb eignet sich die responsive Evaluation, da empirische Zugänge vom Gegenstand und den Beteiligten abgeleitet werden.

Evaluationsverfahren werden häufig auf sogenannte „Programme" angewendet, die den Gegenstand einer Evaluation eingrenzen. Ein „Programm" kann demnach als komplexes Handlungsmodell definiert werden, das darauf ausgerichtet ist, bestimmte Ziele zu erreichen, und mit entsprechenden Ressourcen ausgestattet ist (vgl. Stockmann/Meyer, 2014, S. 76). Die Ethikarbeit des Drei-Säulen-Modells der Johannesstift Diakonie (vgl. Kapitel 3.3) ist demnach als ein Programm zu fassen, auf das die Merkmale (s. o.) zutreffen.[68] Vor diesem Hintergrund verstehe ich das Drei-Säulen-Modell und die damit verbundene Ethikarbeit in der Johannesstift Diakonie als ein Programm und als Untersuchungsgegenstand dieser Arbeit. Der Fokus liegt auf den Personen und jenen Erfahrungen, die diese durch einen gemeinsamen Kontext (Ethikarbeit im Sinne des Drei-Säulen-Modells) verbindet. Ich gehe deshalb davon aus, in der Praxis Wissensformen und Erfahrungen von Beteiligten in der Ethikarbeit im Sinne meiner Forschungsfragen sichtbar machen zu können. Ich vertrete die Annahme, dass „Programme" nicht nur in einem Systemzusammenhang gesehen werden können, sondern die Bedeutungen, die Erfahrungen und das Wissen sich in den Menschen manifestiert, die sich engagieren und organisieren. Die responsive Evaluation ist als theoriebasiertes Evaluationsverfahren vor diesem Hintergrund prädestiniert die Forschungsfragen in der vorliegenden Untersuchung explorativ zu ergründen.

Der folgende zweite Teil dieser Arbeit widmet sich von meinen Forschungsfragen ausgehend der empirischen Auseinandersetzung mit der responsiven Evaluation von Ethikarbeit in der Johannesstift Diakonie. Neben einer Erörterung, wie die responsive Evaluation im Kontext von Ethikberatung verwirklicht werden soll, sollen die empirischen Ergebnisse diskutiert und die Forschungsfragen dieser Arbeit beantwortet werden. Darüber hinaus widme ich mich den damit einhergehenden Limitationen.

68 Die Johannesstift Diakonie stellt personelle und materielle Ressourcen zur Verfügung, wobei das Drei-Säulen-Modell von Ethikarbeit die Ziele innerhalb einer Organisation in Bezug auf das Feld der Ethikberatung normiert. Darüber hinaus ist die Ethikarbeit ein Aspekt in einem größeren Systemzusammenhang, da es als Instrument verankert ist und die Versorgungsqualität von Menschen verbessern soll.

EMPIRISCHER TEIL

5 Untersuchungsdesign: Responsive Evaluation von Ethikarbeit in der Johannesstift Diakonie

Im vorliegenden Kapitel beschreibe ich das Design der responsiven Evaluation von Ethikarbeit in der Johannesstift Diakonie. Im Zuge dessen haben sich die Forschungsfragen dieser Arbeit konkretisiert, sodass ich diese im ersten Abschnitt detailliert vorstelle, um die Planungen einer responsiven Evaluation nachvollziehbar zu machen. Darauf aufbauend erörtere ich ausführlich das theoriebasierte Evaluationsverfahren von Robert E. Stake als Design der vorliegenden Untersuchung. Wie in Kapitel 4 dieser Arbeit ausgeführt, implizieren wissenschaftsbasierte Evaluationen die Nutzung von Methoden der Sozialforschung, um Daten theoriegeleitet zu erheben, auszuwerten und nutzbar zu machen. Responsive Evaluationen setzen zunächst keine spezifischen Methoden der Sozialforschung voraus, sondern überlassen die Zugänge den Anwendenden, die eine Methodenwahl anhand eines Gegenstandes ableiten. Wie ich im weiteren Verlauf des vorliegenden Kapitels noch darlegen werde, ist die responsive Evaluation ein grundsätzlich offenes, exploratives und dynamisches Verfahren, weshalb gerade sogenannte „qualitative Methoden" der Sozialforschung prädestiniert eingesetzt werden können. Im weiteren Verlauf des vorliegenden Kapitels stelle ich deshalb vom Gegenstand dieser Arbeit ausgehend die geplanten empirischen Methoden vor. Abschließend reflektiere ich neben forschungsethischen Aspekten in einem Abschnitt die Anwendungsstrategien und lege dar, inwiefern die offen angelegte responsive Evaluation von Ethikarbeit der Johannesstift Diakonie verwirklicht werden soll.

5.1 Forschungsfragen in der Untersuchung von Ethikarbeit der Johannesstift Diakonie

In dieser Arbeit gehe ich von der grundlegenden Annahme aus, dass in der Praxis von Personen der Ethikarbeit in der Johannesstift Diakonie Erfahrungen und Wissensformen darüber existieren, inwiefern die Ethikarbeit im Gesundheitswesen gelingend verwirklicht werden kann. In der Johannesstift Diakonie wird bereits seit 2009 ein systematisiertes Modell von Ethikarbeit angewendet, das nicht nur für eine Einrichtung, sondern für einen ganzen Träger einen Geltungsanspruch formuliert. Angesichts dessen gehe ich zudem davon aus, dass Personen der Praxis Erfahrungen mit der Ethikarbeit gesammelt haben und eine organisationale Durchdringung stattgefunden hat. Vor dem Hintergrund der theoretischen Überlegungen zum Gegenstand von Ethikberatung (siehe Kapitel 1 bis Kapitel 4) haben sich die Forschungsfragen in der vorliegenden Arbeit wie folgt konkretisiert:

1. Welche Faktoren/Umstände/Zusammenhänge/Voraussetzungen tragen zum Gelingen von Ethikarbeit in der Johannesstift Diakonie bei?
2. Welche Erfahrungen und Bedeutungen beschreiben die Personen der Ethikarbeit in Bezug auf das Drei-Säulen-Modell von Ethikberatung?
3. Welche impliziten Orientierungen dokumentieren sich bei den Beteiligten der Ethikarbeit in der Johannesstift Diakonie?
4. Was hilft den Personen, um die Ethikarbeit in der Praxis gelingend realisieren zu können?

Faktoren, Umstände und Zusammenhänge sollen weniger durch meine eigenen theoretischen Annahmen definiert und bemessen werden, sondern ich möchte die Personen der Ethikarbeit in einem partizipativ angelegten Prozess beteiligen und herausfinden, was diese darunter verstehen und was ihnen hilft, ein Engagement im Kontext der Ethikberatung zu verwirklichen. In dieser Arbeit verstehe ich die Forschungsfragen nicht als absolut gesetzte Fragen, die vor dem Untersuchungsbeginn fixiert und anschließend empirisch geprüft werden. Vielmehr verändern und konkretisieren sich Forschungsfragen in der Auseinandersetzung mit der empirischen Praxis. Angesichts dessen haben die angeführten Forschungsfragen einen vorläufigen Charakter und können im Zuge der empirischen Untersuchung weiterentwickelt, angereichert und abgewandelt werden. Die Entwicklung und sukzessive Auseinandersetzung mit den Forschungsfragen ist vielmehr als ein Ausdruck des explorativen und offenen Zugangs im Sinne der responsiven Evaluation und der qualitativen empirischen Sozialforschung zu verstehen.

5.2 Die responsive Evaluation als theoriebasiertes und partizipatives Verfahren zur Untersuchung von Ethikarbeit der Johannesstift Diakonie

Robert E. Stake entwickelte die responsive Evaluation ab den 1960er-Jahren und machte den Zugang insbesondere im Anwendungsbereich der Pädagogik populär. Stake kritisierte in dieser Zeit vorherrschende evaluationstheoretische Verfahren, die besonders auf die Messung von vorab definierten Variablen zielten und Evaluationsgegenstände primär mit einem standardisierten Zugang der Sozialforschung untersuchten. Stake führte seine Kritik darauf zurück, dass gerade die Beteiligten eines Evaluationsgegenstandes mit messorientierten Evaluationsverfahren häufig nicht ausreichend im Fokus stünden und damit einhergehend die eigentliche Praxis unentdeckt bleibe. Hiervon ausgehend entwickelte Stake mit der responsiven Evaluation ein Verfahren, das nicht auf die Anwendung von theoretisch angereicherten Bewertungskriterien zielt. Vielmehr wird eine prozessorientierte Evaluationspraxis mit Beteiligten angestrebt, um die Perspektiven sowie die Anliegen beteiligter Personen einer Praxis systematisch und gezielt in den Vordergrund zu rücken. Angesichts dessen werden keine vorab definierten Bewertungskriterien auf einen Gegenstand angewendet, sondern die Evaluation wird als gemeinsamer und offener Prozess verstanden, in dem Beteiligte dazu angeregt werden, partizipativ mitzuwirken (vgl. Stockmann/Meyer, 2014, S. 119 f.). Die responsive Evaluation versteht sich demgemäß als ein Verfahren, das über Interaktionen und Dialoge die Bedeutungen einer Praxis für Personen in einem Programm sichtbar machen möchte. Damit soll die Entwicklung eines tiefer gehenden Verständnisses erreicht werden, um mit Beteiligten gemeinsam Voraussetzungen für eine mögliche Weiterentwicklung der Praxis zu schaffen (vgl. Abma, 2006, S. 31).

Die Förderung von Partizipationsmöglichkeiten im Untersuchungsprozess als demokratisches Merkmal der responsiven Evaluation

Durch den gezielten Einbezug der Beteiligten eines Programms wird die partizipative Ausrichtung der responsiven Evaluation deutlich. Lamprecht erörtert den Partizipationsbegriff im Rahmen der responsiven Evaluation folgendermaßen:

> „Partizipation lässt sich als eine Möglichkeit verstehen, durch die Menschen erfahren, dass ihre Ideen und ihr Handeln einen Unterschied für die Genese von Ereignissen machen können. Nicht nur auf gesellschaftlicher, sondern auch auf organisationaler Ebene lässt sich Partizipation dann als Voraussetzung für demokratische Wandlungsprozesse begreifen." (Lamprecht, 2013, S. 139)

Folglich wird der Einbezug von Personen einer Programmpraxis in den Evaluationsprozess mit einem partizipativen Evaluationsverständnis theoretisch fundiert. Denn Personen sind es, die Ereignisse in einer Praxis mitgestalten und verändern können. Mit diesem Verständnis wird deutlich, dass ein Schwerpunkt des responsiven Evaluationszugangs auf dem Handeln von Menschen in einem Kontext liegt und auf einer organisationalen Ebene die Förderung von Partizipation als eine Voraussetzung für demokratische Veränderungsprozesse gesehen wird (vgl. Lamprecht, 2013, S. 139). Partizipation wird in diesem Zusammenhang als eine Voraussetzung für demokratische Prozesse angeführt, die sowohl auf gesellschaftlicher (Makro-Ebene), organisationaler (Meso-Ebene) als auch auf einer individuellen Ebene (Mikro-Ebene) ansetzen können (vgl. Weber et al., 2013, S. 9). Der responsiven Evaluation liegt demgemäß eine demokratische Funktionsweise zugrunde. Auch dadurch steht sie vor der Herausforderung, Partizipationsmöglichkeiten für die Beteiligten im Rahmen eines Evaluationsprozesses zu kreieren. Lamprecht führt hierzu aus:

> „Partizipation in responsiven Evaluationen bedeutet dementsprechend nicht die Pflicht, sondern die Möglichkeit von Lernprozessen anzunehmen und zu untersuchen." (Lamprecht, 2013, S. 140)

Die responsive Evaluation ist vor diesem Hintergrund einem partizipativen Paradigma zuzuordnen, da Evaluationsbeteiligte in Entscheidungssituationen teilhaben, ihre Stimmen und Perspektiven gezielt einbezogen werden und demgemäß einen Evaluationsprozess mitgestalten (vgl. Kohlen/Dierkes/Kaiser/Grassme, 2021, S. 389ff & vgl. Stockmann/Meyer, 2014, S. 120 und S. 150).

Die responsive Evaluationsprozesspraxis und ihre spezifische Erkenntnisperspektive

Stake folgt der Annahme, dass Programme Personen indirekt beeinflussen[69] und sich Werthaltungen und Programmziele in verschiedenen Weisen in den programmbeteiligten Personen manifestieren (vgl. Stake, 1976, S. 117 f.). In responsiven Evaluationen stehen die Perspektiven der Teilnehmenden einer Programmpraxis und der wechselseitige, gemeinsame und reflexive Prozess mit Evaluationsverantwortlichen im Fokus der gegenseitigen Bemühungen. Anhand von Aktionen und Reaktionen wird der offen angelegte Evaluationsprozess strukturiert, der mithilfe von gezielten Partizipationsmöglichkeiten die Perspektiven der Beteiligten in den Blick nimmt und deren Anliegen berücksichtigt (vgl. Stake, 1991, S. 63 f.). Stake charakterisiert die offene Erkenntnisperspektive der responsiven Evaluation folgendermaßen:

> „It is an approach that trades off some measurement precision in order to increase the usefulness of the findings to persons in and around the program." (Stake, 1976, S. 116)

Personen werden gezielt einbezogen, um die unterschiedlichen Perspektiven in Bezug auf einen Gegenstand sichtbar zu machen (vgl. Stake, 1976, S. 115 f.).

In der Ethikarbeit der Johannesstift Diakonie sind verschiedene Personen, verschiedene Berufsgruppen in jeweils unterschiedlichen institutionellen Kontexten in der Ethikarbeit engagiert. Ich gehe deshalb von der Annahme aus, dass das Drei-Säulen-Modell, als ein Programm, Bedeutungen auf Beteiligte der Ethikarbeit entfaltet. Ein responsiver Evaluationsprozess kann die Erfahrungen der Personen in Bezug auf die Ethikarbeit der Johannesstift Diakonie sichtbar machen und systematisch danach fragen, welche Bedeutungen die Beteiligten in Bezug auf das Drei-Säulen-Modell beschreiben bzw. inwiefern sich das Programm auf die Werthaltungen der engagierten Personen auswirkt. Was hilft den Personen, Ethikarbeit in den jeweiligen Kontexten zu realisieren? Mithilfe der Förderung von Partizipation in der responsiven Evaluation ist es

69 Ich distanziere mich in dieser Arbeit von einem Wirkungsbegriff, der einer quantifizierenden und kausalen Logik folgt. Folglich gehe ich nicht davon aus, dass „Wirkungen" ausschließlich mit messorientierten Verfahren erschlossen werden können. Ich gehe vielmehr von der Annahme aus, dass Wirkungen komplex und vielfältig sein können und von den Perspektiven einzelner Menschen abhängen.

möglich, viele Beteiligte anzusprechen und diese gezielt einzubeziehen. Damit wird es ferner möglich, nicht nur über die Personen einer Praxis zu forschen, sondern diese in den Erkenntnisprozess fortlaufend einzubeziehen. Personen der Ethikberatungspraxis sollen aus diesem Grund eingeladen werden, am responsiven Evaluationsprozess von Ethikarbeit der Johannesstift Diakonie mitzuwirken. Doch wie kann eine responsive Evaluation initiiert werden und welche weiteren theoretischen Implikationen ergeben sich für eine Anwendung in der Praxis?

5.2.1 Bewertungen und Werthaltungen in der responsiven Evaluation von Ethikarbeit in der Johannesstift Diakonie

Nach Stake beobachten Menschen Handlungen und bewerten Vorgänge beständig und fortlaufend in ihrem Alltag, wobei zeitweise mehr beschreibende Aspekte in Beobachtungen dominieren oder wiederum auch wertende Abläufe im Vordergrund stehen können. Stake vertritt die Position, dass Beschreibungen und Wertzuschreibungen zur gleichen Zeit in unterschiedlicher Ausprägung entstehen, sodass Beobachtungen von Menschen an Urteile gebunden sind. Jener Annahme folgend, versucht Stake in responsiven Evaluationen den Beteiligten Beschreibungen zur Verfügung zu stellen, um es Personen zu ermöglichen, eigene Urteile und Bewertungen vorzunehmen. Stake vertraut demnach weniger auf Bewertungen, die durch analytische Verfahren erschlossen werden, sondern rückt das Ermöglichen von individuellen Bewertungen von Beteiligten und Interessierten in den Fokus. Bewertungen der Anwendenden kommen zwar ebenfalls zur Geltung, allerdings soll ein Spielraum für Interpretationsmöglichkeiten bestehen bleiben, um bei Zielgruppen Nachdenkprozesse anzuregen (vgl. Abma/Stake, 2001, S. 10). Stake misst der Kommunikation und der Interaktion grundsätzlich eine hohe Bedeutung bei und führt hierzu aus:

> „Responsive Evaluation is less reliant on formal communication, more reliant on natural communication." (Stake, 1991, S. 64)

Stake geht in Programmen von einem manifestierenden Wertepluralismus bei den Personen selbst aus, den er am Beispiel eines Kunstbildungsprogramms verdeutlicht:

> „A work of art has no single true value. A program has no single true value. Yet both have value. The value of an art-in-education program

will be different for different people, for different purposes […].“ (Abma/Stake, 2001, S. 8 f.).

Demnach existieren in einer programmbezogenen Praxis unterschiedliche Werthaltungen bei den Personen, die durch responsive Evaluationen sichtbar gemacht werden sollen. Außenstehende und Programmbeteiligte sollen über Evaluationsberichte einen Einblick in die Komplexität eines Programms erhalten und das Programm aus einer weiteren Perspektive kennenlernen. Interessierte sollen weiterhin die Werthaltungen von Menschen einer programmbezogenen Praxis kennenlernen können. Stake kritisiert in diesem Zusammenhang, dass Werthaltungen von Beteiligten unentdeckt blieben, wenn eine Praxis nur durch eine quasi-experimentelle Logik untersucht würde. Denn Wirkungen sind nicht nur in einer kausalen Wirkungsweise auf eine Praxis zu beziehen, sondern Werthaltungen können vielfältig bei Personen einer Praxis entstehen (vgl. Stake, 1976, S. 117 f.).

Damit werden Konsequenzen für eine methodische Vorgehensweise in der vorliegenden empirisch angelegten Arbeit deutlich. Denn die Methodik muss eben gerade die Kommunikation im natürlichen Umfeld der Beteiligten erfassen können. Deskriptive Zwischenergebnisse sollen es Beteiligten der Ethikarbeit der Johannesstift Diakonie im Untersuchungsprozess grundsätzlich ermöglichen, mit eigenen Interpretationen und Wertungen reagieren zu können. Demgemäß stehen die Planung und Gestaltung eines partizipativen Prozesses im Vordergrund, um Bewertungen bei den Beteiligten zu ermöglichen und um darüber hinaus mögliche Bedarfe für die Zukunft zu identifizieren. Hierfür ist es notwendig, die Praxis der Beteiligten des Drei-Säulen-Modells kennenzulernen, sodass Interaktionen, Dialoge und Kommunikation wichtige Säulen des Evaluationsprozesses sind. Doch inwiefern kann ein gemeinsamer Prozess mit den Personen der Ethikarbeit der Johannesstift Diakonie initiiert werden, um mehr über ihre Praxis zu erfahren?

5.2.2 Aktionen und Reaktionen als genuine Struktur in der responsiven Evaluation von Ethikarbeit in der Johannesstift Diakonie

Stake vertritt die Auffassung, dass Menschen aus Beobachtungen im Alltag und eigenen Erfahrungen Reaktionen für ihr Handeln ableiten. Er nimmt auf diesen Vorgang in seiner theoretischen Konzeption der responsiven Evaluation Bezug und schlussfolgert, dass Menschen dieses Prinzip auch in ihren sozialen Kontexten anwenden. Erfahrungen führen demnach zu Veränderungen, weshalb responsive Evaluationen Aktionen initiieren, um aus den Reaktionen der Beteiligten wiederum Schlussfolgerungen zu ziehen. Mit dieser offenen und explorativen Vorgehensweise werden die verschiedenen Facetten eines Programms, die damit einhergehenden Programmaktivitäten und die Perspektiven sowie die Erfahrungen der Beteiligten in einer responsiven Evaluation betrachtet (Stockmann/Meyer, 2014, S. 117 ff.). Ein responsiver Evaluationsprozess beginnt demnach mit der sorgfältigen Erkundung eines Programms. Beobachtungen und das Identifizieren von Bedürfnissen von Beteiligten sind erste Schritte, um eine Programmpraxis kennenzulernen. Gespräche und Dialoge werden aktiv initiiert, um mehr über die verschiedenen Erfahrungen und Ziele der unterschiedlichen Personen zu erfahren. Stake betont, dass sich Programme aus verschiedenen Zielsetzungen von verschiedenen Personen zusammensetzen können. Demnach existiert nicht nur *ein* Ziel, sondern unterschiedliche Gruppen und Strömungen verfolgen verschiedene Ziele im Kontext eines Programms (vgl. Stake, 1991, S. 65). Dieser Auffassung folgend sind Programme komplexer zu begreifen und nicht nur auf die eigentlich definierten Programmziele zu reduzieren. Die Bedeutungen von Programmen und mögliche weitere Faktoren manifestieren sich vielmehr in den Personen selbst. Es kann demnach auch danach gefragt werden, welche Ziele Personen im Kontext welchen Auftrags verfolgen. Es bestehen Werthaltungen bei den verschiedenen Zielgruppen zu einem Programm, die Stake wie folgt erörtert:

> „[…] if it responds to audience requirements for information; and if the different value perspectives present are referred to in reporting the success and failure of the program.“ (Stake, 1976, S. 116).

Die subjektiven Erfahrungen von Personen stehen in responsiven Evaluationen somit im Fokus, wobei darüber hinausgehend von programmintendierten Bedeutungen ausgegangen werden muss, die Verantwortliche versuchen zu erschließen. Stake orientiert sich demnach an der erlebten sozialen Wirklichkeit und der Praxis von Menschen, womit ein intensiver Einblick in eine Programmpraxis möglich wird (vgl. Stake, 1991, S. 65).

Aktionen und Reaktionen als Strukturprinzip des Evaluationsprozesses

Responsive Evaluationsverantwortliche gehen aktiv auf die verschiedenen Personengruppen ein, erheben Daten und handeln Erkenntnisse mit den Beteiligten aus, um daraus wieder Evaluationsaktivitäten abzuleiten. Jenes Prinzip von Aktionen und Reaktionen strukturiert den Evaluationsprozess grundlegend. In der Evaluationspraxis empfiehlt Stake, kreative Wege zu gehen, um einen Evaluationsgegenstand kennenzulernen. Methodische Entscheidungen leiten Anwendende vom Gegenstand des Programms ab, wobei Stake einen explorativen und offenen Zugang empfiehlt:

> „The evaluator can take different pathways to reveal program benefits [...]. The choice of these instruments in responsive Evaluation should be made as a result of observing the program in action, and of discovering the purpose important to the various groups having an interest in the program." (Stake, 1976, S. 118)

Stake spricht sich dafür aus, die Struktur einer Evaluation von den „Themen" (Laut Stake: „issues") der Personen abzuleiten, die mit dem Programm in Beziehung stehen. Dieses dynamische Vorgehen bezeichnet Stake als „inhaltliche Struktur" („substantive structure"), in der Verantwortliche beginnen, die „issues" der Beteiligten zu identifizieren. So führt er aus:

> „The issues are a structure for continuing discussions with clients, staff, and audiences for the data-gathering plan. The systematic observation to be made, the interviews and tests to be given, if any, should be those that contribute to understanding or resolving the issues identified." (Stake, 1976, S. 118)

Gezielte Fragen sollen die Themen der Beteiligten erfassen und damit die inhaltliche Gestaltung einer responsiven Evaluation steuern (vgl. Stake, 1976, S. 119). Stake empfiehlt in diesem Kontext, Verfahren der Sozialforschung anzuwenden, um die Sichtweisen der Beteiligten erfassen zu können:

> „To do a responsive Evaluation, the evaluator conceives of a plan of observations and negotiations. He arranges for various person to observe the program, and with their help prepares brief narratives, portrayals, product displays, graphs, etc." (Stake, 1976, S. 116)

Demnach stehen weniger einzelne Interessen von Personen im Vordergrund, sondern die responsive Erkundung der durch Programme entstehenden Werte und Ziele für verschiedene Zielgruppen (vgl. Stake, 1976, S. 116). Die damit einhergehende Rolle, die bedeutsamen Verantwortungsbereiche von Anwendenden und entstehende Aufgabenbereiche erörtert Stake folgendermaßen:

> „Of course, he checks the quality of his records: he gets program personnel so react to the accuracy of his portrayals, authority figures to react to the importance of various findings, and audience members to react to the relevance of his findings.“ (Stake, 1976, S. 116)

Evaluationsverantwortliche besprechen Datenaufzeichnungen bzw. Ergebnisse mit den Beteiligten und verarbeiten Aktionen und Reaktionen mit Beteiligten im Prozess der Evaluation. Ergebnisse aus methodischen Datenerhebungen werden somit nicht erst am Ende in einem Abschlussbericht präsentiert, sondern bereits im Prozess mit den Beteiligten bearbeitet (vgl. Stake, 1976, S. 117).

Eine Analyse des heutigen Drei-Säulen-Modells über öffentlich bereitgestellte Informationen soll ein erster Schritt der vorliegenden Arbeit sein, um das Modell näher kennenzulernen und die Planungen des responsiven Evaluationsprozesses zu konkretisieren. Mit teilnehmenden Beobachtungen vor Ort möchte ich zudem erste Einblicke in die Praxis der Ethikarbeit gewinnen und Gelegenheiten nutzen, mit den Personen der Praxis zu sprechen, um so erste Fragen für den Evaluationsprozess zu entwickeln. Unterschiedliche Berufsgruppen (u. a. aus Medizin, Pflege, Seelsorge, Verwaltung) engagieren sich in der Ethikarbeit der Johannesstift Diakonie, womit verschiedene Erfahrungen bei unterschiedlichen Zielgruppen vorliegen. Vor diesem Hintergrund plane ich, Mitwirkende aus den unterschiedlichen Berufsgruppen in der responsiven Evaluation anzusprechen und zu beteiligen. Informationen und Zwischenergebnisse werden mit den Beteiligten besprochen, um aus den eigenen Aktionen wiederum Reaktionen bei den Beteiligten herbeizuführen. Dieses strukturierende Vorgehen soll die Schritte, Abfolgen, Fragen und Themen des responsiven Evaluationsprozess leiten, der im Vorfeld nicht zeitlich begrenzt wird. Denn die Personen der Ethikarbeit sollen darüber entscheiden, inwiefern sie sich an der responsiven Evaluation beteiligen möchten, sodass der Erfolg des Prozesses zum einen vom Engagement der Beteiligten abhängt und zum anderen von meiner Rolle als aktiver Gestalter und Moderator der vorliegenden Untersuchung. Doch inwiefern werden Berichte und Informationen mit Personen der Ethikarbeit besprochen? Welche Ergebnisse und Zwischenergebnisse sind relevant und wie werden diese aufbereitet?

5.2.3 Erfahrungen sowie Wissensformen in der Praxis und Evaluationsergebnisse als Grundlagen für Lernprozesse in der Ethikarbeit der Johannesstift Diakonie

Evaluationsergebnisse haben in responsiven Evaluationen mehrere Bedeutungen und werden von Verantwortlichen in der Regel in Form von Berichten angefertigt. Während klassische Evaluationszugänge jene Berichte gerade für Auftraggebende konzipieren, um eine Grundlage für spätere Entscheidungen zu schaffen, sind responsive Ergebnisse für die Zielgruppe der Beteiligten einer Praxis eines Programms gedacht. Demgemäß regt Stake an, Ergebnisse in Form von Abschlussberichten so zu verfassen, dass die Zielgruppen einer Praxis diese für den eigenen Arbeitskontext nutzen können. Beteiligte lernen das eigene Programm durch die responsive Evaluation bestenfalls näher kennen, um Potenziale, Vorteile und den Nutzen einer Programmpraxis gegenüber divergierenden Einflüssen und Widerständen verteidigen zu können (vgl. Stake, 1976. S. 125). Responsive Evaluationen stehen demnach in einem direkten Nutzen für die Personen eines Programms, was Stake folgendermaßen beschreibt:

> „They may doubt that the evaluation study will be of use to them. But charts and products and narratives and portrayals do affect people. With these devices persons become better aware of the program, they develop a feeling for its vital forces, a sense of its disappointments and potential troubles." (Stake, 1976, S. 129 f.)

In diesem Zusammenhang verweist Stake darauf, dass gerade deshalb Lern- und Veränderungsprozesse entstehen können, weil bei den Beteiligten einer responsiven Evaluation bestenfalls ein Bewusstsein für die Stärken und Schwächen eines Programms entsteht, die wiederum als neue Perspektiven auf die Praxis dokumentiert werden. Responsive Evaluationen können demnach das Potenzial entfalten, mögliche Schwachstellen und Stärken eines Programms sichtbar zu machen, und werden nicht grundsätzlich wertend infrage gestellt. Demgegenüber wird von der positiven Grundannahme ausgegangen, dass Programme Personen indirekt oder direkt beeinflussen (vgl. Stake, 1976, S. 129 f.). Es sind somit lokale Erfahrungen von Personen in Programmen, die gelingende Praxis erfahrbar machen (vgl. Abma/Stake, 2001, S. 12). Stake rückt das Erfahrungswissen von Menschen damit in den Vordergrund. Denn Wissen entsteht durch die Erfahrungen der Menschen, die zum einen kontextgebunden beeinflusst sind und sich zum anderen individuell manifestieren. Neben den

„personal experiences“, den direkten persönlichen Erfahrungen, unterscheidet Stake die „vicarious experiences“, die ein Ergebnis persönlicher Erfahrungen sind. Menschen machen neue Erfahrungen und fügen bestehenden Erfahrungen neue hinzu, womit individuelle Veränderungsprozesse entstehen:

> „We maintain that practice is guided far more by personal knowings, based on and gleaned from personal experiences. And change in practice, or resistance to change, is often directly related.“ (Stake/Trumbull, 1982, S. 3)

Erkenntnisse, die Menschen aus persönlichen Erfahrungen gewinnen, haben für Menschen demnach eine hohe Bedeutung, wodurch Veränderungen in der Praxis an individuelle Erfahrungen gebunden sind. Aus dieser Perspektive begründet Stake den notwendigen Fokus auf die stellvertretenden Erfahrungen und das damit einhergehende Potenzial für responsive Evaluationen:

> „Vicarious experiences will lead to evolutionary changes instead of substitution, and they will support the self-correcting competence of local practice.“ (Abma/Stake, 2001, S. 13)

Responsive Evaluationen sollen stellvertretende Erfahrungen ermöglichen, wobei Stake verschiedene Darstellungsformen vorschlägt. Er sieht einen Evaluationsprozess folglich weniger als ein didaktisches Mittel, um Wissen zu vermitteln. Vielmehr plädiert Stake dafür, die Wahrscheinlichkeiten für mögliche Lernprozesse bei Rezipierenden zu erschaffen. Demnach sind sowohl der Evaluationsprozess als auch ein daraus folgender abschließender Ergebnisbericht als Grundlage zu verstehen, um Beteiligten einer Praxis zu ermöglichen, dass diese darin eigenständig Neues entdecken und davon ausgehend ihr Erfahrungswissen reflektieren. Situationen sollen geschaffen werden, um das Wissen und das Verstehen aus weiteren Perspektiven wahrscheinlich werden zu lassen. Evaluationsberichte dienen weniger dazu, den Wert eines Evaluationsgegenstandes bewertend zu erklären, sondern sollen vielmehr ermöglichen, dass Lesende vom Nutzen und den Bedeutungsformen eines Gegenstandes erfahren können, um auf dieser Basis eigenständig Bewertungen vorzunehmen. Beteiligte einer Programmpraxis fügen damit bestenfalls eigene Erkenntnisse zu den bereits bestehenden Erfahrungen hinzu, wodurch die Wahrscheinlichkeit entsteht, dass diese ihre Praxis umfassender verstehen (vgl. Abma/Stake, 2001, S. 13). Vor dem Hintergrund des offenen und explorativen Evaluationszugangs sind responsive Evaluationen nicht einheitlich strukturiert, sondern folgen vielmehr den gegenstandsbezogenen Merkmalen, die Anwendende in einem reflexiven Verhältnis aushandeln (vgl. Stake, 1990, S. 231 ff.). Responsive Evaluationen und entsprechende Berichte sowie Veröffentlichungen sind deshalb individuell zu betrachten und können sich dadurch mitunter deutlich unterscheiden (siehe exemplarisch: Stake et al., 1997; Stake/Davis, 1999; Stake/Cisneros-Cohernour, 2000).

Tineke Abma entwickelte die responsive Evaluation von Stake weiter, indem sie Veränderungsprozesse als ein Untersuchungsziel im Kontext eines Evaluationsgegenstandes versucht zu initiieren (vgl. Stake, 2014, S. 446; siehe ausführlich: Abma, 2006, S. 31ff; Abma, 2000, S. 461 ff.). Die Bedeutungen über die Praxis von Beteiligten, deren Anliegen und die Förderung eines Dialogs über die Qualität der Arbeit rücken bei Abma zudem in den Fokus ihrer Weiterentwicklung der responsiven Evaluation (vgl. Abma, 2006, S. 31). Die von Abma angereicherten Betrachtungsweisen werde ich in der vorliegenden Untersuchung berücksichtigen, wobei ich den Erfolg einer responsiven Evaluation von Ethikarbeit der Johannesstift Diakonie nicht an ein Bemessen von Veränderungen der Praxis knüpfe. Ich gehe vielmehr vom Standpunkt aus, dass die Beteiligten selbst darüber entscheiden sollen, ob und inwiefern sie mögliche Anreize durch die vorliegende Arbeit in ihrer Praxis weiterverarbeiten.

Doch wie können empirische Methoden der Sozialforschung eingesetzt werden, um Erfahrungen der Beteiligten der Ethikarbeit sichtbar zu machen? Folglich bedarf es spezifischer Methoden, die grundsätzlich die Erfahrungen von Menschen in einer Praxis explorativ in den Blick nehmen können. Denn in einer responsiven Evaluation stehen sprachliche Äußerungen, der gemeinsame natürliche Dialog verschiedener Personen und die Identifizierung von programmbezogenen Themen im Vordergrund, um die Praxis von Personen in Bezug auf einen Kontext aus einer weiteren Perspektive zu beschreiben. Hierfür erheben Verantwortliche grundsätzlich Daten mit Methoden der Sozialforschung, wobei die responsive Evaluation als partizipativ angelegtes Verfahren Personen eines Programms aktiv beteiligt. Die partizipative Konzeptualisierung in der empirischen Gestaltung des Evaluationsprozesses hat Auswirkungen auf die Wahl von Methoden der Sozialforschung und die damit zusammenhängenden methodologischen Bezüge. Durch den Zugang einer responsiven Evaluation auf den Gegenstand von Ethikarbeit der Johannesstift Diakonie werden folglich Implikationen deutlich, die in der Anwendung von

Methoden berücksichtigt werden müssen. In diesem Zusammenhang eignen sich gerade qualitative Zugänge der Sozialforschung, um die Forschungsfragen dieser Arbeit zu bearbeiten. Interpretative Zugänge der Sozialforschung ermöglichen es, die subjektiven Perspektiven einzelner Menschen in den Blick zu nehmen und damit einhergehend die Perspektiven von Beteiligten der Ethikarbeit der Johannesstift Diakonie sichtbar zu machen. Menschen einer Gesellschaft werden im Sinne des interpretativen Paradigmas[70] als Gesellschaftsmitglieder verstanden, die selbst orientierungs-, deutungs- und theoriemächtig sind. Das interpretative Paradigma geht demgemäß von der Annahme aus, dass Menschen ihre soziale Wirklichkeit durch Interpretationen konstruieren. Diese ist demnach nicht objektiv vorgegeben, wodurch Menschen einer Gesellschaft als Interpretierende ihrer Wirklichkeit in den Mittelpunkt der interpretativen Sozialforschung rücken (vgl. Lamnek/Krell, 2016, S. 47). In der vorliegenden Untersuchung gehe ich darüber hinaus von der Annahme aus, dass auch die Strukturen der konzeptualisierten Praxis der Ethikarbeit der Johannesstift Diakonie auf die Handlungspraxis von beteiligten Personen wirken. Mithilfe der zusammenfassenden qualitativen Inhaltsanalyse nach Mayring (2022) plane ich das explizite Wissen von Befragten der Ethikarbeit in der Johannesstift Di-

70 Unter dem Begriff der „Interpretativen Ansätze" werden übereinstimmend die soziologischen Theorien des Symbolischen Interaktionismus und der Ethnomethodologie subsummiert, die jeweils aus unterschiedlichen Philosophien entwickelt wurden. Während der Symbolische Interaktionismus aus dem Gedankengut des amerikanischen Pragmatismus entwickelt wurde, ist die Ethnomethodologie durch die Phänomenologie von Edmund Husserl (1859–1938) beeinflusst. Anhängende der interpretativen Ansätze kritisieren strukturfunktionalistische Aspekte der Handlungstheorie von Talcott Parsons (1902–1979) und verweisen darauf, dass Menschen Werte und Normen in konkreten Handlungssituationen erst spezifizieren sowie interpretieren und ihre soziale Wirklichkeit demgemäß durch Interaktionen konstruieren. Die Interpretativen Ansätze sind vor diesem Hintergrund eng mit der ethnografischen Forschung und mit Methoden der qualitativen Sozialforschung verbunden, um Handlungssituationen von Menschen zu analysieren (vgl. Joas/Knöbl, 2004, S. 183 f.) und Erkenntnisse auf die zentralen Fragen der Soziologie zu liefern: „Was ist handeln?" „Was ist soziale Ordnung?" „Was bestimmt sozialen Wandel?" (vgl. Joas/Knöbl, 2004). Demgemäß beziehen sich erkenntnistheoretische Grundlagen sogenannter „qualitativer Methoden der Sozialforschung" häufig auf Theorien, die dem interpretativen Paradigma zugeordnet werden (siehe ausführlich: Keller, 2012).

akonie zu systematisieren. Mit der dokumentarischen Methode nach Bohnsack (2021) rekonstruiere ich die impliziten Orientierungsrahmen von Personen der Ethikarbeit. Mithilfe von teilnehmenden Beobachtungen sollen Eindrücke und Erkenntnisse aus der Programmpraxis für den responsiven Evaluationsprozess fruchtbar gemacht werden. Responsive Feedbackgespräche plane ich, um Partizipationsmöglichkeiten zu kreieren und Aktionen fortlaufend im Evaluationsprozess zu initiieren sowie entsprechende Reaktionen zu verarbeiten. In der vorliegenden Arbeit kommen demnach mehrere Zugänge der qualitativen Sozialforschung zum Einsatz, um die ihr zugrunde liegenden Forschungsfragen zu beantworten.

5.3 Responsive Feedbackgespräche und teilnehmende Beobachtungen in der responsiven Evaluation von Ethikarbeit der Johannesstift Diakonie

Zu Beginn des responsiven Evaluationsprozesses sollen zunächst teilnehmende Beobachtungen realisiert werden, um Einblicke in die Praxis der Ethikarbeit zu gewähren, erste Einblicke zu erhalten und Personen kennenzulernen. Folglich sollen hiervon ausgehend die Planungen für den weiteren Evaluationsprozess konkretisiert werden. Was beschäftigt die Personen vor Ort? Wie tritt das Drei-Säulen-Modell in Erscheinung und welche Themen beschäftigen die Beteiligten im Speziellen? Die Eindrücke und Erfahrungen mit teilnehmenden Beobachtungen sind Teil der vorliegenden Untersuchung, um auf dieser Basis Ergebnisse für den responsiven Evaluationsprozess abzuleiten.

Teilnehmende Beobachtungen als Exploration der Programmpraxis

Eindrücke aus teilnehmenden Beobachtungen werden mithilfe von Beobachtungsprotokollen dokumentiert, um Aktivitäten, Eindrücke, Themen und Anliegen zu erfassen und empirisch auswerten zu können. Jene Protokolle sollen auch potenzielle Aspekte erfassen, die chronologisch die Beobachtungen im Feld der Ethikarbeit erfassen. Forschende entscheiden in diesem Zusammenhang, wie detailliert sie Beobachtungen und Informationen erfassen und wie sie die Arbeit im Feld protokollieren. Jene Entscheidungen führen wiederum zu methodischen Folgen. Denn je detaillierter Beobachtungen im Feld protokolliert werden, desto weniger nutzen Forschende bereits Generalisierungen und damit Interpretationen, wenn sie Beobachtungen versprachlichen (vgl. Przyborski/Wohlrab-Sahr, 2021, S. 70 ff.). Mithilfe von Feldnotizen erstelle ich Beobachtungsprotokolle, die sich grundsätzlich an den Forschungsfragen dieser Arbeit orientieren und wie folgt aufgebaut sind:

Tabelle 2: In Anlehnung an Przyborksi/Wohlrab-Sahr, 2021, S. 71. Eigene Modifizierungen und Ergänzungen im Sinne der responsiven Evaluation von Ethikarbeit der Johannesstift Diakonie

Ort und Zeit	Wo und wann wurden Beobachtungen gemacht?
Anlass	Was war der Anlass, der zu den Beobachtungen führte?
Kontextinformationen	Welche Rahmenbedingungen beeinflussen die Situationen? Welche Aspekte des Kontextes wirken sich wie auf das Feld aus?
Beobachtungen	Welche Aspekte fallen mir auf? Wie sprechen die Beteiligten über ihr Engagement? Welche Themen sind ihnen wichtig? Was sind Themen und worüber sprechen die Personen im Feld?
Methodische Reflexion	Haben Beobachtungen im Feld methodische Konsequenzen?
Theoretische Reflexion	Lassen sich Beobachtungen vorläufig theoretisch fassen?
Aktionen	Inwiefern habe ich durch meine Rolle Aktionen initiiert? Inwiefern habe ich Einfluss auf das Feld genommen?
Reaktionen	Inwiefern gab es Reaktionen auf meine Anwesenheit? Inwiefern gab es Reaktionen durch meine Aktionen? Habe ich Reaktionen wahrgenommen?

Responsive Feedbackgespräche als partizipative Strukturform im responsiven Evaluationsprozess von Ethikarbeit in der Johannesstift Diakonie

Neben teilnehmenden Beobachtungen möchte ich mit den Personen der Ethikarbeit responsive Feedbackgespräche führen, um möglichst vielfältige Perspektiven auf die Programmpraxis kennenzulernen und einen Vertrauensaufbau fortlaufend zu initiieren. Die durch das Drei-Säulen-Modell konzeptualisierte Praxis der Ethikarbeit soll multiperspektiv im responsiven Evaluationsprozess erschlossen werden. Inhalte und Ergebnisse aus Gesprächen werden dokumentiert und anschließend protokolliert, um jene Inhalte für die vorliegende Arbeit auswerten zu können. Die Anzahl möglicher Gespräche kann im Vorfeld nicht festgelegt werden, sondern ergibt sich vielmehr durch eine mögliche Dynamik und durch den Evaluationsprozess selbst. Responsive Feedbackgespräche sind in dieser Arbeit ein regelmäßiger Modus für Aktionen und Reaktionen und ein Ort, um Beteiligten Partizipationsmöglichkeiten zu ermöglichen. Vor diesem Hintergrund werden Aktionen und Reaktionen fortlaufend im Evaluationsprozess in Form von Gesprächsprotokollen verschriftlicht, die folgendermaßen aufgebaut sind:

Tabelle 3: Erklärung und Aufbau von Gesprächsprotokollen in der responsiven Evaluation von Ethikarbeit der Johannesstift Diakonie

Erklärungen	Aufbau der Gesprächsprotokolle	
Dokumentenmarkierung mit fortlaufender Nummerierung (D1)	D1	
	Hintergründe und Kontextinformationen:	
Markierung der Aktionen mit einer fortlaufenden Nummerierung („A1“) bezogen auf („:“) die fortlaufende Dokumentenmarkierung („D1“)	A1:D1	Aktionen:
Markierung der Reaktionen mit einer fortlaufenden Nummerierung („R1“) bezogen auf („:“) die fortlaufende Dokumentenmarkierung („R1“)	R6:D6	Reaktionen:
Welche Ziele und Ergebnisse werden für die Zukunft vereinbart?	Zielsetzungen und Ergebnisse	
Inhaltliche und methodische Reflexion	Folgen für die responsive und rekonstruktive Evaluation von Ethikarbeit der Johannesstift Diakonie	

Die Gesprächsprotokolle wurden mit fortlaufenden Nummerierungen versehen, um Zuordnungen und Bezüge in der vorliegenden Arbeit herstellen zu können. Neben teilnehmenden Beobachtungen und regelmäßigen Gesprächen plane ich, mit zwei verschiedenen Zugängen der qualitativen Sozialforschung in der Untersuchung Erkenntnisse zu den aufgeworfenen Forschungsfragen zu explizieren. Mit der qualitativen Inhaltsanalyse nach Mayring sollen explizite Wissensformen kategorisiert werden. Mit der dokumentarischen Methode nach Bohnsack soll das implizite Erfahrungswissen und die Orientierungen von Beteiligten der Ethikarbeit rekonstruiert werden.

5.4 Interviews und die qualitative Inhaltsanalyse nach Mayring als Zugang zum expliziten Wissen von Personen der Ethikarbeit in der Johannesstift Diakonie

Die qualitative Inhaltsanalyse ist ein Verfahren der Sozialforschung, das von Philipp Mayring entwickelt wurde und die Kommunikation von Menschen einer Gesellschaft betrachtet. Die qualitative Inhaltsanalyse kann auf symbolisches Material (Texte, Bilder, Noten) angewendet werden und bezieht sich damit auf protokollierte Kommunikationsprodukte von Menschen (vgl. Mayring, 2022, S. 12). Mayring charakterisiert das mögliche Anwendungsgebiet anhand verschiedener Merkmale:

- die Inhaltsanalyse kann auf symbolisches Material (Texte, Bilder, Noten) und protokollierte Kommunikationsprodukte angewendet werden,
- die Inhaltsanalyse verfährt systematisch anhand von dargelegten Regeln, um eine Transparenz der Analyse und eine intersubjektive Überprüfbarkeit zu ermöglichen,
- die qualitative Inhaltsanalyse folgt einer der Forschungsfrage implizierenden theoriegeleiteten Vorgehensweise,
- Ziel des Zugangs ist es, Rückschlüsse auf Aspekte der Kommunikation zu ziehen (vgl. Mayring, 2022, S. 12 f.).

Im responsiven Evaluationsprozess von Ethikarbeit in der Johannesstift Diakonie ermöglicht es die qualitative Inhaltsanalyse, die protokollierten Texte auszuwerten, um das explizite Wissen der Beteiligten zu systematisieren. Angesichts dessen eignet sich die qualitative Inhaltsanalyse als Auswertungsmethode für das Datenmaterial der vorliegenden Arbeit.

5.4.1 Theoretische Grundlagen der qualitativen Inhaltsanalyse nach Mayring

Forschende verfolgen verschiedene Grundsätze in der Vorgehensweise der qualitativen Inhaltsanalyse, wobei eine Orientierung am menschlichen Handeln angestrebt wird:

> „[…] qualitative Inhaltsanalyse muss anknüpfen an alltäglichen Prozessen des Verstehens und Interpretierens sprachlichen Materials." (Mayring, 2022, S. 36)

Hierfür nehmen Forschende eine Haltung ein, indem sie versuchen, sich in die Perspektive der Beforschten hineinzuversetzen, da diese der Ausgangspunkt eines Textmaterials sind. Damit soll in einem gewissen Maße verhindert werden, dass Forschende überwiegend theoretische Vorverständnisse in das Analysematerial hineinarbeiten. Auch vor diesem Gesichtspunkt verweist Mayring darauf, dass Interpretationen des sprachlichen Materials prinzipiell unabgeschlossen sind (vgl. Mayring, 2022, S. 36). In der qualitativen Inhaltsanalyse versuchen Forschende ein Kategoriensystem zu entwickeln, welches sie auf das zu untersuchende Material anwenden. Jene Kategorien sind es, die Untersuchende erarbeiten und am Material erproben, womit der qualitative Bezug des Verfahrens deutlich wird (vgl. Mayring, 2022, S. 50 f.). Vor dem Hintergrund dieser Grundsätze folgt die qualitative Inhaltsanalyse einer Technik, die verschiedene Schritte impliziert, um eine systematische qualitative Textanalyse zu entwickeln, wobei das Analysematerial stets in seinem Kommunikationszusammenhang verstanden wird. Qualitative Inhaltsanalysen werden einem Gegenstand angepasst und entsprechend einer Forschungsfrage konstruiert, um zu verhindern, dass Anwendende freie Interpretationen als wissenschaftliche Interpretationen missverstehen (vgl. Mayring, 2022, S. 49 ff.). Mayring diskutiert im Kontext der qualitativen Inhaltsanalyse verschiedene Grundformen des Interpretierens, die sich in der Analysezielsetzung unterscheiden. Während mit Fallstudien beispielsweise ausgesuchte Textteile durch den Kontext *erklärt* werden sollen, folgen Häufigkeitsanalysen einer quantifizierenden Logik, indem Textbestandteile durch ein Kategoriensystem anhand von Häufigkeiten *gewichtet* werden (vgl. Mayring, 2022, S. 64 f.). Vor dem Hintergrund verschiedener Interpretationsformen begründet Mayring drei voneinander unabhängige Analysetechniken, die Forschende je nach Forschungsfrage wählen können: Zusammenfassung, Explikation und Strukturierung (vgl. Mayring, 2022, S. 66). Mayring schreibt hierzu:

> „Durch diese Differenzierung sind nun neun verschiedene Analyseformen entstanden, zwischen denen für qualitativ orientierte Textanalysen ausgewählt werden kann, je nachdem, welche der Techniken von der Fragestellung des Projektes her adäquat erscheint […].“
> (Mayring, 2022, S. 67)

Mayring verweist darauf, dass qualitative Analysen bereits im Vorfeld einer Datenauswertung eine Auswertungstechnik festlegen, um Interpretationsschritte transparent darzulegen und eine intersubjektive Überprüfbarkeit zu ermöglichen (vgl. Mayring, 2022, S. 118 ff.).

5.4.2 Die Auswertung von Interviews mit der zusammenfassenden qualitativen Inhaltsanalyse nach Mayring

Ein Vorteil der qualitativen Inhaltsanalyse ist es, dass mit verschiedenen Analysetechniken begriffliche Explikationen der Befragten in Kategorien überführt werden, die wiederum eine Abstraktion und Überprüfbarkeit ermöglichen. In dieser Arbeit orientiere ich mich am Analyseschritt der „Zusammenfassung" der qualitativen Inhaltsanalyse nach Mayring, welche eine induktive Kategorienbildung und eine Zusammenfassung einzelner, forschungsrelevanter Textstellen vorsieht (vgl. Mayring, 2022, S. 66), die Mayring wie folgt erörtert:

> „Ziel der Analyse ist es, das Material so zu reduzieren, dass die wesentlichen Inhalte erhalten bleiben, durch Abstraktionen einen überschaubaren Corpus zu schaffen, der immer noch Abbild des Grundmaterials ist." (Mayring, 2022, S. 66)

Das überschaubare Corpus drückt sich in Form von Kategorien aus, die Forschende induktiv aus dem Textmaterial sukzessiv und regelgeleitet interpretativ erarbeiten (vgl. Mayring, 2015, S. 66 f.). Durch das begründete und systematisierte Vorgehen der Kategorienbildung wird es möglich, dass Lesende die Analyseschritte nachvollziehen und überprüfen können, um die Analyse transparent zu gestalten. Neben kontextuellen Beschreibungen der Interviewbeteiligten und der Erhebungssituationen folgt die Analyse in diesem Sinne der Fragestellung einer Arbeit, was genau aus dem Textmaterial der Interviews zusammengefasst werden soll. Mayring hat für die zusammenfassende qualitative Inhaltsanalyse eine Technik beschrieben, um Inhalte aus einem festgelegten Textmaterial theoriegeleitet und systematisch herauszuarbeiten (vgl. Mayring, 2022, S. 69), wobei Forschende verschiedene Schritte durchlaufen, die auf eine Abstraktion und Reduktion forschungsrelevanter Textstellen zielen. Jene Analysetechnik besteht aus den Schritten der Paraphrasierung, der Generalisierung und der anschließenden ersten und zweiten Reduktion, wobei er verschiedene Regelungen vorgibt, um eine Nachvollziehbarkeit der Arbeit zu gewährleisten (vgl. Mayring, 2022, S. 71):

1. Schritt der Paraphrasierung: Textstellen werden auf den Inhalt bezogen beschreibend umgeschrieben, indem nicht inhaltstragende Textbestandteile fallen gelassen werden.

2. Schritt der Abstraktion: Anhand des Textmaterials werden die gebildeten Paraphrasen verallgemeinert, wobei Forschende auch theoretische Vorannahmen nutzen können.
3. Schritt der ersten Reduktion: Paraphrasen, die über dem Abstraktionsniveau liegen, werden zunächst belassen. Sollten inhaltsgleiche Paraphrasen existieren, werden diese gestrichen. Inhalte, die im Sinne der Forschungsfragen unwichtig sind, können ebenfalls weggelassen werden.
4. Schritt der zweiten Reduktion: Aufeinander bezogene Paraphrasen werden zusammengefasst und mit einer neuen Aussage versehen (vgl. Mayring, 2022, S. 71).

Die verschiedenen Abfolgen sind als Interpretationsregeln der zusammenfassenden qualitativen Inhaltsanalyse zu verstehen. Die qualitative Inhaltsanalyse nach Mayring ermöglicht es so, vorliegendes Textmaterial in einer zusammenfassenden Analyse anhand von Interpretationsleistungen zu kategorisieren. Hiervon ausgehend möchte ich Aussagen und Inhalte aus Interviews im Zuge des responsiven Evaluationsprozesses von Ethikarbeit in der Johannesstift Diakonie generalisieren, um verallgemeinerbare Kategorien für den responsiven Evaluationsprozess nutzbar zu machen.

Anhand meiner Forschungsfragen wird zunächst das relevante Material für den ersten Schritt der zusammenfassenden qualitativen Inhaltsanalyse eingegrenzt, um hiervon ausgehend Paraphrasierungen zu bilden. Relevante Textstellen werden im Datenmaterial für den anschließenden ersten Analyseschritt markiert und entsprechend folgender vorgegebener Regeln paraphrasiert:

> „Z1.1: Streiche alle nicht (oder wenig) inhaltstragenden Textbestandteile wie ausschmückende, wiederholende, verdeutlichende Wendungen!
> Z1.2: Übersetze die inhaltstragenden Textstellen auf eine einheitliche Sprachebene!
> Z1.3: Transformiere sie auf eine grammatikalische Kurzform!“ (Mayring, 2022, S. 71)[71]

71 Mayring (2022) erörtert weitere Vorgaben, wobei ich an dieser Stelle exemplarisch die Analyse der zusammenfassenden qualitativen Inhaltsanalyse beschreibe.

Anschließend werden die paraphrasierenden Inhalte auf ein höheres Abstraktionsniveau im Analyseschritt der Generalisierung überführt. Hierbei sollen Gegenstände aus den Paraphrasierungen in neue Formulierungen überführt werden, wobei Mayring folgende Analyseschritte benennt:

> „Z2.1: Generalisiere die Gegenstände der Paraphrasen auf die definierte Abstraktionsebene, sodass die alten Gegenstände in den neu formulierten impliziert sind!
> Z2.2: Generalisiere die Satzaussagen (Prädikate) auf die gleiche Weise!
> Z2.3: Belasse die Paraphrasen, die über dem angestrebten Abstraktionsniveau liegen!
> Z2.4: Nimm theoretische Vorannahmen bei Zweifelsfällen zu Hilfe!"
> (Mayring, 2022, S. 71)

Aus dem relevanten Textmaterial und der gebildeten Paraphrase werden diese anschließend in Generalisierungen interpretativ überführt. Mit dem nächsten Analyseschritt der „Ersten Reduktion" werden bedeutungsgleiche generalisierende Paraphrasen innerhalb einer Analyseeinheit gestrichen. Jene Paraphrasen, die im Sinne der Forschungsfragen inhaltstragend sind, bleiben bestehen. Die zusammenfassende qualitative Inhaltsanalyse folgt der Systematik, zunächst in Paraphrasierungen Inhalte und Aussagen auf eine einheitliche Sprachebene zu bringen, um hiervon ausgehend Generalisierungen vorzunehmen. Die Interpretations- und Analyseleistungen sind demnach in der Auswahl relevanter Textstellen und in der Generalisierung von Inhalten auf ein höheres Abstraktionsniveau zu sehen. In der vorliegenden Arbeit sollen Kategorien induktiv aus dem Datenmaterial gebildet werden.

Im responsiven Evaluationsprozess von Ethikarbeit in der Johannesstift Diakonie sollen demnach Interviews mit Beteiligten geführt werden, wobei die entsprechende Anzahl möglicher Datenerhebungen durch den partizipativen Prozess bestimmt wird. Demnach können geplante Interviews in der vorliegenden Arbeit nicht im Vorfeld als Sollgrenze definiert werden. Mithilfe von Interviews mit verschiedenen Beteiligten soll jedoch im Sinne von Stake das explizite Wissen der Beteiligten der Ethikarbeit in der vorliegenden Arbeit systematisiert werden, um die aufgeworfenen Forschungsfragen zu beantworten. Neben dem expliziten Wissen unterscheidet Stake das implizite Wissen von Beteiligten in einer Programmpraxis. Jene Erfahrungen sollen mithilfe der dokumentarischen Methode rekonstruiert werden.

5.5 Gruppendiskussionen und die dokumentarische Methode nach Bohnsack als Zugang zum impliziten Wissen von Personen der Ethikarbeit in der Johannesstift Diakonie

Die dokumentarische Methode wurde maßgeblich von Ralf Bohnsack entwickelt und ist ein Verfahren, um insbesondere kollektive Orientierungsmuster von Menschen in einem Kontext zu analysieren. Bohnsack bezieht sich in seiner methodologischen Begründung unter anderem auf die Wissenssoziologie von Karl Mannheim (1980) und dessen dokumentarische Interpretation, die er für die rekonstruktive Datenanalyse zugänglich macht (vgl. Kruse, 2015, S. 437). Die dokumentarische Methode steht in der Tradition der rekonstruktiven Sozialforschung und ist ein interpretatives sowie offenes Verfahren, das methodologisch außerdem auf den Annahmen der phänomenologischen Soziologie (Alfred Schütz), dem symbolischen Interaktionismus (Tradition der Chicagoer Schule) und der Hermeneutik aufbaut (vgl. Bohnsack, 2021, S. 24 f.; siehe ausführlich: Bohnsack, 2021, S. 22 ff.).

5.5.1 Theoretische Grundlagen der dokumentarischen Methode nach Bohnsack

Die dokumentarische Methode nach Bohnsack verortet sich in der sogenannten rekonstruktiven Sozialforschung (vgl. Bohnsack, 2021, S. 35). Rekonstruktive Verfahren der Sozialforschung werden als Verfahren bezeichnet, die nach den Grundlagen von Interaktionen fragen und auch die Strukturen mitbedenken, die damit zusammenhängend einen Bestand haben (vgl. Garz, 2007, S. 225):

> „Während qualitative Forschung danach schaut, was sich im alltäglichen Umgang zeigt, gehen rekonstruktive Ansätze den Fundamenten im Sinne von tragenden Gerüsten dieses Geschehens nach. Was strukturiert die Umgangsweisen was deren Niederschlag als Objektivationen, und zwar auch unabhängig von den Absichten und Zwecken der Beteiligten?“ (Garz, 2007, S. 225)

Demnach soll nicht nur das „Was“ der Wirklichkeit erfasst werden, sondern auch das „Wie“ und „Wozu“, das Forschende erkenntnistheoretisch untersuchen:

> „In der rekonstruktiven Sozialforschung dürfen aufgrund ihrer erkenntnistheoretischen Prämissen keine Wahrheitsfragen gestellt werden, sondern es muss die Frage verfolgt werden, welchen Sinn die so

> dargestellte Wirklichkeit für die befragte Person hat." (Kruse, 2015, S. 40)

Demgemäß wird nicht von einer objektiven Wirklichkeit, sondern von verschiedenen Wirklichkeitsdimensionen von Repräsentanten ausgegangen, die sich unterschiedlich sinnhaft und anhand von Regeln konstituieren. Rekonstruktiv verfahrende Forschende versuchen demnach, über Interpretationen jene Regeln und Sinnstrukturen zu rekonstruieren, um so auf das „Wie" von Beteiligten in einem Kontext zu schließen. Die rekonstruktive Sozialforschung geht somit nicht davon aus, dass soziale Wirklichkeit beliebig in Interaktionen konstruiert wird. Diese nimmt vielmehr an, dass die Konstruktion der sozialen Wirklichkeit anhand von Sinnstrukturen der Menschen vollzogen wird.

Bohnsack baut auf dieser Annahme auf und schlussfolgert für die dokumentarische Methode, dass sich Menschen durch Erfahrungen und durch erlebte Situationen ein intuitives Wissen aneignen, das es ihnen ermöglicht, ohne lange Nachdenkprozesse handlungsfähig zu sein, um neuartige Handlungssituationen meistern zu können. Dadurch entsteht ein Alltagswissen, das sich Menschen beiläufig und ohne aktives Nachdenken zunutze machen. Handeln ist demgemäß durch unterschiedliche Formen des Alltagswissens von Menschen geprägt und ist zudem ein Ausdruck der sozialen Bedingungen von Handelnden. Die dokumentarische Methode nimmt die daraus resultierenden unterschiedlichen typischen Denk- und Handlungsmuster von Menschen in den Blick (vgl. Kleemann/Kränke/Matuschek, 2013, S. 154 f.):

> „Der Weg des Erkenntnisgewinns über die alltägliche Praxis ermöglicht es, jenseits der subjektiv angeführten Begründungen der Einzelnen tiefer liegende und sozial geformte Muster zu entdecken, die das Wissen und das Zusammenspiel von gesellschaftlichen Strukturen und individuellen bzw. gemeinschaftlichen Handlungen erweitern." (Kleemann/Krähnke/Matuschek, 2013, S. 155).

Bohnsack folgt Mannheims Annahme, dass das menschliche Denken „seinsverbunden" ist. Dies meint, dass Personen Erfahrungen in Abhängigkeit von Gegebenheiten (z. B. dem Geschlecht, politischer Klassen und Milieus, Generationen) machen. Wissen, und in diesem Sinne auch Einstellungen, Werthaltungen, Orientierungen, ist demnach in diese Gegebenheiten eingebettet und erfährt für Personen und Personengruppen erst dann seine Gültigkeit. Inwiefern Menschen handeln, ist demnach in einem hohen Grad durch das Alltagswissen beeinflusst, welches den Menschen zunächst nicht reflexiv zugänglich ist:

> „Insgesamt bilden die für die Einzelnen relevanten Alltagsbedingungen eine Folie, die ihr Handeln anleitet. Dieses geht ihnen in Fleisch und Blut über – es wird inkorporiert. Es erlangt damit einen hohen Grad an Selbstverständlichkeit und verbleibt darin gewöhnlich auf einer atheoretischen, d. h. nicht mehr reflektierten Ebene." (Kleemann/Krähnke/Matuschek, 2013, S. 156)

Die Alltagspraxis von Personen wird erschlossen, indem Forschende die sprachlichen Darstellungen der Befragten untersuchen. Denn in diesen Äußerungen manifestieren sich die kollektiven Routinen und Orientierungen, über die Personen nicht mehr bewusst Auskunft geben können. Jenes handlungsleitende Erfahrungswissen baut auf der Annahme auf, dass Menschen ihre soziale Wirklichkeit in einem Verhältnis zu gesellschaftlichen Bedingungen auf Basis ihres Alltagswissens durch ihr praktisches Tun konstruieren. Normative Vorgaben einer Gesellschaft (Orientierungsschemata) und sozial geprägte Denk- und Handlungsmuster (Orientierungsrahmen) determinieren in einem wechselhaften Bezug das Alltagwissen und -handeln von Menschen (vgl. Kleemann/Krähnke/Matuschek, 2013, S. 156). Responsive Evaluationen verfolgen das Ziel, die impliziten, handlungsleitenden Wissensformen von Personen in einem Kontext sichtbar zu machen, welche sich in Werthaltungen manifestieren (vgl. Kapitel 5 ff.). Erfahrungswissen ist nicht nur individuell zu betrachten, sondern entsteht durch die Kontexte und Strukturen, in denen sich die Menschen bewegen (vgl. Bohnsack, 2006, S. 150). Personen der Ethikarbeit in der Johannesstift Diakonie teilen folglich durch ihre Praxis einen gemeinsamen Erfahrungsraum. Ich gehe somit von der Annahme aus, dass implizite und kollektive Werthaltungen bei den Beteiligten durch die Ethikarbeit und die damit einhergehenden Erfahrungen existieren, die im Sinne der responsiven Evaluation mit der dokumentarischen Methode zugänglich gemacht werden können.

Bohnsack macht darauf aufmerksam, dass die dokumentarische Methode das responsive Evaluationsverfahren von Stake sinnvoll ergänzen kann, indem die Alltagspraxis von Beforschten untersucht wird:

> „Erst die genaue Kenntnis dieser praktischen Logik – der Logik des Handelns jenseits der *Theorien,* welche die Akteure in Wissenschaft und Alltag über ihre eigene Praxis – schafft die Bedingungen der

> Möglichkeit für eine Beurteilung und Bewertung dies Praxis und für eine mögliche Einflussaufnahme auf diese." (Bohnsack, 2006, S. 137).

Im Sinne von Stake verfolgen responsive Evaluationen auch den Zweck, einen Zugang zu dem stillschweigenden Wissen von Beteiligten zu finden. Damit sollen Programmbeteiligte und die Öffentlichkeit einen Einblick in das handlungsleitende Erfahrungswissen erhalten können, um die unterschiedlichen Strukturen der Praxis kennenzulernen (vgl. Kapitel 5 ff.). Bohnsack sieht in dem impliziten und stillschweigenden Wissen von Personen in einem Programm, im Sinne von Stakes responsiver Evaluation, Zusammenhänge mit der Wissenssoziologie von Mannheim. Die dokumentarische Methode sieht Bohnsack als sinnvollen Zugang, jene Wissensformen und die Werthaltungen von Personen in responsiven Evaluationen sichtbar zu machen (vgl. Bohnsack, 2006, S. 140 f.):

> „Die je unterschiedlichen ‚Perspektiven' bzw. genauer: Erfahrungsräume der Stakeholder und die dazugehörigen handlungsleitenden Wissensbestände und impliziten Orientierungen können dann nicht nur rekonstruiert und in ihrer erfahrungsgebundenen Genese nachgezeichnet, sondern auch in Relation gesetzt werden zu den (expliziten) intendierten Zielen eines Projekts." (Bohnsack, 2006, S. 141)

Personen in einem Kontext entwickeln folglich implizite und handlungsleitende Wissensformen, in denen Werthaltungen eingelagert sind (vgl. Bohnsack, 2006, S. 150). Jene Erfahrungsebene bezeichnet Bohnsack als habituelle Praktik, die durch handlungsleitende Wissensbestände gebildet wird und den Menschen nicht reflexiv zugängig ist. Es ist ein implizites Wissen, das mithilfe der dokumentarischen Methode rekonstruiert werden kann, in dem es von Forschenden interpretativ erschlossen wird (vgl. Bohnsack, 2006, S. 140):

> „Eine Explikation des impliziten Wissens erhöht – indem sie das praktische Wissen der Evaluationsbeteiligten in einem einheitlichen ‚Code' übersetzt – für alle Beteiligten die Chance, gehört zu werden. Dies kommt dann insbesondere jenen zugute, die vom dominanten ‚code' weiter entfernt sind. […] Somit ist es also integrales Element einer Evaluationsforschung auf der Basis der dokumentarischen Methode, den Perspektiven respektive dem Erfahrungswissen auch jener Adressaten oder Rezipienten […] zur Artikulation zu verhelfen, die

> in der Regel ihre Interessen nicht selbst in den Diskurs einzubringen vermögen.“ (Bohnsack, 2006, S. 149)

In der dokumentarischen Methode nach Bohnsack werden zudem Parallelen zum Erkenntnisprozess der responsiven Evaluationen deutlich:

> „Responsive Evaluation is grounded in hermeneutic and constructivist (compared with positivist) perspectives on knowledge. In these perspectives, human beings are considered active interpreters of their world. The meaning of the world is not given but shaped in interactions. Meaning construction is a dialogical process; subject and object mutually influence each other and will change as a result of the process. This means that evaluators cannot be objective. Like all human beings, responsive evaluators have their prejudices and are influenced by and influence their objects of study.“ (Abma, 2006, S. 32)

Die hermeneutische, prozesshafte und methodische Auseinandersetzung mit dem Fremdverstehen und der Indexikalität menschlicher Sprache sind Veranlagungen in der dokumentarischen Methode, die auch mit den theoretischen Grundlegungen der responsiven Evaluation harmonieren. Eine kombinierte Anwendung ist deshalb für die responsive Evaluation von Ethikarbeit in der Johannesstift Diakonie besonders zielführend, da nicht nur das explizite Erfahrungswissen betrachtet wird, sondern auch implizite Werthaltungen von Personen einer Praxis untersucht werden. Doch wie können jene Werthaltungen in der Praxis des Drei-Säulen-Modells mit der dokumentarischen Methode empirisch beforscht werden?

Das Gruppendiskussionsverfahren der dokumentarischen Methode

Das rekonstruktiv ausgerichtete Gruppendiskussionsverfahren nach Bohnsack folgt der Annahme, dass Kollektivität an konjunktive Erfahrungsräume gebunden ist, was ein Verstehen von Menschen erst ermöglicht:

> „Dieser Erfahrungsraum verbindet diejenigen, die an den in ihm gegebenen Wissens- und Bedeutungsstrukturen teilhaben. Zugleich ist die Kollektivität aber keine dem Einzelnen externe, ihn von außen zwingende oder einschränkende, sondern eine, die Interaktion und alltägliche Praxis ermöglicht und Gemeinsamkeit stiftet. Auf der Ebene des Gesprächs zeigt sich dies im ‚Einander-Verstehen im Medium des Selbstverständlichen‘.“ (Przyborski/Wohlrab-Sahr, 2021, S. 122)

Beteiligte der Ethikarbeit der Johannesstift Diakonie teilen einen konjunktiven Erfahrungsraum durch das Drei-Säulen-Modell und das Engagement in der Ethikarbeit, wodurch ein Verstehen in jenen Kontexten untereinander erst möglich wird. Kollektivität wird demnach durch einen konjunktiven Erfahrungsraum hergestellt, in dem Sinnzusammenhänge existieren, die ein Verstehen bedingen. Konjunktive Erfahrungsräume bilden sich durch gemeinsame Zusammenhänge von Menschen, die gesellschaftlich, institutionell oder auch durch Interaktionen hergestellt werden (vgl. Nentwig-Gesemann, 2018, S. 131 f.). In Gruppengesprächen dokumentieren sich zum einen kollektive Wissensbestände und zum anderen kollektive Strukturen (vgl. Przyborski/Wohlrab-Sahr, 2021, S. 123), weshalb sich gerade das Gruppendiskussionsverfahren eignet, die impliziten Wissensformen von Personen der Ethikarbeit zu rekonstruieren. In Gesprächen müssen Beteiligte zunächst aufeinander Bezug nehmen und herausfinden, inwiefern gemeinsame Erfahrungen existieren. Während ein Gesprächsbeginn häufig durch ein Abtasten geprägt ist, können lebendige und hitzige Gespräche insbesondere dann entstehen, wenn konjunktive Erfahrungsräume vorliegen. Forschende enthalten sich bewusst der Diskussion, um nicht eigene theoretische Vorannahmen in ein Gespräch zu tragen und den Gesprächsdiskurs damit zu beeinflussen. Vielmehr geht es darum, im Sinne der rekonstruktiven Sozialforschung mit offenen Fragen eine Diskussion anzuregen, in der sich kollektive Orientierungen und Wissensbestände entfalten können. Denn diese entstehen nicht im Gesprächsdiskurs, sondern der Diskurs repräsentiert vielmehr kollektive Orientierungen und Wissensbestände. Durch die Analyse selbstläufiger Passagen wird es Forschenden anschließend möglich, diese zu rekonstruieren. Das kollektive Wissen zu analysieren setzt voraus, dass Teilnehmende innerhalb einer Gruppe ohne Eingriffe der Forschenden miteinander selbstläufig sprechen können (vgl. Przyborksi/Wohlrab-Sahr, 2021, S. 124).

Mithilfe einer ersten offenen Frage (Erstfragenimpuls) in der Durchführung einer Gruppendiskussion soll deutlich werden, dass Forschende kein theoretisches Vorwissen bereits mit einer Frage transportieren, sondern diese die Erfahrungshorizonte der Beforschten respektieren und der Diskurs durch die Teilnehmenden vollzogen wird. Demgemäß nehmen Forschende auch keinen Einfluss auf die Verteilung von Redebeiträgen und enthalten sich bewusst (vgl. Bohnsack, 2021, S. 228f; Loos/Schäffer, 2001, S. 54 f.). Neben einem Erstfragenimpuls unterscheidet Bohnsack in der Durchführung von Gruppendiskussionen zwischen immanenten und exmanenten Nachfragen und einer direktiven Phase des Nachfragens. Immanente Fragen sind Nachfragen zu einem bereits aufgeworfenen Thema von Teilnehmenden in einer Gruppendiskussion. Nachfragen beziehen sich auf aufgeworfene Orientierungsrahmen der Befragten und sollen Beteiligte anregen, detaillierte Beschreibungen und Darstellungen zu formulieren. Bei Fragen und Nachfragen orientieren sich Forschende weiterhin an einer demonstrativen Vagheit, um möglichst zu verhindern, dass theoretische Sinngehalte durch sie in eine Diskussion transportiert werden. Diskussionsbeteiligte sollen vielmehr die Möglichkeit nutzen können, ihre eigenen Relevanzsysteme zu entfalten (vgl. Bohnsack, 2021, S. 230). Nachfragen werden so gestellt, dass Diskussionsbeteiligte angeregt werden, z. B. zu theoretisieren, zu argumentieren, zu erklären, zu bewerten oder Zukunftsperspektiven zu beschreiben. Exmanente Nachfragen werden von Forschenden dann gestellt, wenn die Selbstläufigkeit eines Diskurses bzw. einer Gruppendiskussion erlischt und Teilnehmende zentrale Themen respektive Fokussierungsmetaphern[72] abgearbeitet haben. Dies setzt eine individuelle Einschätzung des Forschenden voraus, wobei im Sinne eines Erkenntnisinteresses eine Liste mit thematischen Schwerpunkten vorerarbeitet wird. Die direktive Phase kann am Ende einer Diskussion als Möglichkeit genutzt werden, Widersprüche und Auffälligkeiten aus einer vorangegangenen Diskussion aufzugreifen. Beteiligte haben die Möglichkeit, auf den Forschenden Bezug zu nehmen (vgl. Bohnsack, 2021, S. 230).

Für diese Arbeit möchte ich jene Personen für Gruppendiskussionen gewinnen, die über Erfahrungen mit der durch das Drei-Säulen-Modell konzeptualisierten Praxis der Ethikarbeit verfügen. Dies macht es wahrscheinlich, dass

72 Fokussierungsmetaphern sind Passagen in einer Gruppendiskussion, die sich durch eine besondere interaktive und metaphorische Dichte von anderen Passagen abheben. Sie werden damit auch als „dramaturgische Höhepunkte" eines Diskurses bezeichnet, in denen Diskussionsbeteiligte Zentren gemeinsamen Erlebens bilden und sich gerade dort die konjunktiven Erfahrungsräume dokumentieren. Fokussierungsmetaphern verweisen auf einen Fokus von gemeinsamen Erfahrungen bzw. gemeinsamem Erleben und verweisen damit auf einen kollektiven Orientierungsrahmen. Sichtbar werden diese insbesondere dann, wenn Beschreibungen und Erzählungen einen hohen Detaillierungsgrad erreichen (vgl. Bohnsack, 2018, S. 85).

eine Diskussion zwischen den Beteiligten selbstläufig geführt werden kann und konjunktive Erfahrungsräume nicht nur durch die institutionelle Zugehörigkeit entstehen, sondern durch ein Engagement im Kontext Ethikarbeit und den damit einhergehenden Erfahrungen, die sich in einer Gruppendiskussion dokumentieren.

Gruppen können zum einen in realen Konstellationen oder in einer künstlichen Zusammenstellung befragt werden (vgl. Przyborski/Wohlrab-Sahr, 2021, S. 126 ff.). Die durch das Drei-Säulen-Modell konzeptualisierte Ethikarbeit ist durch verschiedene Säulen charakterisiert, welche die Praxis der Ethikarbeit auf verschiedenen Ebenen adressieren und organisieren. Während z. B. im Kontext der Säule „Bildung“ Fort- und Weiterbildungen existieren, ist die Säule „Begleitung“ auf eine Unterstützung einzelner Ethikkomitees bezogen. Ein „gemeinsamer Nenner“ in der übergreifenden Ethikarbeit in der Johannesstift Diakonie sind einrichtungsbezogene Ethikkomitees, die in den verschiedenen Einrichtungen der Johannesstift Diakonie existieren. Vor diesem Hintergrund gehe ich von einem Erfahrungswissen bei den Beteiligten aus, die sich im Kontext der Strukturen des Drei-Säulen-Modells oder in den Ethikberatungsgremien in den Mitgliedseinrichtungen der Johannesstift Diakonie engagieren. Ich plane im Zuge des responsiven Evaluationsprozesses Gruppendiskussionen mit Beteiligten der Ethikarbeit, um implizite Wissensbestände und Werthaltungen zu explizieren. Im Sinne der partizipativen Ausrichtung dieser Untersuchung plane ich einen zeitlichen Abstand zwischen beiden Gesprächen, um Zwischenergebnisse aus den Gruppendiskussionen mit den Beteiligten zu besprechen. Unter Zwischenergebnissen verstehe ich Informationen, die von den Gesprächsbeteiligten explizit kommuniziert werden. In folgender Tabelle ist die Planung von Gruppendiskussionen in der vorliegenden responsiven Evaluation zusammengefasst:

Tabelle 4: Planung von Gruppendiskussionen in der responsiven Evaluation von Ethikarbeit in der Johannesstift Diakonie

	Zusammenstellung:	Gruppen-größe:	Einschluss-kriterien:	Methodischer Bezug:	Ziele:
Gruppendiskussion	Künstlich zusammengestellte Gruppe mit Personen, die sich im Drei-Säulen-Modell der Ethikarbeit der Johannesstift Diakonie engagieren	3 bis 8 Personen	Erfahrungswissen in der Ethikarbeit der Johannesstift Diakonie Verschiedene Berufshintergründe sollen angesprochen werden: Pflege, Medizin, Seelsorge, Soziale Arbeit	Dokumentarische Methode nach Bohnsack	Explikation und Analyse des impliziten Wissens

Im Zuge der responsiven Evaluationen sind Gruppendiskussionen ein Zugang, um die Werthaltungen und das implizite Erfahrungswissen von Beteiligten der Praxis in Bezug auf das Drei-Säulen-Modell der Ethikarbeit zu beziehen und zu explizieren. Die folgende eigene Darstellung veranschaulicht die responsive Evaluation und die Perspektive der dokumentarischen Methode:

Abbildung 1: Eigene Darstellung: Geplante Gruppendiskussionen in der responsiven Evaluation von Ethikarbeit in der Johannesstift Diakonie

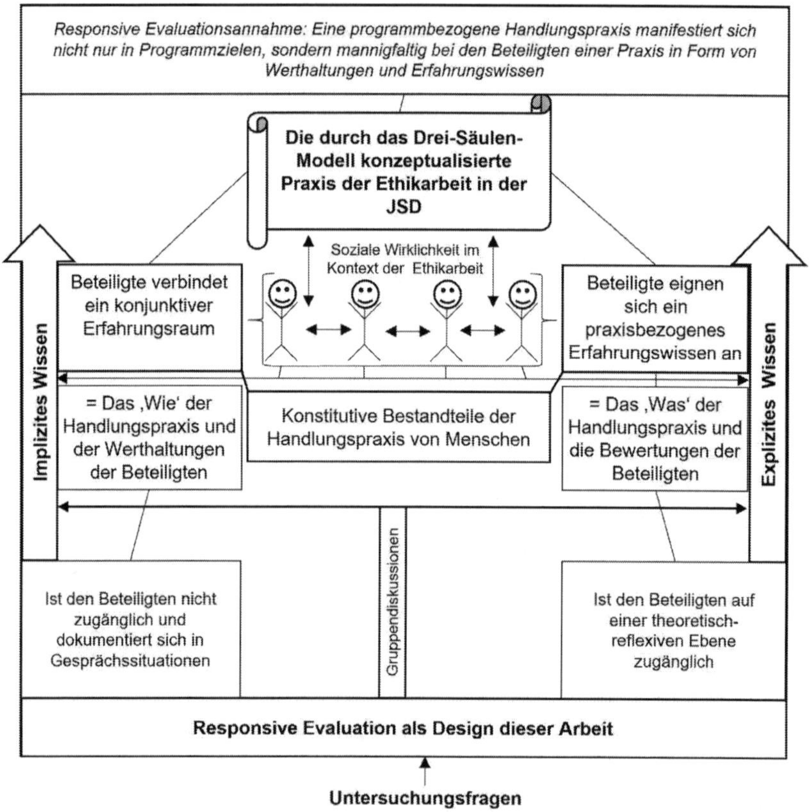

5.5.2 Die Auswertung von Gruppendiskussionen mit der dokumentarischen Methode nach Bohnsack

Die dokumentarische Methode macht es möglich, Werthaltungen sichtbar zu machen, indem in der Datenanalyse „positive“ und „negative Gegenhorizonte“ betrachtet werden. Inwiefern Menschen aufeinander Bezug nehmen und welche Positionen sie dabei vertreten, macht darauf aufmerksam, welche grundsätzlichen Orientierungsrahmen die Beforschten nutzen (vgl. Bohnsack, 2006, S. 142):

> „Derartige Gegenhorizonte oder Vergleichshorizonte, in denen Werthaltungen impliziert sind, werden in der Regel in Form von Beschreibungen und Erzählungen und in diesem Sinn ‚metaphorisch' entfaltet." (Bohnsack, 2006, S. 143)

Werthorizonte entfalten sich demnach in metaphorischen Beschreibungen, die sich auf die eigene Praxis und Erfahrungen beziehen. In jenen Beschreibungen stecken positive Gegenhorizonte, wobei sich diese vergleichend auf negative Gegenhorizonte beziehen können (vgl. Bohnsack, 2006, S. 143) und einen Zugang zu den Werten von Beteiligten ermöglichen:

> „Werte sind somit jene positiven und negativen (Gegen-)Horizonte bzw. die Relation zwischen diesen Horizonten, innerhalb deren der gesamte Erfahrungsraum einer Gruppe, eines Milieus, also beispielsweise einer Generation oder auch einer Organisation, ‚eingespannt' ist. Werte sind die Horizonte von Weltanschauungen. Diese Weltanschauungen und die darin implizierten *Werthaltungen* sind zwar Formen des Wissens, im Unterschied zu den Bewertungen aber nicht Gegenstand des Denkens, des reflektierenden, des theoretischen Bewusstseins ihrer Träger." (Bohnsack, 2006, S. 143)

Kollektive Orientierungsmuster von Menschen entstehen wiederum durch sozial geteilte Erfahrungen, die in Mannheims Sprache einen „konjunktiven Erfahrungsraum" bilden. Das Gruppendiskussionsverfahren im Sinne der dokumentarischen Methode versucht empirisch, diese Wissensform sprachlich zu explizieren. Die Methode rekonstruiert demnach kollektiv geteilte Orientierungsmuster, die Menschen implizit anwenden und die ihnen nicht bewusst sind. Jene Orientierungsmuster bei Menschen sind es, die ein intuitives und zwischenmenschliches Verstehen erst ermöglichen. Das intuitive Verstehen drückt sich darin aus, dass sich Menschen untereinander verstehen und den Sinn ihres Austauschs nicht erst kommunizieren müssen (vgl. Kruse, 2015, S. 192). Lesende dieser Arbeit, die bereits Erfahrungen mit ethischen Fallbesprechungen gesammelt haben, wissen wahrscheinlich intuitiv, was es bedeutet, eine entsprechende Fallbesprechung zu moderieren, wenn verschiedene Berufsgruppen involviert sind und der mutmaßliche Wille eines Betroffenen in einem konfliktbehafteten Gespräch eruiert werden soll.

Die Rekonstruktion von impliziten Orientierungen erfolgt durch Forschende, die zugleich durch eigene Erfahrungen und theoretische Hintergründe ein Erfahrungswissen bezüglich des Forschungsgegenstands mitbringen, was Mannheim mit dem Begriff der „Seinsverbundenheit der Interpretation" beschreibt. Demnach ist der Erkenntnisprozess im Rahmen einer empirischen Arbeit immer schon durch Vorannahmen der Forschenden beeinflusst, die Mannheim allerdings nicht als verzerrenden Faktor bewertet, sondern vielmehr als Grundlage einer interpretativ hergestellten Erkenntnis begreift (vgl. Loos/Schäffer, 2001, S. 36). Es stehen kollektive Orientierungen im Erkenntnisinteresse, die sich häufig in Normen und Werthaltungen ausdrücken, die wiederum einen handlungsleitenden Charakter haben können (vgl. Loos/Schäffer, 2001, S. 40 f.). Mithilfe von Gruppendiskussionen möchte ich vor diesem Hintergrund empirisch rekonstruieren, woran sich die Beteiligten der Ethikarbeit orientieren. Welche Erfahrungsformen lassen sich innerhalb der Ethikarbeit rekonstruieren, die den Beteiligten implizit zugrunde liegen? In der Auswertung der Gruppendiskussionen expliziere ich die impliziten Orientierungen der Beteiligten der Ethikarbeit, die diese in ihren Kontexten herstellen.

5.5.2.1 Die Transkription der Gruppendiskussionen als Voraussetzung für die Analyse und Auswertung

Für die Analyse und Auswertung von Gruppendiskussionen werden diese mit einem Tonbandaufnahmegerät aufgezeichnet und anschließend transkribiert. Hierfür orientiere ich mich an der „Talk in Qualitative Social Research (TIQ)"-Richtlinie, welche für die dokumentarische Methode entwickelt und empfohlen wird (vgl. Przyborski, 2004, S. 331 ff.; Bohnsack, 2021, S. 255 ff.; zur Kritik an der Versprachlichung von Interviews und Gruppendiskussionen: Kruse, 2015, S. 341 ff.). In der Verschriftlichung des Gesagten werden alle Lautäußerungen einer Gruppendiskussion dokumentiert, sodass der folgenden Übersicht die Bedeutungen der verschiedenen Zeichen entnommen werden können. In der vorliegenden Arbeit werde ich an mehreren Stellen Auszüge aus den Gruppendiskussionen zitieren, weshalb die vorliegende Übersicht eine Verständnisgrundlage vermitteln soll:

Tabelle 5: Transkriptionsrichtlinie „Talk in Qualitative Social Research (TiQ)" in den Auswertungen der Gruppendiskussionen in Anlehnung an Przyborski (2004)

└	Beginn eines Sprecherwechsels oder Beginn einer Überschneidung
┘	Ende eines Sprecherwechsels oder Ende einer Überschneidung
(.)	Pause, die eine Sekunde andauert
(2)	Die Zahl in der Klammer gibt die Dauer der Pause in Sekunden an
nein	Unterstreichungen drücken eine Betonung aus
nein	Fettgedruckte Wörter zeigen an, dass Sprechende laute Aussage tätigen (im Verhältnis zu ihrer üblichen Lautstärke)
°nee°	Das Gradzeichen kennzeichnet, dass Sprechende ihre Aussagen sehr leise tätigen (im Verhältnis zu ihrer üblichen Lautstärke)
.	Stark sinkende Tonhöhe (Intonation)
;	Schwach sinkende Tonhöhe (Intonation)
?	Stark steigende Tonhöhe (Intonation)
,	Schwach steigende Tonhöhe (Intonation)
Viellei-	Ein Bindezeichen zeigt an, dass Sprechende ein Wort nicht zu Ende gesprochen haben (Abbruch eines Wortes)
Oh=ne	Das Gleichheitszeichen zeigt dialektische Aussprachen von Sprechenden an (Wortverschleifungen)
Nei:::n	Doppelpunkte markieren Wortdehnungen, wobei die Anzahl der Doppelpunkte die Länge einer Dehnung anzeigt
(doch)	Klammern drücken unklare oder schwer verständliche Äußerungen aus
( )	Die Länge einer Klammer zeigt an, wie lange die unklaren respektive schwer verständlichen Aussagen von Sprechenden andauern
((stöhnt))	Doppelklammern zeigen gesprächsexterne Ereignisse oder parasprachliche Äußerungen an, wobei die Länge der Klammer die Dauer der Äußerung anzeigt
@nein@	Lachend gesprochene Aussage von Sprechenden
@(.)@	Kurzes Auflachen von Sprechenden
@(3)@	Die Zahl in der Klammer gibt die Dauer (in Sekunden) des Lachens an

Im Transkript werden Wörter großgeschrieben, wenn ein Sprecherwechsel erfolgt oder Hauptwörter angeführt werden. Nach Satzzeichen wird trotzdem klein weitergeschrieben, um die verschiedenen Intonationen deutlich zu machen. Den Beteiligten der Gruppendiskussion ist eine Pseudonymisierung zugewiesen, wobei ein „f" eine weibliche Person und ein „m" eine männliche Person markiert. Das „Y" steht für den Interviewenden. Angeführte Klarnamen sind durch erdachte Namen ersetzt. Ein „?" präsentiert einen unbekannten Sprechenden, dessen Äußerungen keiner Person zugeordnet werden können.

5.5.2.2 Die Interpretationsschritte in der rekonstruktiven Auswertung von Gruppendiskussionen

Die Auswertung von Gruppendiskussionen erfolgt in der dokumentarischen Methode anhand von vorgegebenen Arbeitsschritten, die jeweils aufeinander aufbauen und wie folgt bezeichnet werden: Formulierende Interpretation, Reflektierende Interpretation, Diskursbeschreibung und Typenbildung. Mit der „Formulierenden Interpretation" wird zum einen ein thematischer Verlauf und zum anderen eine thematische Feingliederung einer Gruppendiskussion erarbeitet. Das bedeutet, dass Forschende zunächst eine Tonaufnahme hören und dabei Ober- und Unterthemen notieren, um einen Überblick über die angesprochenen Themen zu erhalten (thematischer Verlauf). Anschließend werden relevante Passagen[73] in eigenen Worten auf einer sachlichen Ebene zusammengefasst, sodass eine thematische Feingliederung entsteht, um den Analyseschritt der „Reflektierenden Interpretation" vorzubereiten (vgl. Loos/Schäffer, 2001, S. 59). In diesem ersten Schritt werden jene Passagen identifiziert, die transkribiert werden und als Grundlage für die weiteren Interpretationsschritte dienen. Mit der formulierenden Interpretation wird der immanente Sinngehalt

73 Passagen sind dann relevant, wenn diese Aufschlüsse über die Forschungsfragen geben oder sich durch eine hohe metaphorische Dichte auszeichnen. Passagen mit einer hohen interaktiven Dichte (viele Sprechende nehmen am Diskurs aufeinander Bezug, viele Sprechendenwechsel erfolgen, Intensität und Betonungen in Aussagen usw.) und metaphorischen Elementen werden von Bohnsack als „Fokussierungsmetaphern" bezeichnet (vgl. Przyborksi/Wohlrab-Sahr, 2021, S. 368 ff.), die einen dramaturgischen Höhepunkt darstellen. In jenen Passagen wird das gemeinsam Erlebte ausgehandelt. Sie sind ein Hinweis auf kollektive Orientierungsrahmen, die sich dort in prägnanter Weise ausdrücken (vgl. Bohnsack, 2018, S. 84).

bzw. der kommunikativ-generalisierte Sinn in einer eigenen Sprache des Interpretierenden gefasst, um eine Überprüfbarkeit zu ermöglichen und eine Ordnung der verschiedenen Themen zu erreichen (vgl. Przyborski/Wohlrab-Sahr, 2021, S. 370). Jene Zusammenfassungen und Paraphrasierungen sind bereits als Interpretationen des Forschenden zu verstehen, der die Inhalte in seiner eigenen Sprache fasst. Der Fokus ist demnach auf den immanenten Sinngehalt gerichtet, womit die expliziten Äußerungen gemeint sind (vgl. Loos/Schäffer, 2001, S. 62).

In der Reflektierenden Interpretation ändert sich die Analyseeinstellung dahingehend, „wie" etwas in einer Gruppendiskussion gesagt wird. Denn dort dokumentiert sich der dahinterstehende konjunktive Erfahrungsraum und damit die kollektive Handlungspraxis der Beforschten. Forschende transzendieren in diesem Arbeitsschritt den immanenten Sinngehalt, sodass auch fallexterne Vergleichshorizonte eingebracht werden. Jene Vergleichshorizonte entstammen zunächst dem Interpretierenden selbst, sodass sich die kollektive Handlungspraxis des Forschenden offenbart. Je nachdem wie viele Datenerhebungen vorliegen, werden jene Vergleichshorizonte nach und nach aus dem empirischen Material abgeleitet. Wie behandeln andere Gruppen dasselbe Thema? Der Fokus richtet sich nicht nur darauf, wie ein Thema *bewertet* wird, sondern vielmehr wie es *behandelt* wird (Przyborski/Wohlrab-Sahr, 2021, S. 371 ff.):

> „*Dokumentarisch* ist diese Form der Interpretation, weil ich die Frage nach dem *Wie* einer Äußerung nicht nur auf diese *eine* Äußerung beziehe, sondern als Dokument für ein Grundmuster ansehe, das in ähnlicher Form auch andere Äußerungen präformiert." (Loos/Schäffer, 2001, S. 63)

Äußerungen in einer Gruppendiskussion werden insofern gefasst, als von einem ihr zugrunde liegenden Muster ausgegangen wird. Angesichts dessen werden Äußerungen nicht einzelnen Sprechenden zugeordnet, sondern im Kontext einer gesamten Gruppe verarbeitet (vgl. Loos/Schäffer, 2001, S. 64):

> „Die Gruppenmeinung ist keine ‚Summe' von Einzelmeinungen, sondern das Produkt kollektiver Interaktionen." (Loos/Schäffer, 2001, S. 65)

Vor diesem Hintergrund wird auch die Organisation des Diskurses in einer Auswertung in den Blick genommen, da sich dort eine kollektive Praxis repräsentiert (vgl. Loos/Schäffer, 2001, S. 65). In der Reflektierenden Interpretation arbeiten Forschende jene Handlungsorientierungen heraus, die einen kollektiven Charakter bereits implizieren:

> „Diejenigen, denen Orientierungen auf der Grundlage eines gemeinsamen Erfahrungsraums gemeinsam sind (s. o.), beziehen sich unmittelbar und selbstverständlich darauf, sie verstehen einander, ohne einander explizit zu interpretieren." (Przyborski/Wohlrab-Sahr, 2021, S. 371)

Die Analyse kollektiver Orientierungsmuster von Beteiligten der Ethikarbeit in der Johannesstift Diakonie wird besonders dann deutlich, wenn Diskussionsbeteiligte selbstläufig aufeinander Bezug nehmen. Denn die Beteiligten müssen Aussagen nicht erst interpretativ dahingehend erschließen, „wie" andere etwas meinen. Aufgrund ihrer Erfahrungen können sie implizit darauf Bezug nehmen. Doch wie können entsprechende Orientierungen aus den Gruppendiskussionen erschlossen werden[74]?

5.5.2.3 Die Analyseeinstellung und Technik der Reflektierenden Interpretation

Orientierungen werden grundsätzlich in Form von „Propositionen" artikuliert. Der Propositionsbegriff geht auf Harold Garfinkel zurück (1961) und meint eine Stellungnahme zu einem Thema, in der eine Orientierung ausgedrückt wird (vgl. Loos/Schäffer, 2001, S. 67). Orientierungen werden mit einer spezifischen Herangehensweise an einen Text herausgearbeitet, indem Forschende den Diskurs einer Passage betrachten. Ein Diskurs wird als ein Ausdruck betrachtet, in dem drei verschiedene prinzipielle Orientierungen eingelassen sind. Positive Horizonte markieren in einem Diskurs „positive Ideale", die eine Richtung anzeigen. Jene Richtungen, Entwicklungen, Ausgänge können wiederum auch abgelehnt werden, sodass ein negativer Gegenhorizont markiert wird. Mit der Einschätzung der Realisierungsmöglichkeiten wird das sogenannte „Enaktierungspotenzial" angezeigt, das das dritte und letzte Strukturmerkmal eines Diskurses darstellt. Jene Einstellung wird nun auf einen Diskurs angewendet,

74 In der dokumentarischen Methode existieren eigenständige Begriffe, die den Erkenntnisprozess mit dem empirischen Datenmaterial kennzeichnen. Da im weiteren Verlauf dieser Arbeit auf jene Begriffe in den Ergebnissen Bezug genommen wird, werden diese entsprechend dargelegt.

wobei im Rahmen der Reflektierenden Interpretation sequenzanalytisch vorgegangen wird (vgl. Przyborski, 2004, S. 56 f.). Dies bedeutet, relevante Passagen insofern in den Blick zu nehmen, als Forschende analysieren, wie eine Gruppe ein Thema behandelt. Zunächst werden hierzu „Propositionen", also Themeninitiierungen, gesucht. Mit der „Elaboration" des Themas betrachten Forschende, wie ein Thema innerhalb einer Gruppe behandelt wird, wobei wiederum vielfältige Ausdrucksformen existieren (siehe ausführlich: Przyborski, 2004, S. 69 ff.). Die „Konklusion" ist das Gegenstück der „Proposition" und zeigt an, wann ein Thema beendet wird. Vor diesem Hintergrund sind es drei verschiedene Betrachtungs- und Beschreibungsweisen im Hinblick auf einen Diskurs, die einen Zugang zu den Orientierungsrahmen in der dokumentarischen Methode ermöglichen (siehe ausführlich: Loos/Schäffer, 2001, S. 67 ff.). Im Anschluss wird der Typus einer Diskursorganisation bestimmt, wobei drei verschiedene Formen empirisch fundiert werden. In einer „oppositionellen Diskursorganisation" treten Rahmeninkongruenzen auf, die von der Gruppe in keinen kollektiv geteilten Orientierungsrahmen überführt werden. In einer „antithetischen Diskursorganisation" liegt keine Rahmeninkongruenz vor, sondern innerhalb der Gruppe wird vielmehr um eine akzeptierte Konklusion gerungen. In einer „parallelisierenden Diskursorganisation" nimmt die Gruppe auf verschiedene Propositionen Bezug, sodass sich Beschreibungen aneinanderreihen und ein Zusammenhang des Gesprächs nur schwer erkennbar ist (vgl. Loos/Schäffer, 2001, S. 69; siehe ausführlich: Przyborski, 2004, S. 95 ff.). Die ausführliche Beschreibung der Datenerhebungs- und Auswertungsmethoden ist notwendig, um transparent darzulegen, mit welcher Theorie in der vorliegenden Arbeit die Ergebnisse interpretativ erschlossen werden. Doch welche Planungen bestehen für die Umsetzung einer responsiven Evaluation von Ethikarbeit in der Johannesstift Diakonie?

5.6 Umsetzungsstrategien einer responsiven Evaluation von Ethikarbeit der Johannesstift Diakonie

Der responsive Evaluationsprozess sieht vor, dass Beteiligte an der Evaluation partizipieren können. Der damit einhergehende Einbezug von Beteiligten der Praxis kann zum Beispiel bedeuten, dass diese über weitere Aktionen bestimmen und entscheiden, in welchem Maße sie ihre Zeit und ihre Ressourcen zur

Verfügung stellen können und wollen. Innerhalb des Gesundheitswesens stehen Einrichtungen unter einem hohen wirtschaftlichen Druck. Aktuelle Herausforderungen, wie der Fachkräftemangel in der Pflege, führen möglicherweise zu Beeinträchtigungen der Beteiligungsmöglichkeiten von Personen. Ein Engagement von Mitarbeitenden der Johannesstift Diakonie im responsiven Evaluationsprozess bindet möglicherweise Ressourcen, welche für die Versorgung von Menschen mit einem Pflege- und Medizinbedarf vorgesehen sind. Der verantwortungsvolle Umgang mit den begrenzten Ressourcen von Mitarbeitenden ist demnach ein Umstand, der im Evaluationsprozess berücksichtigt wird. Gleichzeitig resultiert hieraus ein Dilemma, denn responsive Evaluationen richten einen Schwerpunkt auf interaktive Praxis mit Programmbeteiligten, wodurch damit einhergehende Beziehungen und Vertrauensverhältnisse notwendig werden. Gerade in Kontexten der Ethikarbeit arbeiten Personen mit vertraulichen und sensiblen Informationen, sodass im responsiven Evaluationsprozess eine anhaltende Sorgfaltspflicht entsteht. Vor dem Hintergrund der kontextuellen Herausforderungen wurden im Vorfeld verschiedene Umsetzungsstrategien erarbeitet, um jene Bedingungen aktiv zu berücksichtigen und einen responsiven Evaluationsprozess in der Johannesstift Diakonie zu forcieren.

5.6.1 Fortlaufende Reflexionsräume als Korrektive in der responsiven Evaluation von Ethikarbeit der Johannesstift Diakonie

Responsive Evaluationen sind als ein offener theoriebasierter Zugang konzipiert, in dem Verantwortliche einen weiten Handlungsspielraum nutzen können, um eine Praxis zu untersuchen. Dialoge, gezielte Interaktionen und Datenerhebungen sind Beispiele, die darauf aufmerksam machen, dass persönliche, soziale, methodische und inhaltlichen Kompetenzen von Evaluationsverantwortlichen fortlaufend gefordert werden. Neben einer Sorgfaltspflicht ist eine responsive Evaluation durch eine kommunikative Praxis geprägt, in der Interaktionen und gezielte Feedbackgespräche notwendig werden. Angesichts dessen ist es wichtig, dass Evaluationsverantwortliche eigene Haltungen reflektieren. Dies setzt eine besondere Haltung voraus, nämlich „lernend“ und „aktiv-fragend“ die Praxis von Beteiligten kennenzulernen. Dies setzt voraus, dass Schwierigkeiten und Herausforderungen aktiv bearbeitet werden, um den Evaluationsprozess kritisch und reflexiv zu begleiten: Was lief gut, was lief schlecht? Gerade vor dem Hintergrund eines offenen und vorab wenig strukturierten Evaluationszugangs ist die reflexive Auseinandersetzung mit der eigenen Praxis bedeutsam. Eigene Aktionen und entsprechende Reaktionen sollen demgemäß in regelmäßigen Abständen in Feedbackgesprächen mit Beteiligten der Johannesstift Diakonie besprochen werden. Darüber hinaus werden Inhalte und Vorgehensweisen in regelmäßig stattfindenden Doktorandenkolloquien kritisch reflektiert.

5.6.2 Partizipationsformen und die Rückkopplung von Untersuchungsergebnissen des responsiven Evaluationsprozesses in die Ethikarbeit der Johannesstift Diakonie

Die Anliegen der Beteiligten und das gemeinsame partizipative Engagement sind eine Voraussetzung, um die Ethikarbeit der Johannesstift Diakonie responsiv zu evaluieren. In diesem Zusammenhang plane ich, Beteiligte in Entscheidungssituationen einzubeziehen:

- in der Gestaltung von Interviewleitfäden in Datenerhebungen,
- in der Auswahl von möglichen Gesprächsbeteiligten,
- in der Besprechung von Zwischenergebnissen aus Datenerhebungen,
- in der Initiierung von Aktionen und der Reflexion von Reaktionen.

Mit der Initiierung von Partizipationsmöglichkeiten möchte ich die Personen der Ethikarbeit während des Evaluationsprozesses einbeziehen, um Rückmeldungen in Form von Reaktionen fortlaufend zu verarbeiten. Die Datenerhebungen und die Analyse im Sinne einer Auswertung werden von mir als verantwortlicher Forscher durchgeführt. Neben vorläufigen Ergebnissen aus Gruppendiskussionen und Einzelinterviews möchte ich mit Protokollen, Feldnotizen und teilnehmenden Beobachtungen Erkenntnisse über das Drei-Säulen-Modell von Ethikarbeit generieren und jene Erkenntnisse fortlaufend mit den Beteiligten besprechen, um eine Rückkopplung von Aktionen und Reaktionen zu erreichen. Das Design der Arbeit ist in folgender Abbildung zusammenfassend dargestellt, wobei zum einen die Grundlagen der responsiven Evaluation (Evaluationsuhr nach Stake: 1976, S. 122) und zum anderen die Pläne der Datenerhebungen enthalten sind.

Abbildung 2: Eigene Darstellung: Design der responsiven Evaluation von Ethikarbeit der Johannesstift Diakonie

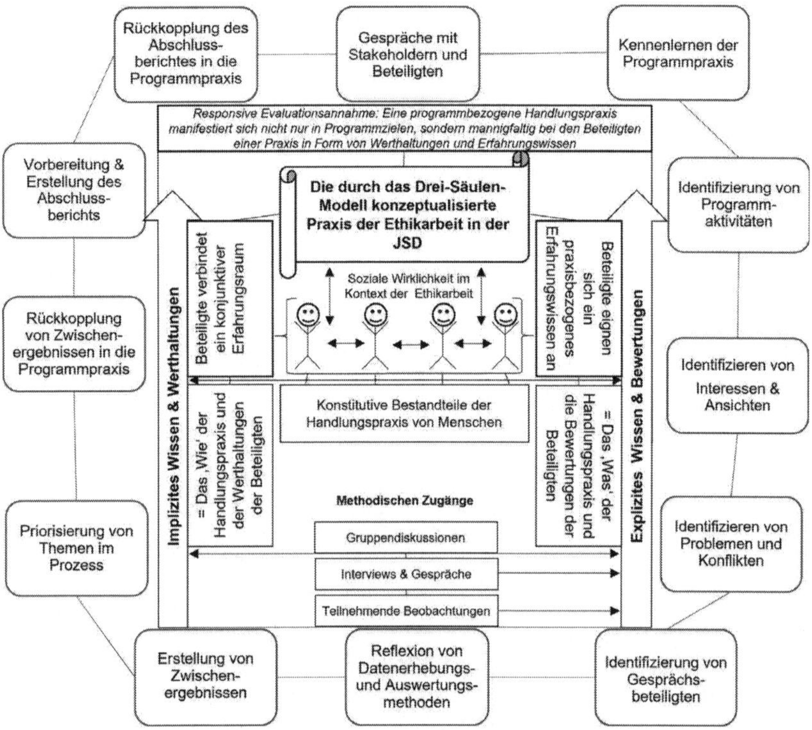

Während die inneren Zusammenhänge (schwarze Linien und Pfeile) in den vorangegangen Abschnitten beschrieben wurden, beziehen sich die Kästchen mit abgerundeten Ecken auf die sogenannte „responsive Evaluationsuhr" (vgl. Stake, 1976, S. 122) nach Stake, in der verschiedene Aktivitäten einer responsiven Evaluation beispielhaft visualisiert werden. Jene Aktivitäten sind nicht als linearer und zwingender Ablauf zu verstehen, sondern jene Aktivitäten können zeitgleich, nebeneinander oder auch abwechselnd ablaufen und dienen der grundsätzlichen Orientierung, zu welchen Themen Anwendende Aktionen und Reaktionen initiieren können (vgl. Stake, 1976, S. 123).

5.7 Forschungsethische Aspekte der responsiven Evaluation von Ethikarbeit der Johannesstift Diakonie

Der vorliegenden Untersuchung ist 2019 ein erfolgreiches ethisches Clearing der Ethikkommission der Deutschen Gesellschaft für Pflegewissenschaft (DGP) vorausgegangen. Im eingereichten Antrag zur forschungsethischen Reflexion reflektierte ich die geplante Umsetzung der Untersuchung und erörterte mit einem Schwerpunkt folgende ethische Aspekte:

- Fragestellungen und Zielsetzungen der Untersuchung,
- die wissenschaftliche und praktische Relevanz der Arbeit,
- die geplante Methodik und eine Rechtfertigung für den Einbezug von Menschen in die Untersuchung,
- die Verfahren zur Auswahl von Beteiligten und mögliche Risiken für die Teilnehmenden, vorbeugende Maßnahmen zur Verhinderung von negativen Auswirkungen für Teilnehmende,
- Darstellung eines Studienverlaufsplans mit Beginn einer Rekrutierungsphase von Beteiligten und dem Beginn von Datenerhebungen,
- Prozess der Gestaltung der Informierten Zustimmung von Teilnehmenden und Aspekte des Datenschutzes.

Sowohl die responsive Evaluation als auch die Zugänge der qualitativen Daten- und Auswertungsmethoden erschweren eine Realisierung der exakten Vorausplanung der Untersuchungsschritte. Denn responsive Evaluationen erlangen durch Aktionen und Reaktionen eine Struktur, wobei Kommunikationsprozesse zwischen Beteiligten und mir eine bedeutsame Funktion einnehmen und Untersuchungsfolgen weniger statisch, sondern vielmehr dynamisch in der praxisbezogenen Auseinandersetzung erfolgen. So sind nicht nur geplante Datenerhebungen im Sinne einer Studie forschungsethisch relevant, sondern auch weitere Kontaktphasen, die erst im Prozess der Evaluation selbst stattfinden. Diese Ausgangslage erfordert eine anhaltende reflexive und bewusste Haltung des Verantwortlichen, um mögliche ethisch relevante Aspekte im Untersuchungsprozess fortlaufend erkennen zu können, und die Kompetenz, auf mögliche Anliegen reagieren zu können.

5.8 Synthese und Zwischenfazit

Die Empirische Untersuchung in dieser Arbeit folgt der Logik der responsiven Evaluation von Stake (vgl. Kapitel 5.2 ff.). In diesem Zusammenhang sind Abschlussberichte durch mehrere Zielsetzungen bedeutsam:

- Mithilfe von Informationen sollen Lesende individuelle Bewertungen in Bezug auf ein Programm vornehmen können. Demnach sollen Evaluationsberichte individuelle Bewertungen wahrscheinlich werden lassen.
- Die Wahrnehmungen auf die Wissensbestände in der Praxis sollen sichtbar gemacht werden.
- Beteiligte, Interessierte und Verantwortliche können Berichte für ihre Zwecke nutzbar machen, indem diese Erkenntnisse und Ergebnisse z. B. für Weiterentwicklungen nutzen oder weitergehende Prozesse anregen.

Die responsive Evaluation ist ein offener und explorativer Zugang, um verschiedene Wissensformen in der Praxis auf ein Programm zu beziehen. Folglich können sich Forschungsfragen im Verlauf konkretisieren, anreichern oder verändern. Im Sinne eines partizipativen Paradigmas werden Personen aus der Praxis miteinbezogen, sodass ein aktiver kommunikativer Austausch gesucht wird. Demnach sind responsive Evaluationen grundlegend gegenstandsorientiert konzipiert. Aktionen, Reaktionen und die Anwendung von Methoden der Sozialforschung folgen einer gegenstandsangemessenen Orientierung. Deshalb nutze ich verschiedene Methoden der Sozialforschung.[75] Mit dem Zugang der dokumentarischen Methode nach Bohnsack (2021) werden Erkenntnisse über die Werthaltungen von Personen der Ethikarbeit rekonstruiert. Mit der zusammenfassenden qualitativen Inhaltsanalyse nach Mayring (2022) ist es möglich, das explizite Erfahrungswissen von Interviewteilnehmenden zu systematisie-

75 Zum Thema „Mixed Methods“ und der Triangulation von Methoden der Sozialforschung siehe ausführlich: Otto/Lüdemann, 2019. Ich habe die Kritik am Einsatz verschiedener Methoden und des Einbezugs verschiedener Methodologien der Sozialforschung (siehe exemplarisch: Lamnek/Krell, 2016, S. 258 ff.) zur Kenntnis genommen. Ich forciere in dieser Arbeit keine methodologische Auseinandersetzung in der Anwendung von verschiedenen qualitativen Methoden der Sozialforschung, sondern orientiere mich am Verständnis der responsiven Evaluation, um explizite und implizite Wissensformen sichtbar zu machen.

ren. Mit teilnehmenden Beobachtungen möchte ich die Praxis der Ethikarbeit näher kennenlernen, um anhand von Erkenntnissen Aktionen im Evaluationsprozess zu initiieren. Unter Aktionen verstehe ich beispielsweise responsive Feedbackgespräche, Interviews, Gruppendiskussionen und Gespräche mit Beteiligten.

Responsive Evaluationsprozesse sind nicht linear, sondern zirkulär und dynamisch angelegt und werden durch das gemeinsame Engagement von beteiligten Personen strukturiert. Die Gestaltung eines partizipativen Evaluationsprozesses bedeutet ferner eine ergebnisoffene Gestaltung von Aktivitäten im Forschungsprozess. Beteiligte werden demnach in den Prozess miteinbezogen, indem beispielsweise Zwischenergebnisse gemeinsam besprochen und reflektiert werden und diese über Datenerhebungen mitentscheiden. Während qualitative Forschungsberichte beispielsweise die Beschreibung der Datenerhebungen und der Auswertungen trennen (vgl. Meyer/Meier zu Verl, 2022, S. 295 ff.), stehen responsive Evaluationsberichte vor der Herausforderung, das zyklische, prozessorientierte und dynamische Vorgehen darzulegen. Ich habe mich dafür entschieden, im nun folgenden Kapitel den responsiven Evaluationsprozess von Ethikarbeit in der Johannesstift Diakonie chronologisch zu beschreiben.

6 Der Prozess der responsiven Evaluation von Ethikarbeit in der Johannesstift Diakonie

Die responsive Evaluation ist ein theoriebasiertes Verfahren, um einen Gegenstand/ein Programm zu untersuchen, wobei die programmbeteiligten Personen und besonders deren subjektiven Perspektiven betrachtet werden. Der Fokus liegt auf einem Prozess mit Evaluationsbeteiligten, der durch Aktionen und Reaktionen strukturiert wird. Die responsive Evaluation ist ein Verfahren, das Menschen in einer Evaluation partizipativ beteiligt. Während messorientierte Evaluationszugänge häufig Ergebnisse aus standardisierten Erhebungen als Grundlage für Bewertungen nutzen, beabsichtigt es die responsive Evaluation vielmehr, Bedingungen zu erschaffen, um Beteiligte in einem Kontext zu eigenen Bewertungen über einen Evaluationsgegenstand anzuregen und hiervon ausgehend Voraussetzungen für Bildungsprozesse zu kreieren. Hierfür werden Methoden der Sozialforschung empfohlen und Verantwortliche leiten entsprechende Aktivitäten aus dem Evaluationsgegenstand, dem zu evaluierenden Programm, ab. Im Sinne eines partizipativen Paradigmas werden Ergebnisse und Aktivitäten mit den Beteiligten besprochen, um in einem responsiven Vorgehen Reflexions- und Lernprozesse bei Beteiligten und Interessierten wahrscheinlich werden zu lassen. Die responsive Evaluation ist folglich ein Zugang, der vorab weniger durch die theoretische Grundlegung strukturiert ist, sondern durch Aktionen und Reaktionen in einem andauenden Prozess eine jeweils eigene Ordnung erfährt. Jenes Vorgehen führt dazu, dass Evaluationsverantwortliche einen weitreichenden Handlungsspielraum nutzen können, um im Sinne einer Praxis das explizite und implizite Erfahrungswissen von Personen im Kontext einer Programmpraxis sichtbar zu machen. Die responsive Evaluation folgt der Annahme, dass ein Programm Menschen implizit beeinflusst und sich Wirkungen dieser Praxis unterschiedlich bei den Beteiligten manifestieren (vgl. Kapitel 5.2 ff.).

Analyseperspektiven in der responsiven Evaluation von Ethikarbeit in der Johannesstift Diakonie

Ich gehe in dieser Arbeit von der Annahme aus, in der Praxis der Ethikarbeit mehr über Faktoren, Zusammenhänge und Voraussetzungen herauszufinden, die Ethikberatung im Gesundheitswesen gelingend beeinflussen. Zunehmend viele Einrichtungen und Träger von Gesundheits- und Sozialeinrichtungen bemühen sich, das Thema der Ethik zu bearbeiten. Ethikkomitees sind in diesem Zusammenhang eine besonders häufig genutzte Organisationsform, ethische Anliegen in einer Einrichtung zu reflektieren (vgl. Kapitel 2 ff./Kapitel 3 ff.), sodass im deutschen Gesundheitswesen vielfältige Bemühungen unternommen werden, die bisweilen nur wenig evaluiert (vgl. Kapitel 4 ff.) oder empirisch untersucht wurden (vgl. Kapitel 2 ff. und Kapitel 4 ff.). Die responsive Evaluation ist vor diesem Hintergrund ein besonders geeignetes Verfahren, einen wenig untersuchten Gegenstand näher zu untersuchen, da eine Programmpraxis explorativ und offen erschlossen werden kann. Ein Programm und die damit einhergehende Praxis wird nicht grundsätzlich infrage gestellt, sondern es besteht eine positive Grundannahme darüber, dass Programme Menschen in einem Kontext auf verschiedenen Ebenen explizit und implizit beeinflussen und damit mehr geschieht, als Programmziele vermuten lassen. Responsive Evaluationsberichte sind aus methodologischen Gründen bedeutsam, weil der Evaluationsprozess detailliert beschrieben wird, um Lesenden nicht nur tiefe Einblicke in eine Programmpraxis zu ermöglichen. Abschlussberichte sollen es darüber hinaus möglich machen, dass Lesende ihre Programme aus einer weiteren Perspektive betrachten können und angeregt werden, gegenstandsbezogene Bewertungen eigenständig vorzunehmen. Vor diesem Hintergrund ist das vorliegende Kapitel als ein Abschlussbericht des responsiven Evaluationsprozesses von Ethikarbeit in der Johannesstift Diakonie zu verstehen, der von 2018 bis 2022 realisiert wurde.

Datenerhebungen und Datenauswertungen in der responsiven Evaluation von Ethikarbeit der Johannesstift Diakonie

Theoriebasierte Evaluationen sehen vor, dass mit Methoden der Sozialforschung Daten über einen Gegenstand erhoben werden und daraus resultierende Ergebnisse als Bewertungsgrundlage genutzt werden. Die responsive Evaluation nach Stake ist ein Verfahren, das keine methodischen Vorgaben bestimmt. Vielmehr werden explorative und offene Verfahren der Sozialforschung empfohlen, um einen Gegenstand mithilfe von empirischen Zugängen näher zu beschreiben und kennenzulernen. Erste Schritte sind demnach die sorgfältige Erkundung eines Evaluationsgegenstandes und das Identifizieren von möglichen Anliegen von beteiligten Personen. Mögliche Wege werden jedoch nicht im Vorfeld bestimmt, sondern in einem Prozess mit den beteiligten Personen erschlossen. Im Sinne einer offenen und explorativen Perspektive geht es zunächst darum, die Erfahrungen und mögliche Themen von Beteiligten kennenzulernen und hiervon ausgehend mögliche Aktionen zu initiieren (vgl. Kapitel 5.2 ff.). Erste Schritte in der Untersuchungsplanung unternahm ich 2018, indem ich zum Unternehmen der Johannesstift Diakonie bzw. der früheren Paul-Gerhardt-Diakonie und zum Drei-Säulen-Modell von Ethikarbeit recherchierte. Folgende Arbeitsfragen leiteten meine Recherchen:

> Welche Merkmale charakterisieren das Unternehmen? Inwiefern ist die Ethikarbeit im Unternehmen konzeptuell verankert? Wie tritt die Ethikarbeit in Erscheinung?

Neben der Recherche in Internetpräsenzen suchte ich nach Veröffentlichungen zum Drei-Säulen-Modell von Ethikarbeit, um weitere Informationen über die Entstehung des Modells in Erfahrung zu bringen und hiervon ausgehend erste Planungen einer Untersuchung abzuleiten. Ein weiteres Ziel meiner Recherche war es, einen responsiven Evaluationsprozess vorzubereiten, um die vielfältigen Merkmale des Programms kennenzulernen und diese im weiteren Verlauf berücksichtigen zu können. Der erste Abschnitt des vorliegenden Kapitels fasst wesentliche Ergebnisse der Recherche über den Kontext der Johannesstift Diakonie und des Drei-Säulen-Modells von Ethikarbeit zusammen, wobei sich die Informationen auf Veröffentlichungen und Publikationen stützen, um eine Verständnisgrundlage für den Untersuchungsgegenstand in dieser Arbeit zu ermöglichen.

Neben einer Recherche in Internetpräsenzen und Veröffentlichungen nahm ich als teilnehmender Beobachter an zwei Veranstaltungen im Zusammenhang des Drei-Säulen-Modells von Ethikarbeit teil, um die Praxis näher kennenzulernen. Hierbei lenkten und beeinflussten mich folgende Arbeitsfragen:

> Wie arbeiten die Beteiligten in der Ethikarbeit? Was sind ihre Themen und inwiefern werden ethische Belange in der Johannesstift Diakonie bearbeitet? Welche Personen engagieren sich in der Ethikarbeit? Wie können eine responsive Evaluation und damit einhergehende Datenerhebungen angelegt werden? Werden gegenstandsbezogene Merkmale sichtbar?

Mithilfe der Arbeitsfragen setzte ich Schwerpunkte in den teilnehmenden Beobachtungen, um meine Perspektive auf den Gegenstand im Sinne meiner Forschungsfragen zu konzentrieren. Sowohl in den Vorbereitungen als auch im eigentlichen Untersuchungsprozess fertigte ich fortlaufend Feldnotizen an und erstellte aus diesen im Nachgang Beobachtungsprotokolle (siehe Kapitel 5.3), die ich als Datengrundlage für den responsiven Evaluationsprozess auswertete. Neben teilnehmenden Beobachtungen führte ich Interviews und Gespräche, um das explizite Wissen und die Erfahrungen von Beteiligten der Ethikarbeit kennenzulernen. Darüber hinaus führte ich Gruppendiskussionen in Anlehnung an die dokumentarische Methode nach Bohnsack, um die Werthaltungen und das implizite Wissen der Beteiligten in Bezug auf die Ethikarbeit der Johannesstift Diakonie sichtbar zu machen. Hierfür orientierte ich mich auch in der Auswertung von Gruppendiskussionen an der dokumentarischen Methode, weil sie es als Zugang ermöglicht, die Bedeutungen von Menschen zu rekonstruieren und diese auf den Kontext der Ethikarbeit zu beziehen. Im letzten Abschnitt des Kapitels widme ich mich einer Zusammenfassung der empirischen und responsiven Evaluationsergebnisse. In diesem Zusammenhang werde ich zum einen Ergebnisse darstellen, die das Gelingen von Ethikarbeit in der Johannesstift Diakonie beeinflussen, und zum anderen Ergebnisse, die zeigen, dass sich die konzeptualisierte Praxis der Ethikarbeit auf die Menschen implizit auswirkt.

Im Rahmen meiner Arbeit fanden im Zuge eines partizipativ angelegten Evaluationsprozesses zahlreiche responsive Feedbackgespräche mit Beteiligten der Johannesstift Diakonie statt. Aus jenen Gesprächen fertigte ich Gesprächsprotokolle an, die als Ergebnisse des Evaluationsprozesses ausgewertet wurden. In responsiven Evaluationen steht der partizipativ angelegte Prozess mit den Beteiligten einer Programmpraxis im Fokus der Bemühungen. Aktionen und Reaktionen resultieren aus dem Engagement von Verantwortlichen und Beteiligten, sodass in der prozesshaften Auseinandersetzung Lern- und Reflexionsprozesse erfolgten. Vor diesem Hintergrund beschreibe ich im vorliegenden Kapitel fortlaufend Themen, Ergebnisse und Erkenntnisse aus responsiven Feedbackgesprächen, die regelmäßig stattfanden. In meinen Aktionen orientierte ich mich an verschiedenen Prinzipien, um die Ethikarbeit der Johannesstift Diakonie offen und explorativ kennenzulernen:

- Vermittlung von Transparenz über die responsive Evaluation der Ethikarbeit und meiner Person

- Gezieltes Fragen zu Meinungen, Ungesagtem, Kritik und Anregungen bei Beteiligten der Ethikarbeit der Johannesstift Diakonie
- Die Förderung von Partizipation im responsiven Evaluationsprozess
- Ein offener und konstruktiver Umgang mit Kritik
- Die Nutzung und Initiierung von Reflexionsräumen

Rückmeldungen, Feedbacks und Reflexionspunkte nutzte ich als Reaktionen, um den Evaluationsprozess kontinuierlich zu reflektieren und Aktionen wiederum gegenstandsangemessen zu initiieren. Die responsive Evaluation ist ein offener und vorab wenig strukturierter Evaluationszugang, sodass die Qualität und Struktur einer entsprechenden Arbeit vielmehr aus den gegenseitigen Bemühungen von Beteiligten resultieren. Demnach hatten responsive Feedbackgespräche auch die Funktion, Personen der Ethikarbeit systematisch zu beteiligten, gemeinsam Themen und Ergebnisse zu besprechen und partizipativ weitere Schritte im Untersuchungsprozess festzulegen und abzustimmen. Die Johannesstift Diakonie unterstützte[76] den Prozess fortlaufend, sodass regelmäßig Räume zur Verfügung gestellt wurden, um gemeinsam über die Ethikarbeit der Johannesstift Diakonie nachzudenken. Weiterhin nutzte ich regelmäßig Kolloquiumsveranstaltungen meiner Universität, um eigene Aktivitäten methodologisch und forschungsethisch zu reflektieren. Jene Feedbackgespräche im Rahmen des Kolloquiums führe ich im Kapitel dann an, wenn Reflexionsthemen für den Evaluationsprozess bedeutsam waren.

6.1 Kontextanalyse: Die Johannesstift Diakonie und das Drei-Säulen-Modell von Ethikarbeit

Die heutige Johannesstift Diakonie gAG (JSD) ist 2019 als Ergebnis einer Fusion zwischen dem Evangelischen Johannesstift Berlin und der Paul-Gerhardt-Diakonie entstanden und fungiert als eine Brücke zwischen beiden Unternehmen.[77] Die Johannesstift Diakonie wird als eine Management Holding

76 Die vorliegende Arbeit ist nicht durch Dritte finanziell gefördert oder in Auftrag gegeben worden.

77 https://www.johannesstift-diakonie.de/presse-aktuelles/aktuelle-meldungen/meldung/40-neue-marke-nach-fusion-johannesstift-diakonie-gag-vereint-evangelisches-johannesstift-und-paul-g/ [Abruf: 29.04.2022].

geführt, sodass unterschiedliche Gesellschaften (gGmbHs, GmbHs, mbHs) sowie unterschiedliche eigenständige Einrichtungen zusammengeschlossen sind.[78] Die Johannesstift Diakonie gAG ist damit der größte konfessionelle Gesundheits- und Sozialkonzern im Nordosten Deutschlands und setzt sich aus einem Aufsichtsrat, einem Vorstand, einem „leitenden Theologen"[79], „Zentralen Diensten" und weiteren Stabsstellen zusammen. Die Hauptversammlung bestellt einen Aufsichtsrat, der den Vorstand der Johannesstift Diakonie überwacht und berät. Dieser führt die Geschäfte, legt eine Strategie für das Gesamtunternehmen fest, steuert die Geschäftsfelder und verantwortet die Stabsbereiche sowie die „Zentralen Dienste" des Unternehmens. Das Evangelische Johannesstift SbR ist alleinige Aktionärin der Johannesstift Diakonie gAG.[80] In der Johannesstift Diakonie sind eigenständige Gesellschaften und Einrichtungen aus verschiedenen Versorgungsbereichen aus dem Gesundheits- und Sozialwesen in vier Sparten zusammengefasst: Krankenhäuser & ambulante Versorgung, Pflege & Wohnen, Sozialwirtschaft und Services. Hierzu zählen (Stand: Dezember 2020): Krankenhäuser, ambulante Versorgungszentren, Pflege- und Wohneinrichtungen, Hospize, Behindertenhilfeeinrichtungen, Jugendhilfeeinrichtungen, Arbeits- und Beschäftigungseinrichtungen im Bereich Soziales und Einrichtungen mit Serviceleistungen[81], womit ein vielseitiges Versorgungsangebot im Gesundheits- und Sozialwesen bereitgestellt wird.

Die Paul-Gerhardt-Stiftung zu Lutherstadt Wittenberg besteht seit 1876[82] und ist Träger von Unternehmens- und Bildungsakademien, die ebenfalls unter dem Mantel der Johannesstift Diakonie geführt werden. An den Standorten

78 https://www.evangelischesjohannesstift.de/sites/default/files/stiftung/PDFs/Satzung_JSDgAG_2019-05.pdf [Abruf:12.08.2021].

79 „Leitender Theologe" ist ein feststehender Begriff im Kontext der Johannesstift Diakonie.

80 https://www.johannesstift-diakonie.de/die-johannesstift-diakonie/organisation-aufgaben/ [Abruf: 12.08.2021].

81 https://www.johannesstift-diakonie.de/fileadmin/media/holding/pdfs/organigramm-jsd.pdf [Abruf: 12.08.2021].

82 Die Stiftung beschreibt in ihrer Satzung von 1876 die Förderung der Krankenpflege als Ziel und Auftrag, wobei besonders die Vermittlung von diakonischen Bildungsinhalten an Beschäftigte des Berufs hervorgehoben wird (vgl. https://akademie.johannesstift-diakonie.de/unsere-akademie/paul-gerhardt-stiftung [Abruf: 04.10.2021]).

Lutherstadt-Wittenberg, Berlin-Spandau und Berlin-Wedding unterhält die Stiftung Akademien, die mit unterschiedlichen Schwerpunkten ein Aus-, Fort- und Weiterbildungsangebot vorhalten. Bildungsthemen werden aus den Bereichen Medizin, Geriatrie, der Jugendhilfe, der Behindertenhilfe, der Altenhilfe (Schwerpunkt Demenz) und der Ethik vermittelt.[83] Damit sollen Mitarbeitende des Gesamtkonzerns in der beruflichen Entwicklung unterstützt werden. Die Stärkung eines diakonischen Profils wird als ein besonderes Anliegen des konfessionellen Trägers angeführt. In diesem Sinne sollen Führungskräfte und Mitarbeitende mit Bildungsangeboten für Kerngedanken des diakonischen Dienstes sensibilisiert werden, um eine diakonische Unternehmenskultur weiterzuentwickeln. Die verschiedenen Qualifizierungsmöglichkeiten können zudem von externen Personen besucht werden. Die Akademien der Paul-Gerhardt-Stiftung beziehen sich darüber hinaus auf die Begleitung und Gestaltung der Ethikarbeit im Gesamtkonzern.[84] Die Johannesstift Diakonie hat ein Modell von Ethikarbeit entwickelt, dass aus drei verschiedenen Säulen besteht und Ansprüche an die Arbeit im Unternehmen formuliert:

> „Als diakonisches Unternehmen sehen wir uns dem Wohl jedes Einzelnen verpflichtet – unseren Patienten, Bewohnern, Angehörigen und Mitarbeitern gleichermaßen. Um diese mit ethischen Fragen nicht alleine zu lassen, haben wir ein Ethikkonzept entwickelt, das die ethische Arbeit in allen unseren Krankenhäusern, Pflegewohnheimen und Hospizen als Teil der täglichen Praxis etabliert. Ethikarbeit ist damit ein wichtiger Bestandteil unserer Unternehmenskultur." (https://www.johannesstift-diakonie.de/die-johannesstift-diakonie/unser-anspruch-an-qualitaet-ethik [Abruf: 29.04.2022])

Das Drei-Säulen-Modell der Ethikarbeit wurde in einem langfristig angelegten Projekt „Ethik in Bewegung" im Rahmen eines Unternehmenskulturprozesses entwickelt, wobei Verantwortliche eine theoriegeleitete Vorgehensweise her-

83 https://akademie.johannesstift-diakonie.de/unsere-akademie/paul-gerhardt-stiftung [Abruf: 04.10.2021].

84 https://akademie.johannesstift-diakonie.de/unsere-akademie/wer-wir-sind [Abruf: 04.10.2021].

vorheben. Ergeben sich hieraus Implikationen für den responsiven Evaluationsprozess von Ethikarbeit in der Johannesstift Diakonie?

6.1.1 Das Projekt „Klinische Ethik in Bewegung“ und die Entwicklung des Drei-Säulen-Modells von Ethikarbeit

Die Entwicklung eines Modells für die Ethikarbeit wurde innerhalb der Paul-Gerhardt-Diakonie (PGD) im Rahmen eines Unternehmenskulturprozesses angestoßen. In diesem Zusammenhang initiierten Verantwortliche 2009 einen Prozess, um ein Konzept zur diakonischen Profilierung der Unternehmenskultur zu entwickeln. In diesem Zuge wurden die Bereiche Ethik, Seelsorge, Personalentwicklung, Sterbebegleitung/Hospiz und die diakonische Kultur als Themenfelder identifiziert und es wurde damit begonnen, thematische Bearbeitungsprozesse in die Wege zu leiten (vgl. Wettreck/Drews-Galle, 2013, S. 245 f.), die folgenderweise charakterisiert werden:

> „Zur inneren Struktur des Prozesses zählten eine systematische Bestandsaufnahme, das Angebot von unternehmensweiten Foren zur Förderung der Auseinandersetzung mit der jeweiligen Thematik, die Institutionalisierung von Aktivenkreisen und Gremien, die partizipative Erarbeitung konzernweit etablierter Standards und Leitfäden sowie die gemeinsame Definition von Schnittstellen und Anschlussthemen.“ (Wettreck/Drews-Galle, 2013, S. 246)

Die verschiedene Themenprozesse wurden durch ein Führungsgremium gelenkt, das den Gesamtprozess begleitete. In diesem Zuge entwickelten Beteiligte zum Beispiel Führungsgrundsätze, etablierten Ethikkomitees in Einrichtungen, erarbeiteten konzernweite Leitlinien und planten u. a. ein stationäres Hospiz (vgl. Wettreck/Drews-Galle, 2013, S. 246 f.). Der Kulturprozess wurde nach dem „Bottom-up“-Prinzip gestaltet, sodass regelmäßig konzernweite Foren organisiert wurden, an denen Mitarbeitende aus verschiedenen Arbeitsbereichen Entwicklungsstände bearbeiteten. Hervorgehoben wird in diesem Zuge die Etablierung der Unternehmensakademie in Lutherstadt-Wittenberg (vgl. Wettreck/Drews-Galle, 2013, S. 247; siehe auch: Wettreck/Drews-Galle/Rothe, 2012, S. 24 ff.). Im Zuge des Unternehmenskulturprozesses der PGD entwickelte sich das Projekt „Klinische Ethik in Bewegung“ mit dem Ziel, ein Modell von Ethikarbeit für den Gesamtkonzern zu entwickeln, um die ethischen Strukturen in den Mitgliedseinrichtungen zu unterstützen (vgl. Kohlen, 2018, S. 145).

Im Zeitraum von 2010 bis 2019 beteiligten sich sieben Krankenhäuser, wobei Pflegeeinrichtungen und Hospize im weiteren Verlauf des Projektes dazustießen. Beginnend wurde festgestellt, dass Ethikkomitees in unterschiedlichen Entwicklungsprozessen steckten und typische Aufgaben der Ethikberatung (Bildungsarbeit, ethische Einzelfallberatungen, Entwicklung von Leitlinien) bearbeitet wurden. Langsame Prozesse und unklare Verantwortungsbereiche wurden als Herausforderungen identifiziert und Beteiligte wünschten eine professionelle Unterstützung vonseiten des Trägers sowie geeignete Rahmenbedingungen, um die Ethikarbeit in der Praxis besser realisieren zu können (vgl. Kohlen, 2018, S. 148). Die Projektarbeit wurde mit einem Aktionsforschungsansatz begleitet, um die besonderen Rahmenbedingungen von Einrichtungen im Gesundheitswesen berücksichtigen zu können:

> „Especially in (German) health care institutions, care work is still ordered in a very hierarchical way and any movement towards democratic care can only be realized along extended pathways." (Kohlen, 2018, S. 144)

In diesem Zusammenhang wird auf eine partizipative Gestaltung des Projektes Bezug genommen, sodass die Wahrnehmungen, die verschiedenen Perspektiven und die Erfahrungen von Personen aus der Ethikarbeit einbezogen wurden, um mit den Beteiligten einen anhaltenden Prozess zur Weiterentwicklung der Ethikarbeit anzuregen (vgl. Kohlen et al., 2021, S. 391 f.). Weiterhin wird in der Modellentwicklung beschrieben, dass der Träger die Projektarbeit aktiv unterstützte und Beteiligte Arbeitsschritte im Projekt fortlaufend reflektieren konnten, sodass die Entwicklung eines eigenständigen Modells für die Ethikarbeit ein Ergebnis des Projektes selbst darstellte (vgl. Kohlen, 2018, S. 149). Die Konzeptualisierung der Klinischen Ethikberatung erfolgte als ein Ergebnis der Projektarbeit in den drei verschiedenen Säulen Begleitung, Bildung und Öffentlichkeit. Die beteiligten Personen gaben dem Modell den Namen des „Drei-Säulen-Modells" von Ethikarbeit (vgl. Kohlen, 2018, S. 150). Durch die Projektarbeit „Klinische Ethik in Bewegung"/„moving ethics" etablierte sich die Ethikarbeit fortlaufend in den Einrichtungen der Paul-Gerhardt-Diakonie, sodass nicht erst am Ende der Projektlaufzeit ein fertiges Modell präsentiert wurde, sondern die bereits begonnene Implementierung und Durchdringung des Modells in der Praxis als ein Ergebnis des partizipativen Aktionsforschungsansatzes beschrieben wird.

6.1.2 Das Drei-Säulen-Modell der Ethikarbeit in der heutigen Johannesstift Diakonie

Die Paul-Gerhardt-Diakonie durchlief von 2018 bis 2019 mit dem Evangelischen Johannesstift einen Fusionierungsprozess, in dessen Folge die heutige Johannesstift Diakonie (JSD) entstanden ist. In diesem Prozess wurden bestehende Strukturen von Ethikberatung in beiden Unternehmsteilen analysiert und anschließend beschlossen, das Drei-Säulen-Modell von Ethikarbeit auf alle Einrichtungen des heutigen Gesundheits- und Sozialunternehmens zu beziehen. Die Ethikarbeit wurde damit auf neue Versorgungsbereiche (u. a. die Jugend- und Sozialhilfe) und auf neue Einrichtungen übertragen. Dies wurde zum Anlass genommen, das Drei-Säulen-Modell in der Zeit von 2018 bis 2019 weiterzuentwickeln und es an die neuen Gegebenheiten sowie die neuen Versorgungsbereiche anzupassen. Der „Theologische Leiter“ ist in der Johannesstift Diakonie auf der Ebene des Vorstandes angesiedelt und verantwortet die Ethikarbeit im Unternehmen, die durch das Drei-Säulen-Modell systematisiert und organisatorisch durch das „Referat Ethik“ unterstützt wird. Im Referat Ethik sind Stellenanteile für die Ethikarbeit verankert.

Die Johannesstift Diakonie unterhält als Holding eine eigene Homepage, über die das Modell von Ethikarbeit vorstellt wird. Weiterhin informieren einrichtungsbezogene Homepages von Mitgliedseinrichtungen über die jeweiligen institutionalisierten Ethikberatungsstrukturen. Demgemäß ist das Drei-Säulen-Modell von Ethikarbeit auf der Ebene der Holding der Johannesstift Diakonie angesiedelt. Ethikkomitees existieren in den einzelnen Mitgliedseinrichtungen, sodass das Drei-Säulen-Modell die Ethikarbeit in den lokalen Gremien unterstützt:

> „Ethikkomitees bieten den organisatorischen Rahmen, um diese Fragen zu reflektieren und die Ethikarbeit zu organisieren. Ethikkomitees sind in allen Geschäftsbereichen der Johannesstift Diakonie etabliert. Die Ethikkomitees haben jeweils eine eigene Geschäftsordnung. Die Mitglieder sind für die Ethikarbeit freigestellt. Um die Ethikarbeit in einem fortlaufenden Prozess zu bündeln und zu systematisieren, haben wir ein Ethikkonzept entwickelt, das auf drei Säulen beruht.“ (https://www.johannesstift-diakonie.de/die-johannesstift-diakonie/unser-anspruch-an-qualitaet-ethik/ [Abruf: 05.05.2022])

Die Ethikarbeit in der Johannesstift Diakonie wird demnach als ein fortlaufender Prozess beschrieben, welcher über das Drei-Säulen-Modell systematisiert wird und in verschiedenen Bereichen Angebote vorhält. Im Zusammenhang mit der Säule Bildung wird in den Akademien der Paul-Gerhardt-Stiftung jährlich ein Fort- und Weiterbildungsprogramm organisiert, sodass sich Mitarbeitende unter dem Themenschwerpunkt „Diakonische Identität und Spiritualität" in verschiedenen Feldern der (klinischen) Ethik und Ethikberatung weiterbilden können. Beispielswiese wird ein nach der AEM zertifizierter Kurs „Ethikberater im Gesundheitswesen" angeboten und es können Aufbau- und Vertiefungskurse besucht oder auch spezielle Themen der Ethik im Gesundheitswesen belegt werden. Mit verschiedenen Kursthemen zum Thema der Ethik (Stand: Mai 2022) wird jedes Jahr ein Qualifizierungsangebot zur Verfügung gestellt.[85] In den verschiedenen Säulen werden folgende unterschiedliche Arbeitsschwerpunkte hervorgehoben:

> **(1) Säule Bildung**
> Über die Säule der Bildung werden Fort- und Weiterbildungen für engagierte Personen in der Ethikarbeit bereitgestellt, wobei alle Mitarbeitende der Johannesstift Diakonie jene Angebote kostenfrei nutzen können. Mitglieder der Ethikkomitees werden z. B. zu Grundlagen der Ethikberatung in Fort- und Weiterbildungskursen qualifiziert. In den Akademien der Johannesstift Diakonie bestehen Angebote zur Weiterbildung zur „Ethikberater*in im Gesundheitswesen", wobei diese Kurse durch die Akademie für Ethik in der Medizin zertifiziert werden. Entsprechende Aufbaukurse können Mitarbeitende und Interessierte nach einer Qualifizierung nutzen. Personen der Ethikarbeit werden in Anlehnung an die Kursinhalte der Qualifizierung zur „Ethikberater*in im Gesundheitswesen" der AEM fortgebildet. Ein zusätzlicher Themenblock innerhalb der Weiterbildung ist das Thema des diakonischen Profils von Einrichtungen, wobei entsprechende Folgen für ein Engagement in der Ethikarbeit reflektiert werden.[86]

85 https://akademie.johannesstift-diakonie.de/ [Abruf: 05.05.2022].

86 https://www.johannesstift-diakonie.de/die-johannesstift-diakonie/unser-anspruch-an-qualitaet-ethik/ [Abruf: 17.07.2021].

(2) Säule Begleitung

Mitglieder der Ethikkomitees werden durch interne und externe Fachpersonen fortlaufend unterstützt und begleitet. Die Säule der Begleitung soll Einrichtungen helfen und darin unterstützen, Angebote der Ethikarbeit in den Einrichtungen zu etablieren und professionelle Strukturen von Ethikberatung aufzubauen. Die Säule der Begleitung fördert damit die Kulturarbeit innerhalb der Johannesstift Diakonie, wobei auch einrichtungsbezogene Gegebenheiten berücksichtigt werden.[87] Über die Säule der Begleitung werden zum Beispiel sogenannte Teambildungstage für Ethikkomitees angeboten, in denen spezifische Anliegen von Gremien mithilfe von entsprechenden Referenten in Fortbildungstagen bearbeitet werden. Regelmäßig[88] tagen die gewählten Sprechenden der Ethikkomitees in der Johannesstift im „Sprecherkreis Ethik", um interne Prozesse im Kontext der Ethikbildung und Begleitung der Komitees zu besprechen. Ziel des Gremiums ist es zudem, den gemeinsamen Austausch und die übergreifende Zusammenarbeit aller Ethikkomitees der Einrichtungen zu bündeln und zu pflegen. Der Sprecherkreis ist an der Entwicklung von ethischen Leitlinien für den Gesamtkonzern beteiligt und legt die Schwerpunktthemen für die „Ethikforen" (Säule Öffentlichkeit) fest.[89]

(3) Säule Öffentlichkeit

Die Säule der Öffentlichkeit bündelt Aktivitäten, um die Ethikarbeit der Johannesstift Diakonie intern und extern bekannt zu machen. Mitarbeitende der Johannesstift Diakonie, Pflege- und Hilfsbedürftige sowie Angehörige sollen über die Nutzung von Angeboten der Ethikarbeit „im Bilde" sein. Flyer, Aushänge und Kontaktmöglichkeiten und weitere Hinweisformen informieren die möglichen Zielpersonen in den Einrichtungen über die lokalen Gremien der Ethikarbeit

87 https://www.johannesstift-diakonie.de/die-johannesstift-diakonie/unser-anspruch-an-qualitaet-ethik/ [Abruf: 17.07.2021].

88 „Sprecherkreis" ist im Kontext der Ethikarbeit der Johannesstift Diakonie ein feststehender Begriff.

89 https://www.johannesstift-diakonie.de/die-johannesstift-diakonie/unser-anspruch-an-qualitaet-ethik/ [Abruf: 17.07.2021].

und darüber, wie diese die entsprechenden Angebote nutzen können. Darüber hinaus organisiert das Referat Ethik ein sogenanntes Ethikforum als eine einrichtungsübergreifende Veranstaltung. In Ethikforen werden z. B. ethisch relevante Themen behandelt. Mitarbeitende und die engagierten Personen der Ethikarbeit der Johannesstift Diakonie können die Veranstaltung kostenfrei nutzen. Die Foren liefern Anreize und Informationen, um bestimmte Themen in ethische Leitlinien in den Einrichtungen zu übersetzen. Darüber hinaus existiert mit dem „Sprecherkreis Ethik“ ein einrichtungsübergreifendes Gremium, dessen Mitglieder sich aus den Sprechern[90] der Ethikkomitees aus den Mitgliedseinrichtungen der Johannesstift Diakonie und dem Referat Ethik zusammensetzen.

In Abbildung 3 (eigene Darstellung) fasse ich die strukturellen Merkmale des Modells zusammen:

90 „Sprecher“ ist im Kontext der Ethikarbeit der Johannesstift Diakonie ein feststehender Begriff.

Abbildung 3: Eigene Darstellung des Drei-Säulen-Modells von Ethikarbeit der Johannesstift Diakonie

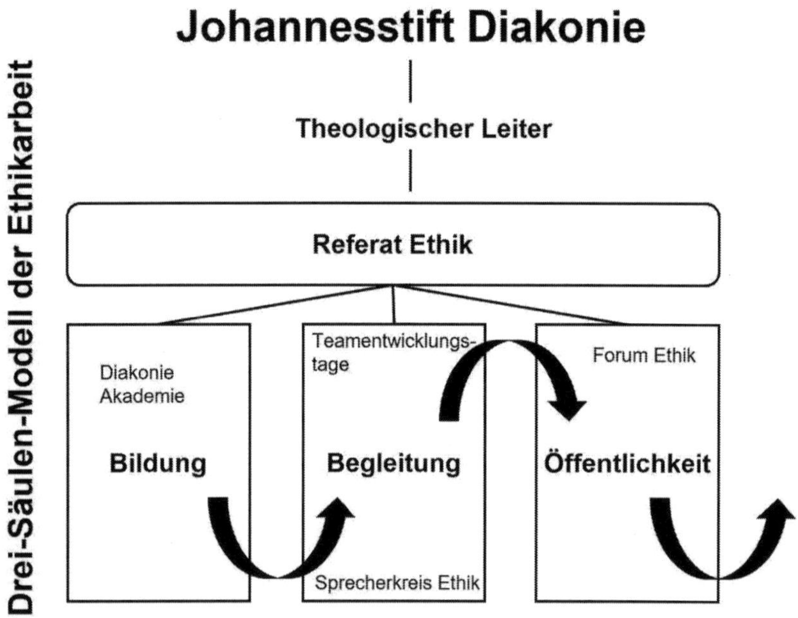

Von der Modellentwicklung der drei Säulen und dem dargelegten Verständnis der heutigen Ethikarbeit der Johannesstift Diakonie ausgehend, ergeben sich verschiedene Merkmale, die ich als Zwischenergebnisse im nun folgenden Abschnitt zusammenfasse.

6.1.3 Ergebnisse der Kontextanalyse: Die systematisierte Ethikarbeit in einem christlichen Konzernverbund im Spiegel der Freigemeinnützigkeit

Die Weiterentwicklung der Ethik im Unternehmen der Johannesstift Diakonie ist vor dem Hintergrund der bisherigen Ausführungen ein Merkmal der heutigen Konzeptualisierung von Ethikarbeit. Mithilfe von partizipativen Elementen soll die Ethikarbeit weniger statisch bearbeitet werden, sondern die dynamische Weiterentwicklung ist ein Teil des Drei-Säulen-Modells, dessen Entwicklung in Veröffentlichungen dokumentiert ist (siehe hierzu: Kohlen et al., 2021; Kohlen, 2018). In diesem Zuge wird eine partizipativ angelegte Projektarbeit in der Modellentwicklung beschrieben (vgl. Kohlen et al., 2021, S. 389). Die Förderung von Partizipation war darüber hinaus in einem Unternehmenskulturprozess in einer übergreifenden Projektarbeit verankert (vgl. Wettreck, 2013, S. 246), womit Partizipation in der Ethikarbeit im Konzept grundgelegt zu sein scheint. Doch welche Bedeutungszusammenhänge impliziert der Begriff und ergeben sich Folgen für einen responsiven Evaluationsprozess der Ethikarbeit?

6.1.3.1 Partizipation als theoretischer Bezugsrahmen im Drei-Säulen-Modell von Ethikarbeit der Johannesstift Diakonie

Der Partizipationsbegriff stammt ursprünglich aus dem Lateinischen („participatio") und wird mit „Teilhabe/Teilnahme" übersetzt (vgl. Kost/Solar, 2019, S. 160). Es existieren verschiedene Bezüge aus unterschiedlichen Disziplinen, sodass der Begriff in theoretischen Beiträgen, methodischen Arbeitsweisen und politischen Zusammenhängen thematisiert und diskutiert wird: so zum Beispiel in demokratietheoretischen Begründungen einer politischen Partizipation (vgl. Bätge et al., 2021, S. 3 ff.), der Partizipationsforschung (vgl. Von Unger, 2014), in der Betriebswirtschaft (vgl. Schönhuth/Jerrentrup, 2019, S. 2), der Sozialen Arbeit (vgl. Schnurr, 2018, S. 1126 ff.) oder der Pflegeforschung (vgl. Kohlen et al., 2021, S. 389 ff.). Demgemäß existieren verschiedene Bedeutungszusammenhänge, weshalb eine Begründung und Verständnisgrundlage für kontextbezogene Verwendungen sinnvoll erscheint. Ein charakterisierendes und übergreifendes Merkmal ist der demokratietheoretische Bezug (vgl. Schnurr, 2018, S. 1126). Partizipation impliziert demnach, dass Menschen an (politischen) Prozessen insofern beteiligt werden, als diese an (politischen) Entscheidungen teilhaben (vgl. Bätge et al., 2021, S. 3ff/vgl. Schmidt, 2019, S. 227ff.). Dies wird als ein bedeutsames Merkmal in demokratischen Begründungen und ebenso als Wert und Zielvorstellung gesehen (vgl. Kost/Solar, 2019, S. 160 f.). Partizipationsformen sind demnach auf Entscheidungen und die Beteiligung von Menschen in einem Kontext (z. B. der Gesellschaft, Institutionen, Handlungssituationen) bezogen. Das Adjektiv „partizipativ" wird darüber hinaus vom deutschen Wort „partizipatorisch" unterschieden:

> „Übertragen auf partizipative bzw. partizipatorische Methoden, Prozess oder Ansätze, beschreibt und bewertet die –iv-Endung ein Beteiligungsmoment, das in Methoden/Prozessen/Ansätzen enthalten ist, unabhängig von den Intentionen der Akteure und vom (institutionellen, politischen) Kontext, in den sie eingebunden sind. Methoden können also partizipativ sein, ohne notwendigerweise mehr Selbstbestimmung oder eine Veränderung bestehender Macht- oder Entscheidungsstrukturen nach sich zu ziehen. Die -orisch-Endung beinhaltet dagegen einen von Beginn an transformatorischen und emanzipatorischen Anspruch der Beteiligten […].“ (Schönhuth/Jerrentrup, 2019, S. 13)

Partizipationsformen werden in demokratischen Gesellschaftlichen global diskutiert.[91] Darüber hinaus existieren Beiträge, die sich mit institutionellen Zusammenhängen beschäftigen:

> „Auch auf der Meso-Ebene von Organisationen als zentralen Trägern des gesellschaftlichen Wandels wird Partizipation zunehmend als ein wichtiges Strukturprinzip entdeckt, das im Idealfall flache Hierarchien begünstigt und die aktive Teilhabe von Mitarbeiterinnen und Mitarbeitern an organisationalen Steuerungs- und Entscheidungsprozessen unterstützt.“ (Weber et al., 2013, S. 9)

Partizipation, partizipative Arbeitsformen und partizipatorische Elemente scheinen demnach im Drei-Säulen-Modell von Ethikarbeit bedeutsam. Vor diesem Hintergrund ist gerade die responsive Evaluation für den Kontext der Ethikarbeit der Johannesstift Diakonie geeignet, da das Verfahren vorsieht, Personen der Ethikarbeit aktiv zu beteiligen. Die responsive Evaluation ist angesichts dessen besonders gegenstandsangemessen, die Programmpraxis responsiv zu evaluieren.

91 Politische Partizipationsformen werden entlang spezifischer Argumentationsstrukturen als Teil eines gelingenden Lebens (u. a. Martha Nussbaum, Hannah Arendt) im Kontext von Bürgerrechten (u. a. Jean-Jacques Rousseau, Carol C. Gould) instrumentell sowie politisch wirkungsbezogen (u. a. John Stuart Mill, Benjamin Barber) diskutiert (vgl. Seim, 2021, S. 95 ff.).

6.1.3.2 Ethikarbeit im konfessionellen Unternehmen der Johannesstift Diakonie im Spiegel von Freigemeinnützigkeit von Einrichtungen im deutschen Gesundheitswesen

Die heutige Johannesstift Diakonie vereint verschiedene Einrichtungen aus dem Gesundheits- und Sozialbereich und ist ein freigemeinnütziger Träger. Die Herausforderung besteht darin, Erträge zu erwirtschaften, die in das eigene Unternehmen reinvestiert werden (vgl. Weinholt, 2015, S. 5). Ethische Strukturen im Sinne des Drei-Säulen-Modells werden demnach aus Eigenmitteln finanziert. Der Auftrag für die Entwicklung eines Ethikberatungsmodells ist damit auch als eine Entscheidung von Verantwortlichen zu verstehen, Ethikarbeit in den Mitgliedseinrichtungen mit entsprechenden Ressourcen fördern zu wollen. Es wurde demzufolge nicht nur in eine Projektentwicklung des Drei-Säulen Modells des Unternehmens investiert (vgl. Wettreck, 2013), sondern die anhaltende Weiterentwicklung wird als Teil des Modells beschrieben:

> „Als diakonisches Unternehmen sehen wir uns dem Wohl jedes Einzelnen verpflichtet – unseren Patienten, Bewohnern, Angehörigen und Mitarbeitern gleichermaßen. Um diese mit ethischen Fragen nicht alleine zu lassen, haben wir ein Ethikkonzept entwickelt, das die ethische Arbeit in allen unseren Krankenhäusern, Pflegewohnheimen und Hospizen als Teil der täglichen Praxis etabliert. Ethikarbeit ist damit ein wichtiger Bestandteil unserer Unternehmenskultur." (https://www.johannesstift-diakonie.de/die-johannesstift-diakonie/unser-anspruch-an-qualitaet-ethik/ [Abruf: 02.05.2022])

Folglich scheint die Förderung von Ethikarbeit im Unternehmen eine anhaltende Bedeutung zu haben, die u. a. darin deutlich wird, dass mit der Fusion der Paul-Gerhardt-Diakone mit dem Evangelischen Johannesstift die Ethikarbeit auf weitere Einrichtungen ausgeweitet wurde. Damit wird deutlich, dass Ethikarbeit in der Johannesstift Diakonie einen Bestand hat und diese mit entsprechenden Ressourcen ausgestattet ist. In Anbetracht von empirischen Ergebnissen zu Ausprägungen von ethischen Strukturen in deutschen Krankenhäusern[92] ist hervorzuheben, dass die Johannesstift Diakonie, als eines der

92 Schochow et al. führten 2014 die letzte deutschlandweite empirische Erhebung zum Stand der Implementierung von Ethikberatung an deutschen Krankenhäusern durch. Den Ergebnissen folgend etablierten insgesamt 74,5% aller befragten Krankenhäuser

größten konfessionellen Sozial- und Gesundheitsunternehmen im Nordosten Deutschlands[93], eine Signalwirkung entfaltet, indem das Thema der Ethik fortlaufend auf verschiedenen Ebenen bearbeitet und finanziell unterstützt wird. Der Theologische Leiter verantwortet die Ethikarbeit auf der Vorstandsebene des Unternehmens, wodurch die Bedeutsamkeit der Ethikarbeit auch organisatorisch abgebildet wird.

Die Johannesstift Diakonie betont, dass die Bearbeitung ethischer Fragestellungen und die Bereitstellung eines Modells für die Ethikarbeit im Sinne des diakonischen Profils als ein Auftrag der jeweiligen Einrichtungen gesehen werden. Folglich wird die konzeptualisierte Ethikarbeit im Sinne eines konfessionellen Auftrages begründet und ist demzufolge ein Thema der diakonischen Identität des Trägers. Mit dem Drei-Säulen-Modell von Ethikarbeit setzt die Johannesstift Diakonie Schwerpunkte, wie sie Ethikberatung im Kontext des deutschen Gesundheits- und Sozialwesens verortet. Hiervon ausgehend wird deutlich, dass die Säulen Bildung, Begleitung und Öffentlichkeit die Verwirklichung von Ethikarbeit in den jeweiligen Einrichtungen unterstützen. Ethikarbeit findet demnach nicht nur innerhalb der Modellstruktur statt, sondern in den lokalen Ethikkomitees der Einrichtungen.

Vor dem Hintergrund dieser Synthese begann der Prozess der responsiven Evaluation von Ethikarbeit der Johannesstift Diakonie mit teilnehmenden Beobachtungen in der Praxis vor Ort.

6.2 Teilnehmende Beobachtungen in der Ethikarbeit der Johannesstift Diakonie

Neben einer theoretischen Analyse zum Unternehmen der Johannesstift Diakonie (Kapitel 6.1 ff.) nahm ich an zwei Veranstaltungen der Ethikarbeit der

Strukturen Klinischer Ethikberatung, wobei u. a. konfessionelle Krankenhäuser mit einer Quote von 84,2% hervorstachen. Von den 176 befragten konfessionellen Krankenhäusern gaben nur 16,5% der Befragten an, über eigene finanzielle Mittel für die Ethikarbeit zu verfügen (vgl. Schochow et al., 2014, S. 2179 f.).

93 https://www.tagesspiegel.de/advertorials/ots/johannesstift-diakonie-gag-neue-marke-nach-fusion-johannesstift-diakonie-gag-vereint-evangelisches-johannesstift-und-paul-gerhardt-diakonie-diakonischer-traeger-bietet-breites-versorgungsnetz-in-medizin-pflege-und-soziales/24443726.html [Abruf: 03.05.2022].

Johannesstift Diakonie als teilnehmender Beobachter teil, um die Praxis der Ethikarbeit näher kennenzulernen. In Hinblick auf die teilnehmenden Beobachtungen entwickelte ich im Vorfeld jeweils offene, explorative Arbeitsfragen, um meine Perspektiven auf den Gegenstand zu präzisieren (vgl. Kapitel 5.3).

6.2.1 Ergebnisse der ersten teilnehmenden Beobachtung – „Forum Ethik" im August 2018

Meine erste teilnehmende Beobachtung und Hospitation erfolgte im Rahmen einer Veranstaltung des „Forums Ethik" der Johannesstift Diakonie im August 2018. Das „Forum Ethik" ist eine regelmäßig stattfindende Veranstaltung der Säule „Öffentlichkeit". Folgende Arbeitsfragen leiteten mich in meiner Perspektive in der teilnehmenden Beobachtung:

> Wie tritt das Drei-Säulen-Modell von Ethikarbeit in Erscheinung? Wie arbeiten die Beteiligten in der Ethikarbeit? Was ist wichtig für eine empirische Untersuchung und für eine responsive Evaluation? Welche Personen engagieren sich in der Ethikarbeit und welche Themen beschäftigen sie? Wie sprechen die Beteiligten über ihr Engagement?

In meiner Teilnahme versuchte ich möglichst neutral und passiv aufzutreten und hielt mich angesichts dessen mit inhaltlichen Beiträgen weitestgehend zurück. Die Veranstaltung „Forum Ethik" wurde mit dem Titel: „Ethische Urteilsfindung als strukturierter Prozess – Etablierung eines Ethikkonzeptes [...]" beworben und fand in einem Mitgliedskrankenhaus der Johannesstift Diakonie statt. Das Thema der Veranstaltung wurde aufgrund des Fusionierungsprozesses aufgegriffen, sodass die verschiedenen existierenden Bemühungen der Ethikarbeit des Evangelischen Johannesstifts und der Paul-Gerhardt-Diakonie vorgestellt wurden, um eine ethische Beratungsstruktur für den neuen Gesamtkonzern der Johannesstift Diakonie zu erarbeiten. Weiterhin sollte überlegt werden, welche weiteren Schritt gegangen werden müssen, um ethische Beratungsstrukturen in den Einrichtungen der Johannesstift Diakonie zu etablieren. Hierfür wurden zwei Personen als Vortragende angekündigt, die in den jeweiligen Unternehmen in die dortige Ethikarbeit eingebunden waren. In der ersten teilnehmenden Beobachtung führte ich viele Gespräche mit Beteiligten der Ethikarbeit, wobei mir eine ausgeprägte Offenheit entgegengebracht wurde. Personen sprachen mich gezielt an und waren interessiert, sodass ich in vielen Gesprächen eine hohe Motivation bei den Teilnehmenden feststellen konnte. So berichteten Einzelne zum Beispiel, seit wann sie in der Ethikarbeit engagiert sind oder welche Themen sie aktuell herausfordern. Durch bereitgestellte Speisen und Getränke, einen Empfangsbereich und vorbereitete Arbeitsmaterialien, wie zum Beispiel Poster, wirkte die Veranstaltung des Forums Ethik umfassend vorbereitet. Die Veranstaltung wurde von vielen Personen besucht, sodass ein Interesse der Mitarbeitenden an der Ethikarbeit angenommen werden kann. Ich gewann in den Gesprächen den Eindruck, dass viele der Beteiligten die Ethikarbeit auf das aktuelle Zeitgeschehen beziehen und damit einhergehend ethisch relevante Themen diskutiert wurden. Ich nahm wahr, dass sich viele Mitarbeitende in der Ethikarbeit engagierten und an vielen Stellen ein umfassendes Erfahrungswissen ausgedrückt wurde. Im Sinne meiner Erkenntnisperspektive und meiner vorab formulierten Fragen (siehe oben) scheinen im Besonderen die nun folgenden Beobachtungen relevant.

Beobachtung 1: Die Systematisierung der Ethikarbeit in neue Versorgungskontexte und die Weiterentwicklung als Ziel der Johannesstift Diakonie

Hintergründe: Die Veranstaltung wurde für alle interessierten Mitarbeitenden beworben, sodass ca. 60 Personen die Veranstaltung besuchten. Die vierstündig angesetzte Veranstaltung wurde demnach nicht auf eine bestimmte Zielgruppe begrenzt, sondern stand allen Interessierten offen. Beim Besuch der Veranstaltung fiel mir in Bezug auf die Rahmenbedingungen zunächst auf, dass Speisen und Getränke bereitgestellt und mehrere Räume für die Veranstaltung vorbereitet worden waren. Die Größe des Konferenzraums, die Bereitstellung von Speisen und Getränken und ein vorhandenes Tagungsmanagement im Empfangsbereich vermittelten einen professionellen Eindruck. Die Vortragenden berichteten über ihre Einbindungen und Beteiligungen in der Ethikarbeit in den Unternehmen des Evangelischen Johannesstifts und der Paul-Gerhardt-Diakonie und referierten über Erfahrungen in der Systematisierung von ethischen Beratungsangeboten (vgl. Anhang 1: D1[94]). Die zukünftige Systematisierung der Ethikarbeit im Zuge der Fusion zwischen der Paul-Gerhardt-Di-

94 Die Anhänge wurden in der vorliegenden Studie aus Platzgründen nicht mit abgedruckt. Wer Interesse hat, sie einzusehen, kann sich gerne beim Verfasser melden unter: hendrik.grassme@gmail.com.

akonie und dem Evangelischen Johannesstift zur heutigen Johannesstift Diakonie war ein zentrales Thema der Veranstaltung. Im Zuge der Fusion wurden neue Versorgungskontexte in den neuen Gesamtkonzern integriert, sodass beispielsweise Einrichtungen der Jugendhilfe hinzukamen.

Schlussfolgerungen: Vor diesem Hintergrund ist erkennbar, dass die Johannesstift Diakonie die systematisierte Ethikarbeit auch im Zuge eines Fusionsprozesses auf neue Versorgungsbereiche ausweitet. Vor dem Hintergrund meiner Beobachtungen gehe ich in der Johannesstift Diakonie von einer Atmosphäre aus, in der die Weiterentwicklung in der Ethikarbeit gefördert wird. Dies drückt sich auch darin aus, dass die Ethikarbeit auf neue Versorgungskontexte im Sozial- und Gesundheitskonzern bezogen wird, die sich von Krankenhäusern unterscheiden.

Beobachtung 2: Der Theologische Leiter als „Gatekeeper“ in der Ethikarbeit der Johannesstift Diakonie

Hintergründe: Im Verlauf der Veranstaltung wurde an mehreren Stellen deutlich, dass der Theologische Leiter in Bezug auf Fragen, Unklarheiten und Themen angesprochen wurde. Beispielsweise im Rahmen einer Frage einer Mitarbeitenden, inwiefern die Ethikarbeit im zukünftigen Gesamtunternehmen im Rahmen der Dienstzeit erbracht werde (vgl. Anhang 1: D1). Der Theologische Leiter schien eine „Gatekeeper-Funktion“ innezuhaben, da er an mehreren Stellen für organisatorische und auftragsbezogene Fragen adressiert wurde. Demgemäß scheint eine vermittelnde Person in der Organisation wichtig (Anhang 1: D1).

Schlussfolgerungen: Aufgrund der Größe der Johannesstift Diakonie sind dies wichtige Voraussetzungen, um einen möglichen Zugang in die Praxis von Personen der Ethikarbeit zu gestalten. Es braucht zum einen eine klare Auftragsklärung und ein abgestimmtes Vorgehen für den responsiven Evaluationsprozess, um Aktionen gegenstandsangemessen initiieren und entsprechende Reaktionen verarbeiten zu können. Zum anderen ist der vorhandene Organisationsgrad wichtig, um Ansprechpersonen und den Kontakt in die Praxis gestalten zu können. Angesichts dessen ist es für meine Arbeit relevant, dass der Theologische Leiter die Ethikarbeit auf der Ebene des Vorstandes verantwortet und damit eine entsprechende Handlungsbefugnis für eine Auftragsklärung innezuhaben scheint. Der vorhandene Organisationsgrad in der Ethikarbeit ist eine weitere Voraussetzung, um Zugänge zu ermöglichen und Räume im Evaluationsprozess zu öffnen.

Beobachtung 3: Partizipationsformen in der Konzeptualisierung und Weiterentwicklung von Ethikarbeit in der Johannesstift Diakonie

Hintergründe: Nach Vorträgen wurden die Teilnehmenden der Veranstaltungen eingeladen, in wechselnden Gruppenarbeiten Anforderungen, Anliegen, Themen und Wünsche an eine zukünftige Konzeptualisierung der Ethikarbeit im Gesamtkonzern in einer Zukunftswerkstatt zu formulieren. Entsprechende Themen konnten dem Drei-Säulen-Modell der Ethikarbeit zugeordnet werden (Säule Begleitung, Säule Öffentlichkeit, Säule Bildung). Im Rahmen dieser Arbeitsgruppen thematisierten die Personen beispielsweise kontextuelle Herausforderungen von Ethikarbeit in der Jugendhilfe:

> „Eine Mitarbeiterin der Jugendhilfe berichtete, dass es ihr schwerfalle, ethische Probleme in ihrem Arbeitsfeld mit der Struktur eines Modells zu bearbeiten. Häufig würden Anliegen bereits mit Kollegen zwischen Tür und Angel besprochen." (vgl. Anhang 1: D1)

Jene Thematik formulierte die Gruppe anschließend als eine Herausforderung für die Ethikarbeit in der Johannesstift Diakonie. Die wechselnden Gruppenarbeiten waren im Sinne eines World-Cafés angelegt, das als partizipative Methode möglichst viele Sichtweisen von Personen explizieren soll (vgl. Schiele et al., 2022, S. 290). Die Entwicklung eines übergreifenden Modells im Zuge einer Fusion von zwei Unternehmen wurde auf der Veranstaltung demnach mithilfe einer partizipativen Methode begleitet, um die Perspektiven der Mitarbeitenden methodisch sichtbar zu machen. Nach den Gruppenarbeiten präsentierten Gruppenmitglieder die verschiedenen Wünsche und Ergebnisse mithilfe von Stellwänden und Karteikarten, wobei die Beteiligten unterschiedliche Anliegen und Themenwünsche explizierten. Der Theologische Leiter sicherte den Besuchenden zu, dass Anliegen in der Modellentwicklung berücksichtigt werden.
Schlussfolgerungen: In der Weiterentwicklung des Drei-Säulen-Modells von Ethikarbeit nutzen Verantwortliche partizipative Methoden, um Anliegen und Wünsche von Personen der Ethikarbeit aus verschiedenen Versorgungskontexten sichtbar zu machen und für die Weiterentwicklung aufzugreifen.

Beobachtung 4: Interdisziplinäre Gruppenarbeiten als Merkmal in der Ethikarbeit der Johannesstift Diakonie

Hintergründe: In meinen Gesprächen mit Beteiligten stellte ich fest, dass sich Personen mit unterschiedlichen Berufshintergründen in der Ethikarbeit engagieren (Medizin, Pflege, Seelsorge, Verwaltung, Sozialen Arbeit). Es wurden in den Gruppenarbeiten verschiedene Perspektiven in Bezug auf die Ethikarbeit beschrieben. Während Einzelne beispielsweise spezifische Themen (z. B. den freiwilligen Verzicht auf Nahrung und Flüssigkeit) in der Versorgungspraxis als Herausforderung benannten, formulierten Andere Wünsche für zukünftige Bildungsformate.
Schlussfolgerungen: Interdisziplinäre Gruppenarbeiten sind ein Merkmal in der Ethikarbeit der Johannesstift Diakonie. Für den responsiven Evaluationsprozess ist demgemäß bedeutsam, dass verschiedene Personen mit verschiedenen Berufshintergründen aus den unterschiedlichen Versorgungskontexten in der Ethikarbeit engagiert sind und die Zielgruppen entsprechend divergieren.

6.2.2 Ergebnisse der zweiten teilnehmenden Beobachtung – Teambildungstag im Januar 2019

Eine weitere teilnehmende Beobachtung unternahm ich im Januar 2019 im Rahmen eines „Teambildungstags" in einer Bildungsakademie der Johannesstift Diakonie in Berlin. Teambildungstage sind im Drei-Säulen-Modell in der Säule „Begleitung" verankert und können von den Ethikkomitees der Einrichtungen in der Johannesstift Diakonie angefragt und in zeitlichen Abständen eingefordert werden. Folgende Arbeitsfragen beeinflussten meine Perspektive in der teilnehmenden Beobachtung:

> Wie tritt das Drei-Säulen-Modell von Ethikarbeit in Erscheinung? Wie arbeiten die Beteiligten in der Ethikarbeit? Was ist wichtig für eine empirische Untersuchung und für eine responsive Evaluation? Welche Personen engagieren sich in der Ethikarbeit und welche Themen beschäftigen sie? Wie sprechen die Beteiligten über ihr Engagement?

Die zwei Teambildungstage wurden von einer Referentin inhaltlich begleitet, wobei zum einen die Vermittlung von Grundlagen der Ethikberatung und zum anderen die Reflexion von teambezogenen Herausforderungen des Ethikkomitees als Themen angekündigt wurden. Die Teambildungstage fanden an zwei aufeinanderfolgenden Tagen als Ganztagsveranstaltungen in einer Bildungsakademie der Johannesstift Diakonie statt, wobei sich meine Teilnahme auf einen Tag beschränkte. Meine Beobachtungen stützen sich auf die Inhalte des ersten Tages, an dem die ethische Fallbesprechung und teambezogene Inhalte durch die Referentin bearbeitet wurden.

Beobachtung 5: Das Ethikkomitee als interdisziplinär besetzte Gruppe

Hintergründe: Der erste Teambildungstag begann mit einer Vorstellungsrunde zwischen den Teilnehmenden und der Referentin in einem Konferenzraum, der ca. 20 Personen Platz bot. Getränke standen vor dem Veranstaltungsraum bereit. Die Teilnehmenden reagierten auf meine Teilnahme insofern interessiert, als Nachfragen zu meiner Motivation und meinen Forschungsfragen gestellt wurden. Danach stellten sich die insgesamt zwölf Teilnehmenden mit ihren Namen und Berufshintergründen vor. Es wurde deutlich, dass die Mitglieder des Ethikkomitees in verschiedenen beruflichen Feldern tätig waren: Pflege, Altenpflege, Sozialpädagogik, Neuropsychologie, Gesundheits- und Krankenpflege, Physiotherapie, Soziale Arbeit, Medizin, Logopädie (vgl. Anhang 2: D.2).
Schlussfolgerungen: Das Ethikkomitee des Mitgliedskrankenhauses ist durch verschiedene Personen mit verschiedenen Berufshintergründen multidisziplinär besetzt. Gruppenarbeiten sind ein besonderes Merkmal der Ethikarbeit (vgl. Kapitel 2) und werden in der Ethikarbeit der Johannesstift Diakonie im Besonderen gefördert bzw. unterstützt (Teamentwicklungstag).

In meinen teilnehmenden Beobachtungen zeigt sich, dass die verschiedenen Arbeitsfelder von Ethikarbeit in der Johannesstift Diakonie (Forum Ethik, Teambildungstag, ethische Fallbesprechungen, Ethikkomitees) durch multidisziplinäre Gruppenarbeiten geprägt sind.

Beobachtung 6: Simulierte ethische Fallbesprechungen als bedeutsame didaktische Methode in der Ethikarbeit

Hintergründe: Nach einem theoretischen Impulsvortrag zu ethischen Beratungsmodellen im Gesundheitswesen wurden zwei Gruppen gebildet, um einen Fall aus der klinischen Praxis anhand eines ethischen Beratungsmodells zu reflektieren:

> „Die Teilnehmenden waren froh, endlich wieder eine ethische Fallbesprechung üben zu können.“ (Anhang 2: D2)

Die Teilnehmenden agierten auf Basis festgelegter Rollen und nutzten die Simulation einer ethischen Fallbesprechung, um gegenseitige Stand- und Argumentationspunkte auszutauschen:

> „Eine Moderatorin berichtete, dass es ihr schwerfiel, eine neutrale Rolle einzunehmen, und fragte danach, wie sie sich persönlich weiterentwickeln könne.“ (Anhang 2: D2)

Im Nachgang wurden die Erfahrungen in der Moderation und Teilnahme der ethischen Fallbesprechung mit der Referentin besprochen und spezifische Anliegen reflektiert. In einer Nachbesprechung ging die Referentin inhaltlich darauf ein, wie sich Personen in der Moderation von ethischen Fallbesprechungen persönlich weiterentwickeln können. Wichtig sei es, Fallmoderationen nachträglich in einem Gremium zu reflektieren (vgl. Anhang 2: D2).

Schlussfolgerungen: Es wird deutlich, dass Erfahrungen in der Moderation ethischer Fallbesprechungen notwendig sind, um eine Nähe und Distanz in Bezug auf einen ethischen Fall auszubalancieren. Demnach können Unsicherheiten entstehen, wenn diese nicht regelmäßig angewendet bzw. geübt werden. Das regelmäßige Moderieren von ethischen Fallberatungen, simuliert oder real, scheint eine bedeutsame Grundlage für Personen der Ethikarbeit zu sein, um in ihrem Tun routiniert zu bleiben.

Beobachtung 7: Komplementäre ethische Theorien in der Ethikarbeit der Johannesstift Diakonie

Hintergründe: Im weiteren Veranstaltungsverlauf wurden Beobachtungen und Erfahrungen mit der Moderationstätigkeit innerhalb der Gesamtgruppe mit der Referentin reflektiert. Diese stellte verschiedene ethische Theorien vor, die im Kontext des Gesundheitswesens angewendet werden können, und reflektierte Implikationen auf das diskutierte Fallbeispiel. Hierbei ging sie auf die Prinzipienethik, Care-Ethik und die Verantwortungsethik ein und verdeutlichte, dass in Fällen im Kontext der klinischen Praxis nicht nur eine Ethik angewendet werden kann:

> „In einem Fall ist selten nur eine Ethik relevant, sondern die Fallgeschichte berührt verschiedene Ethiken. Es gibt demnach nicht *die* Ethik, sondern eine Vielfalt.“ (vgl. Anhang 2: D2)

Weiterhin wird darauf Bezug genommen, dass durch die Nutzung einer spezifischen ethischen Theorie eine spezifische Logik und Perspektive auf einen Fall herangetragen wird. Die Referentin macht darauf aufmerksam, dass relevante und individuelle Aspekte in einem Fall durch eine einseitige Verwendung einer ethischen Theorie wie der Prinzipienethik verloren gehen könnten, weshalb sie vorschlägt:

> „Welche Fragen wurden in einer ethischen Fallbesprechung nicht gestellt?" (vgl. Anhang 2: D2)

Schlussfolgerungen: In Fortbildungen werden demnach verschiedene ethische Theorien im Kontext von Ethikberatung vorgestellt und eine Verhältnisbestimmung vermittelt, wie Personen in der Ethikarbeit mit verschiedenen ethischen Theorien in ethischen Fallbesprechungen umgehen können. Interessant ist hierbei die Frage, ob in der Ethikarbeit in der Johannesstift Diakonie grundsätzlich verschiedene ethische Theorien und Methoden in Fort- und Weiterbildungen in der Säule Bildung vermittelt werden oder dies personenbezogen durch die Referentin beeinflusst ist.

Beobachtung 8: Gruppendynamiken als Einflussfaktor für das Ethikkomitee

Hintergründe: Nachdem die Thematik von ethischen Fallbesprechungen inhaltlich beendet wurde, ging es anschließend um die Anliegen des Ethikkomitees und die Frage nach dem zukünftigen Erfolg der Gruppe: Welche Maßnahmen könnten das Team des Ethikkomitees demnach unterstützen? Hierfür erörterte die gesamte Gruppe innerhalb der Veranstaltung mit der Referentin zunächst, welche Merkmale des Ethikkomitees das Team charakterisieren. Beiträge wurden auf Moderationskarten vermerkt. In einer Ergebnisvorstellung vermerkten die Teilnehmenden verschiedene Aspekte:

> „Durchführung von Angehörigengespräche, interdisziplinäre Zusammenarbeit, die Durchführung von ethischen Fallbesprechungen, Erarbeitung eines Konzepts für den Umgang für Menschen mit Demenz, eine Sensibilität für Themen der Sterbebegleitung, der Professionsethik und der Sterbekultur. Die Erfahrung der Achtsamkeit wird als ein Defizit von einer Person hervorgehoben." (vgl. Anhang 2: D2)

Weiterhin wurde die Gruppe damit beauftragt, Merkmale oder Faktoren zu benennen, welche zu einer Verbesserung einer Gruppendynamik beitragen:

> „Verlässlichkeit, Kontinuität, Kompromissfähigkeit, Gleichberechtigung aller Mitglieder, Engagement von allen Mitgliedern, Strukturen und Zeiten für Kommunikation, Kompetenzerwerb, Pflegen einer Beziehungskultur, Gleichberechtigung und Respekt, religionsübergreifendes Agieren, Motivation und Engagement, Vielfältigkeit in einem Team, Effektivität, Praktikabilität, Wertschätzung und Anerkennung, Respekt, Zusammenhalt der Gruppe, Sensibilität in der Gruppe, Authentizität, wissbegierige Mitglieder." (Anhang 2: D2)

Die Referentin bündelte die Ergebnisse in der Gruppe, wodurch sich eine Diskussion in der Veranstaltung anschloss, in der einzelne Personen Aussagen ausführlicher formulierten:

> „Auf die Gleichberechtigung im Team muss man aufpassen. Diese ist nicht selbstverständlich.", „Es bedarf einer Wertschätzung von außen durch die Geschäftsführung und der Klinikleitung. Eine Regelkommunikation mit dem Leitungsteam ist notwendig.", „Ein starkes Team strahlt nach außen. Wertschätzung fängt auch bei uns persönlich an. Sind wir gerne engagiert?" (vgl. Anhang 2: D2)

Schlussfolgerungen: In den Ausführungen zeigt sich zunächst, dass verschiedene Dimensionen eine Gruppendynamik beeinflussen. Auffällig ist, dass häufig Anliegen einer konkreten Zusammenarbeit auf einer Beziehungsebene zwischen den Mitgliedern (Gleichberechtigung und Respekt, Wertschätzung und Anerkennung, Zusammenhalt einer Gruppe) thematisiert werden. Neben dem Drei-Säulen-Modell von Ethikarbeit sind auch die spezifischen Dynamiken in den Ethikkomitees für den Erfolg der Ethikarbeit verantwortlich. Eine gute Gruppendynamik eines Ethikkomitees hängt demnach mit der Einbindung der Führungsstruktur einer Einrichtung zusammen. Die Wertschätzung und eine regelmäßige Kommunikation mit dem Management der Einrichtung sind für die Ethikarbeit ferner bedeutsam. Die Teilnehmenden beschreiben verschiedene Einflüsse, was ihr Ethikkomitee als ein gutes Team charakterisiert. Beziehungsbezogene Faktoren innerhalb des Teams und strukturelle Faktoren im Kontext der Einrichtung sind gleichermaßen relevant. Ethikkomitees in der Johannesstift Diakonie funktionieren als einrichtungsspezifische Systeme, sodass entsprechende Gremien unterschiedlich disponiert scheinen.

Persönliche Eindrücke und Folgen für den responsiven Evaluationsprozess von Ethikarbeit in der Johannesstift Diakonie

Mit der zweiten teilnehmenden Beobachtung konnte ich Eindrücke und Erkenntnisse in der Säule Begleitung des Modells von Ethikarbeit in der Johannesstift Diakonie gewinnen. Vor dem Hintergrund eigener Erfahrungen mit ethischen Fallbesprechungen im klinischen Kontext verfestigte sich mein Eindruck, dass simulierte ethische Fallbesprechungen für Beteiligte der Ethikarbeit bedeutsam sind. Diese benötigen demnach Erfahrungen in der Durchführung und Moderation, um bei den damit zusammenhängenden Tätigkeiten ein Gefühl von Sicherheit zu erlangen. Auch in der spielerischen Simulation von ethischen Fallbesprechungen waren Gruppendynamiken relevant: So nahmen Einzelne beispielsweise spezifische Rollen ein und forderten die moderierende Person heraus, indem beteiligte Personen der simulierten ethischen Fallbesprechung bewusst in Redebeiträgen unterbrochen wurden. Weiterhin konnte ich in der Veranstaltung spüren, dass die Beteiligten motiviert schienen, den Tag inhaltlich zu begleiten und zu gestalten. Dies zeigte sich beispielsweise durch aktives Nachfragen bei der Referentin. Mehrfach betonten die Teilnehmenden, dass verschiedene didaktische Zugänge (u. a. Impulsvorträge, gemeinsame Diskussionen, Gruppenarbeiten und Ergebnispräsentationen) wichtig für den Weiterbildungstag seien. Demgemäß scheinen auch didaktische Zugänge von Bildung im Kontext der Ethikarbeit bedeutsam. Wie können unterschiedliche Berufsgruppen in Fort- und Weiterbildungsveranstaltungen beispielsweise angesprochen werden? Welche Mittel und Zugänge werden genutzt? Dies scheint gerade deshalb bedeutsam, da Ethikkomitees und Gruppen durch verschiedene Personen und Berufshintergründe geprägt sind. Die Frage, wie unterschiedliche Berufsgruppen in Qualifizierungsveranstaltungen angesprochen werden können, scheint darüber hinaus aktuell.

6.3 Auftragsklärungen und Zielvereinbarungen zum responsiven Evaluationsprozess von Ethikarbeit mit der Johannesstift Diakonie

Im Mai 2019 erfolgte ein Auftragsklärungsgespräch, um Zwischenergebnisse zu besprechen und Absprachen und Vereinbarungen für den responsiven Evaluationsprozess von Ethikarbeit zu treffen. Mit dem Theologischen Leiter, einer verantwortlichen Person der Bildungsakademie und einer Person des „Referats Ethik“ nahmen drei Personen der Johannesstift Diakonie am Treffen in einer Bildungsakademie der Johannesstift Diakonie teil, um neben einem Kennenlernen die methodischen Elemente in der responsiven Evaluation zu vereinbaren. Die Erkenntnisse der Literaturrecherche und der teilnehmenden Beobachtungen waren ein Ausgangspunkt, um die konkreten Schritte im responsiven Evaluationsprozess zu besprechen.

6.3.1 Vereinbarungen für die responsive Evaluation von Ethikarbeit in der Johannesstift Diakonie

Auf Basis vorläufiger Ergebnisse aus den teilnehmenden Beobachtungen wurde im Gespräch zunächst die Funktionsweise einer responsiven Evaluation thematisiert. Darüber hinaus stellte ich mit der Gruppendiskussion nach Bohnsack eine mögliche Erhebungsmethode der rekonstruktiven Sozialforschung vor, um im Zuge des Evaluationsprozesses implizite Wissensformen empirisch zu analysieren. Interviews wurden als weitere Erhebungsmethode vorgestellt, um das explizite Erfahrungswissen der Beteiligten der Ethikarbeit zu systematisieren. Wir vereinbarten, dass das Referat Ethik der Johannesstift Diakonie den Evaluationsprozess fortlaufend unterstützen wird und regelmäßige responsive Feedbackgespräche stattfinden, um eine partizipative Prozessbegleitung und -beteiligung zu ermöglichen. Darüber hinaus wurde Folgendes vereinbart:

- die responsive Evaluation von Ethikarbeit wird von meiner Person verantwortet und moderiert. Die vorliegende Arbeit wird weder durch die Johannesstift Diakonie noch von einer anderen Instanz finanziell gefördert und ist demnach keine Auftragsevaluation;
- das Referat Ethik wird den Prozess organisatorisch unterstützen;
- regelmäßige Feedbackgespräche werden als Raum genutzt, um partizipative und responsive Themen zu bearbeiten und zu reflektieren;
- die wissenschaftliche Begleitung und die damit einhergehenden Reflexionen von Aktivitäten im responsiven Evaluationsprozess erfolgen im Rahmen von Kolloquiumsveranstaltungen;
- die partizipative Gestaltung des responsiven Evaluationsprozesses bedeutet zunächst, dass Beteiligte der Ethikarbeit in die Untersuchung insofern einbezogen werden, als z. B. Ergebnisse gemeinsam

besprochen werden und diese darüber entscheiden, inwiefern zukünftige Aktivitäten im responsiven Evaluationsprozess verwirklicht werden;

- eine erste Datenerhebung in Form einer Gruppendiskussion soll mit Mitgliedern aus dem Sprecherkreis Ethik geführt werden.

Mitglieder des Sprecherkreises sind gewählte Vertretende aus den Ethikkomitees der Mitgliedseinrichtungen der Johannesstift Diakonie. Der Sprecherkreis ist der Säule „Begleitung" zugeordnet und bildet eine Brücke zwischen den Ethikkomitees der Mitgliedseinrichtungen der JSD und zum Drei-Säulen-Modell von Ethikarbeit.

6.3.2 Anliegen und Themen der Johannesstift Diakonie im responsiven Evaluationsprozess von Ethikarbeit

Im Zuge der Auftragsklärungen wurden inhaltliche Aspekte und Perspektiven vonseiten der Verantwortlichen des Drei-Säulen-Modells von Ethikarbeit ausgetauscht. Hierbei wurde deutlich, dass spezifische Erfahrungen in der Ethikarbeit vorliegen, die im Zuge des responsiven Evaluationsprozesses überprüft und fundiert werden können. Beispielsweise wurde als Thema angeregt, danach zu fragen, auf welche Weise einzelne Personen für die Ethikarbeit gewonnen werden:

> Wie werden Personen „ausgewählt" und welche Motivationen bringen diese mit? Wie erleben Beteiligte der Ethikarbeit das Qualifizierungsangebot der Johannesstift Diakonie? (Anhang 3: R3:D3)

Die Gesprächsbeteiligten formulierten außerdem das Interesse, in der Untersuchung die Säule „Bildung" in den Blick zu nehmen und danach zu fragen, inwiefern Beteiligte der Ethikarbeit entsprechende Angebote wahrnehmen und beurteilen. In diesem Zuge wurde hervorgehoben, dass gerade im Bereich der Bildung zum Thema der Ethik im Unternehmen größere Anstrengungen unternommen werden (vgl. Anhang 3: R3:D3):

> Wie kann das Ausbildungssystem der Ethikarbeit gestaltet werden, um die Befähigung von Beteiligten mit dem Ziel größtmöglicher Professionalität sicherzustellen? Gibt es objektivierbare Kriterien in der Befähigung von Beteiligten der Ethikarbeit? (Anhang 3: R3:D3)

Von den Vereinbarungen und Rückmeldungen aus dem Gespräch sind die Abstimmungen für das responsive Evaluationsdesign in Abbildung 4 zusammengefasst:

Abbildung 4: Übersicht zu Auftrags- und Zielvereinbarungen im responsiven Evaluationsprozess von Ethikarbeit mit der Johannesstift Diakonie

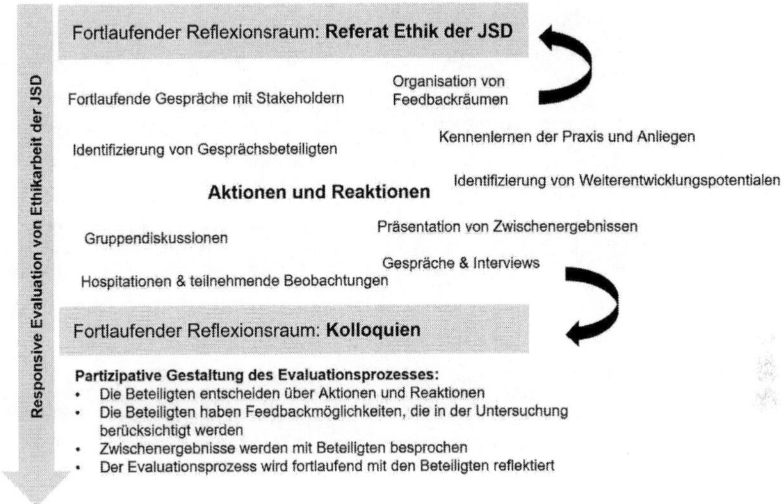

6.3.3 Der Zugang zu Gesprächs- und Interviewbeteiligten im Rahmen von empirischen Datenerhebungen im responsiven Evaluationsprozess von Ethikarbeit in der Johannesstift Diakonie

Für methodische Datenerhebungen im responsiven Evaluationsprozess wurden konkrete Einschlusskriterien festgelegt:

- Erfahrungen in der Ethikarbeit der Johannesstift Diakonie[95]
- Volljährigkeit und Freiwilligkeit einer Teilnahme bzw. Beteiligung im responsiven Evaluationsprozess
- Beschäftigung/Engagement im Kontext der Johannesstift Diakonie

Sollten Personen im responsiven Evaluationsprozess mitwirken wollen, greift eine Informationsstrategie, um eine Aufklärung und Bereitstellung von relevanten Informationen für Interessierte zu ermöglichen. Jene Strategie besteht

95 Erfahrungen werden nicht durch objektive Kriterien eingegrenzt. Vielmehr sollten Teilnehmende selbst entscheiden können, ob diese über eigene Erfahrungen sprechen möchten.

aus zwei Schritten: a) Bereitstellung von allgemeinen Informationen zur responsiven Evaluation von Ethikarbeit in der Johannesstift Diakonie (Informationsflyer) und b) spezifisches Aufklärungsschreiben für Personen, die an methodischen Datenerhebungen mitwirken.

Das Referat Ethik fungiert in diesem Zusammenhang als vermittelnde Instanz zu möglichen Gesprächs- und Interviewbeteiligten und spricht mögliche Personen für eine Beteiligung im Rahmen des Evaluationsprozesses an. Ein hierfür entworfener Informationsflyer (vgl. Anhang 3) informiert Personen über die Ziel- und Zwecksetzung der Evaluation. Sollten Personen an einer Beteiligung im responsiven Evaluationsprozess interessiert sein, folgt eine Rückkopplung zu meiner Person und ein Aushändigen des Aufklärungsschreibens. Mit dieser Informationsstrategie werden Gesprächsbeteiligte über die responsive Evaluation informiert und über damit zusammenhängende empirische Datenerhebungen und Gespräche aufgeklärt. Beispielsweise inwiefern eine Teilnahme vorgesehen ist und wie mögliche Daten im Rahmen des Evaluationsprozesses verarbeitet werden.

6.3.4 Responsive Feedbackgespräche als fortlaufender Partizipationsraum im responsiven Evaluationsprozess von Ethikarbeit in der Johannesstift Diakonie

Im Sinne der responsiven Evaluation finden mit verschiedenen Zielgruppen im Rahmen des Evaluationsprozesses responsive Feedbackgespräche statt. Jene Gespräche sind eine Partizipationsform und sollen es ermöglichen, mit den Beteiligten weitere Schritte in der Evaluation zu planen, zu reflektieren, Entscheidungen anzuregen und zu ermöglichen. Demnach sind responsive Evaluationsgespräche spezifische Räume in der vorliegenden Evaluation, in denen Aktionen und Reaktionen stattfinden. Durch die enge Zusammenarbeit mit Verantwortlichen und beteiligten Personen der Ethikarbeit sollen darin fortlaufend eigene Aktionen reflektiert und darüber hinaus auch Themen, Inhalte und Anliegen aufbereitet und besprochen werden. Die dokumentierten responsiven Evaluationsgespräche werden angesichts dessen als fortlaufende Ergebnisse in dieser Arbeit ausgewertet.

6.4 Datenerhebung: Gruppendiskussion „Minze“

Eine erste Gruppendiskussion fand im August 2019 mit Personen statt, die im Sprecherkreis Ethik der Johannesstift Diakonie organisiert sind. Ich gehe bei den Personen im Sprecherkreis von Erfahrungen aus, da sich diese mehrheitlich schon lange in der Ethikarbeit engagieren. Im Sinne der rekonstruktiven Sozialforschung vermute ich deshalb konjunktive Erfahrungen, die darin zum Ausdruck kommen, dass sich die Beteiligten im Kontext der Ethikarbeit mehrheitlich verstehen und auf Basis ihrer Erfahrungen verständigen können. Die Gruppe „Minze“ wurde künstlich zusammengestellt, wobei durch das Engagement in der Ethikarbeit bei allen Beteiligten gemeinsame Erfahrungen vorliegen. Aufgrund der Einschlusskriterien gehe ich davon aus, dass Beteiligte gemeinsame Erfahrungshintergründe in der Ethikarbeit teilen, was eine spätere Analyse der Gruppendiskussion ermöglicht. Die Teilnahme an der Gruppendiskussion wurde im Rahmen der Dienstzeit der Beteiligten ermöglicht.

Zusammensetzung der Gruppe „Minze“ und Durchführung der Gruppendiskussion

Sechs Personen bildeten die erste Gruppe „Minze“. In einer Warm-up-Phase stellten sich alle Beteiligten vor und ich erklärte den weiteren Verlauf der Gruppendiskussion. Die Teilnehmenden wurden darüber aufgeklärt, dass Fragen in der Diskussion bewusst offen als Gesprächsimpuls formuliert werden und ich mich der Diskussion größtenteils enthalte. Weiterhin wurden die Teilnehmenden darüber aufgeklärt, dass mithilfe eines Tonaufnahmegeräts eine Sprachdatei entsteht, die ich als Grundlage für weitere Auswertungen nutze. In diesem Zuge erklärte ich ausführlich, dass personenbezogene Informationen ausschließlich pseudonymisiert veröffentlicht werden. Folgende Personen nahmen an der Gruppendiskussion teil:

(1) Af: 52 Jahre, Sozialpädagogin
(2) Bf: 58 Jahre, Sozialpädagogin und Psychologin
(3) Cf: 60 Jahre, Gemeindereferentin & Betreuungsassistentin
(4) Df: 59 Jahre, Ärztin
(5) Am: 64 Jahre, Pfarrer
(6) Bm: 64 Jahre, Pfarrer

Die Mitglieder der Gruppendiskussion verfügten alle über eine langjährige Erfahrung in der Ethikarbeit der Johannesstift Diakonie. Neben verschiedenen

Berufsqualifikationen (Seelsorge, Sozialpädagogik, Medizin) waren diese in verschiedenen Arbeitskontexten (Hospize, Krankenhäuser, langzeitstationäre Pflegeeinrichtung) engagiert. Die Gruppendiskussion startete mit einem offen formulierten Erstfragenimpuls:

Welche Erfahrungen haben Sie mit dem Drei-Säulen-Modell von Ethikarbeit gesammelt?[96]

Dieser wurde bewusst an die gesamte Gruppe gerichtet und demonstrativ vage von mir formuliert. Auf Grundlage meiner Forschungsfragen und den bisherigen Rückmeldungen im Zuge des responsiven Evaluationsprozesses erarbeitete ich einen Leitfaden von immanenten und exmanenten Fragen, die ich teilweise in der Gruppendiskussion anwendete:

96 Der Erstfragenimpuls ist näherungsweise wortgleich wiedergegeben. Auf eine wortgetreue Transkription verzichte ich an dieser Stelle, um eine bessere Lesbarkeit zu ermöglichen.

Tabelle 6: Leitfaden für Fragen für die Gruppendiskussion „Minze“ in der responsiven Evaluation von Ethikarbeit in der Johannesstift Diakonie

Thematischer Bezug:	Responsiver Evaluationsbezug:
(1) Exmanente Nachfrage: Welche Erfahrungen haben Sie mit der Ethikarbeit in der Johannesstift Diakonie?	Forschungsfragen Reflexionsbezug: Kolloquium der PTHV
(2) Immanente Nachfrage: Gibt es Aspekte, die hervorstechen und Ihnen helfen?	Forschungsfragen Reflexionsbezug: Kolloquium der PTHV
(3) Exmanente Nachfrage: Was sind Faktoren, die sich auf Ihre Ethikarbeit hemmend auswirken?	Forschungsfragen Reflexionsbezug: Kolloquium der PTHV
(4) Immanente Nachfrage: Gibt es bestimmte Aspekte, die hervorstechen?	Forschungsfragen Reflexionsbezug: Kolloquium der PTHV
(5) Exmanente Nachfrage: Wie kann die Ethikarbeit der Johannesstift Diakonie für die Zukunft verändert werden?	Aufnahme der Frage als Reaktion auf das Feedback- und Vorbereitungsgespräch Mai 2019
(6) Exmanente Nachfrage: Welche Angebote des Drei-Säulen-Modells helfen Ihnen?	Aufnahme der Frage als Reaktion auf das Feedback- und Vorbereitungsgespräch Mai 2019
(7) Exmanente Nachfrage: Welche Erfahrungen haben Sie mit den Qualifikationsmöglichen der Johannesstift Diakonie zum Thema der Ethik gemacht?	Aufnahme der Frage als Reaktion auf das Feedback- und Vorbereitungsgespräch Mai 2019

Die Gruppendiskussion dauerte insgesamt zwei Zeitstunden und endete mit dem Versiegen des Diskurses unter den Teilnehmenden. Im Nachgang fanden Gespräche über die Gruppendiskussion statt, in der die Teilnehmenden ein positives Gefühl durch die Diskussion ausdrückten. In der Gruppendiskussion spürte ich fortlaufend, dass die Beteiligten aktiv in Nachdenkprozessen steckten, anschließend Gedanken formulierten und aufeinander Bezug nahmen. Es entstanden in der Gruppendiskussion demnach hohe Diskussionsdichten. Damit bestätigte sich die eigene Vermutung, dass bei den Beteiligten konjunktive Erfahrungsräume existieren, die mit der dokumentarischen Methode analysiert werden können. In einer ersten Sichtung des Materials betrachtete ich zunächst jene Themen, die von den Beteiligten aufgeworfen wurden, um erste Einblicke über die expliziten Wissensformen bei den Beteiligten zu erhalten. Hieraus entstand eine erste vorläufige Auswertung der

Gruppendiskussion, um Erkenntnisse für den responsiven Evaluationsprozess auszuwerten.

Explizite Wissensformen aus der Gruppendiskussion „Minze"

Im Sinne der responsiven Evaluation ging es in dieser Auswertung zunächst darum, Themen, Bewertungen und Erfahrungen zu identifizieren, um weitere Aktionen und Reaktionen im responsiven Evaluationsprozess zu initiieren[97]. Hiervon ausgehend konnte ich Themen und Anliegen der Befragten als vorläufige Ergebnisse bündeln:

Erfahrungen mit dem Drei-Säulen-Modell von Ethikarbeit der JSD:

- Die Säule Bildung wird übereinstimmend positiv und als besonders notwendig bewertet
- Die Verflechtung der Säule Bildung und Begleitung wird als sinnvoll beschrieben
- Die Ethikarbeit wird als Motor der Unternehmensentwicklung und als wichtige Haltung der Johannesstift Diakonie wahrgenommen
- Gegenseitiges Kennenlernen und Netzwerken ist wichtig (Ethikforen, Bildungsveranstaltungen usw.)
- Pflegende kommunizieren ethische Themen mit Personen aus dem ärztlichen Bereich seltener und teilweise konfliktbehaftet

Fördernde Faktoren/Zusammenhänge in der Ethikarbeit der JSD:

- Der Träger signalisiert, dass Ethikarbeit gewollt ist
- Strukturen der einzelnen Ethikkomitees sind wichtig und ermöglichen die Ethikarbeit
- Die Qualifizierungsmöglichkeiten und -angebote helfen Personen in der Ethikarbeit

Hemmende Faktoren in der Ethikarbeit der JSD:

- Zu wenig Zeit für die Ethikarbeit
- Ethikarbeit ist auf der Leitungsebene noch zu wenig bekannt
- Es bedarf einer breiteren Informationskultur, damit Angebote der Ethikarbeit in der Johannesstift Diakonie selbstverständlich genutzt werden können

97 Die erste Sichtung ist keine Auswertung im Sinne der dokumentarischen Methode.

- Folgen durch die Fusionierung als partielle Herausforderung in der Ethikarbeit

Visionen und Wünsche für die Zukunft der Ethikarbeit in der JSD:

- Das Drei-Säulen-Konzept muss in allen Einrichtungen gleichermaßen verwirklicht sein
- Die Entwicklung von Leitlinien und der damit zusammenhängende Transfer in die Praxis ist teilweise herausfordernd und Bedarf der Unterstützung
- Ergebnisse der Ethikforen sollten systematisch in der weiteren Ethikarbeit aufgegriffen werden
- Wiederholungskurse für ethische Fallbesprechungen sollten ausgeweitet werden
- Allgemeine Fortbildungen zum Thema der Ethik sollten ausgeweitet werden
- Die interne und externe Kommunikation über die Ethikarbeit sollte mit mehr Öffentlichkeitsarbeit unterstützt werden

Die Gruppendiskussionsbeteiligten thematisierten folglich verschiedene Erfahrungen in der Ethikarbeit der Johannesstift Diakonie. Hierzu zählen:

- Fusionierungsprozesse und die Auswirkungen auf die Ethikarbeit in den Ethikkomitees vor Ort
- Der Ablauf und das Identifizieren von ethischen Problemen in der Praxis
- Die Beobachtung der berufsspezifischen Kommunikation von ethischen Anliegen in der Praxis (die Berufsgruppe der Pflegenden würde ethische Anliegen anders als ärztliche Vertretende kommunizieren)
- Die positiven Wirkungen der Johannesstift Diakonie auf die Ethikarbeit, da diese mit einem eigenen Modell unterstützt wird
- Die Säule „Bildung“ unterstützt die Ethikarbeit und wird als ein professionelles Angebot hervorgehoben
- Niedrigschwellige Angebote in der Säule der Öffentlichkeitsarbeit könnten die Ethikarbeit in den Mitgliedseinrichtungen zukünftig bekannter machen

- Ein zeitliches Engagement in der Ethikarbeit führt teilweise zu zeitlichen Herausforderungen in den beruflichen Kerntätigkeiten der Beteiligten in der Ethikarbeit
- Die medizinische Indikation in der klinischen Praxis führt zu ethisch relevanten Fragen
- Die Strukturen der ethischen Gremien sind wichtig für die erfolgreiche Realisierung der Ethikarbeit in der Praxis
- Das Drei-Säulen-Modell von Ethikarbeit hilft den Beteiligten, Ethikarbeit zu realisieren
- Themen aus den Ethikforen (Säule Öffentlichkeit) könnten zielgruppengerechter für die Ethikarbeit ausgewählt werden

Eine erste Sichtung des Datenmaterials dient folglich dazu, explizite Aussagen zu erfassen, zu ordnen und diese für den responsiven Evaluationsprozess nutzbar zu machen.

6.5 Ergebnisse des ersten responsiven Feedbackgesprächs – Referat Ethik Januar 2020

Ein erstes responsives Feedbackgespräch erfolgte im Januar 2020 mit dem Referat Ethik. Zwei Personen nahmen am Gespräch teil, um Ergebnisse aus der Gruppendiskussion von 2019 und das weitere Vorgehen im Evaluationsprozess zu reflektieren und zu besprechen. Das Treffen fand in einer Einrichtung der Johannesstift Diakonie mit dem Theologischen Leiter und einer Referentin des Referats Ethik statt (vgl. Anhang 6: D6). Dem responsiven Feedbackgespräch ging ein Treffen des Sprecherkreises im November 2019 voraus, bei dem mit einem Tagungsordnungspunkt die Gruppendiskussion thematisiert wurde.

Responsives Evaluationsergebnis 1: Methodisch bedingte offene Fragen in der Gruppendiskussion als Irritationsfaktor bei den Beteiligten

Hintergründe: Die Beteiligten äußerten im Rahmen des Sprecherkreises teilweise Irritationen über die von mir offen formulierten Fragen in der Gruppendiskussion. Die Teilnehmenden befürchteten im Nachgang, dass durch die Offenheit der Fragen die Realität der Ethikarbeit möglicherweise nicht erfasst werden könne. Meine Informationsstrategie konnte das methodische Vorgehen der Gruppendiskussion nicht zielgruppengerecht vermitteln. Weiterhin ist die Frage interessant, ob die Gruppendiskussionsbeteiligten möglicherweise bestimmte Themen diskutieren wollten: Gab es von den Beteiligten bereits den Wunsch oder ein Bedürfnis, konkrete Themen in der Gruppendiskussion zu besprechen? Gab es möglicherweise einen Gesprächsbedarf der Beteiligten, der durch meine offenen Fragen konterkariert wurde?

Schlussfolgerungen: Meine Moderation der Gruppendiskussion nach Bohnsack hat die Anliegen der Beteiligten der Praxis des Drei-Säulen-Modells nicht erfasst. Offene Fragen können Teilnehmende in empirischen Datenerhebungen folglich überfordern. Beteiligte der Ethikarbeit können eigene Vorstellungen/Bedürfnisse/Bedarfe haben, die im Rahmen von methodischen Datenerhebungen relevant sind. Zukünftig müssen Teilnehmende über methodische Aspekte und Zielsetzungen der Gruppendiskussion aufgeklärt werden, um ein Verständnis über offene Fragen anzuregen.

Responsives Evaluationsergebnis 2: Theorie trifft Praxis? Theorie kollidiert mit der Praxis! Die Divergenz von Theorie und einer realitätsbezogenen Praxisperspektive

Hintergründe: Die Analyse der dokumentarischen Methode nach Bohnsack ist anhand verschiedener Interpretationsschritte aufgebaut, wobei Forschende mithilfe der komparativen Analyse Datenmaterial aus mehreren Datenerhebungen miteinander vergleichen, um eine Fallkontrastierung zu erreichen. Vor diesem Hintergrund wollte ich im responsiven Feedbackgespräch eine weitere Gruppendiskussion vereinbaren, um hiervon ausgehend die Gruppendiskussionen miteinander vergleichen zu können. Angesichts dessen ging ich zunächst auf formale Ergebnisse aus der Gruppendiskussion ein:

> „Realisierung der Gruppendiskussion mit sechs (Dauer: zwei Stunden). Es waren keine Vertretenden aus dem pflegerischen Bereich vertreten. Die Beteiligten der Gruppendiskussion formulierten nach der Gruppendiskussion positive Rückmeldungen über die Diskussion. Nach einem ersten Gesprächsimpuls diskutierten die Teilnehmenden angeregt und aufeinander bezogen, sodass auch im weiteren Verlauf mithilfe von immanenten und exmanenten Nachfragen dichte Diskussionsphasen entstanden." (Anhang 6: A6:D6)

Beim Thema der Präsentation von ersten Ergebnissen offenbarten sich unterschiedliche Erwartungen und Vorstellungen bei den Beteiligten. Zunächst zeigte sich der Theologische Leiter enttäuscht darüber, dass ich weniger konkrete Ergebnisse vorstellte, die für eine Weiterentwicklung der Ethikarbeit in der Johannesstift Diakonie genutzt werden können. War das Vorgehen im Vorfeld nicht klar genug kommuniziert worden? Wie hätte die Präsentation sinnvoller umgesetzt werden können? Es lagen demnach divergierende Verständnisse einer möglichen Auseinandersetzung mit der empirischen Datenerhebung und ersten Zwischenergebnissen vor. Meine Perspektive wurde im Besonderen durch ein methodisches Vorgehen geprägt: Wie können Fragen möglichst offen formuliert werden? Wie kann ein Diskurs innerhalb der Gruppen angeregt werden? Ich folgte weniger einer gegenstandsorientierten und responsiven Evaluationsperspektive auf den Gegenstand und auf die Beteiligten der Praxis. In diesem Zusammenhang lernte ich viel über die Arbeitsweise in der Ethikarbeit der Johannesstift Diakonie und über die Praxis einer responsiven Evaluation.

Schlussfolgerungen: Verantwortliche der Ethikarbeit der Johannesstift Diakonie haben den Wunsch, möglichst frühzeitig erste Ergebnisse aus Datenerhebungen für die Weiterentwicklung der Ethikarbeit nutzen zu können. In der Auswertung von empirischen Daten werden zukünftig Weiterentwicklungsbedarfe herausgearbeitet. Die Auseinandersetzung mit den empirischen Daten kann nicht nur durch die methodische Perspektive der dokumentarischen Methoden erfolgen.

Responsives Evaluationsergebnis 3: Die fortlaufende Reflexion des Prozesses als Motor der responsiven Evaluation von Ethikarbeit in der Johannesstift Diakonie

Hintergründe: Anhand der Reaktionen wurde ich angeregt, meine Kommunikation mit dem Referat Ethik und mit den Beteiligten der Johannesstift Diakonie zielgruppengerecht zu intensivieren. Wie kann zukünftig geklärt werden, was die unterschiedlichen Zielgruppen und Personen unter Ergebnissen verstehen? Stehen zukünftige Datenerhebungen in einem Nutzenverhältnis zu erwartbaren Ergebnissen in der Praxis?

Schlussfolgerungen: Die responsive Evaluation steht in einem Nutzenverhältnis mit der Programmpraxis. Die Anwendung der responsiven Evaluation im Kontext der Ethikarbeit der Johannesstift Diakonie macht eine fortlaufende Reflexion des eigenen Vorgehens notwendig, um zielgruppengerechte Anpassungen vorzunehmen. Die offene Reflexion und die Verarbeitung von Kritik sind fortlaufend notwendig, um den responsiven Evaluationsprozess gelingend umzusetzen.

Responsives Evaluationsergebnis 4: Der Sprecherkreis Ethik als operatives Gremium für Partizipationsprozesse in der Ethikarbeit der Johannesstift Diakonie

Hintergründe: Angesichts der verschiedenen Rückmeldungen aus dem Sprecherkreis Ethik vereinbarten wir, die methodisch bedingten offenen Fragen und die Möglichkeit einer weiteren Gruppendiskussion in der nächsten Sitzung des Sprecherkreises Ethik zu thematisieren. Wir vereinbarten ferner, dass ich eine Präsentation über die Datenerhebungen und die responsive Evaluation halte, um die Öffentlichkeitsarbeit des responsiven Evaluationsprozesses zu intensivieren.
Schlussfolgerungen: Die Mitglieder des Sprecherkreises Ethik entscheiden über eine weitere Gruppendiskussion. Der Sprecherkreis Ethik hat demgemäß eine operative Funktion in der Ethikarbeit und partizipiert aktiv im responsiven Evaluationsprozess: Entscheidungen werden nicht „top-down" durch eine verantwortliche Person getroffen, sondern „bottom-up" durch die Beteiligten der Ethikarbeit.

6.6 Ergebnisse des zweiten responsiven Feedbackgesprächs – Sprecherkreis Ethik November 2020

Die responsive Evaluation von Ethikarbeit in der Johannesstift Diakonie ist in besonderer Weise durch die Coronapandemie beeinflusst worden. Im März 2020 wurde in Deutschland ein sogenannter „Lockdown" verhängt, sodass Kontakteinschränkungen Präsenztreffen und Zusammenkünfte von Personen gerade in Einrichtungen des Gesundheitswesens weitgehend verhinderten. Aufgrund dessen fand das responsive Feedbackgespräch mit dem Sprecherkreis Ethik erst im November 2020 über ein Online-Videokonferenzprogramm statt. Meine Vorstellungen und Präsentationen wurden als ein Tagesordnungspunkt mit einem Zeitfenster von einer Stunde im Vorfeld der Veranstaltung angekündigt. An der Veranstaltung nahmen 13 Personen aus dem Sprecherkreis Ethik und das Referat Ethik der Johannesstift Diakonie teil.

Zunächst präsentierte ich in einem Vortrag inhaltliche Aspekte der responsiven Evaluation und der Datenerhebungen[98]. In der anschließenden Diskussion teilten die Mitglieder diverse Anregungen. Neben verschiedenen Rückfragen, z. B. zu der Zusammensetzung von beteiligten Personen in der Gruppendiskussion, wurden auch weitere Forschungsarbeiten angeregt: Eine Analyse von Protokollen nach relevanten und sich wiederholenden Themen der Ethikkomitees könnte beispielsweise Aufschlüsse über typische Herausforderungen in der Ethikarbeit liefern. Eine Person teilte die Idee, dass eine repräsentative Befragung aller Mitarbeitenden der Johannesstift Diakonie mit einer Leitfrage durchgeführt werden könnte, wie bekannt die Ethikarbeit bei den Befragten ist. Demnach führte meine Vorstellung auch dazu, dass die Teilnehmenden über mögliche Forschungsfragen nachdachten.

Responsives Evaluationsergebnis 5: Initiierung und Unterstützung einer weiteren Gruppendiskussion durch den Sprecherkreis Ethik

Hintergründe: Die Mitglieder stimmten darüber ab, ob im weiteren responsiven Evaluationsprozess eine weitere Gruppendiskussion stattfinden soll. Eine Mehrzahl der Beteiligten sprach sich für eine weitere Gruppendiskussion aus. Einzelne Personen aus dem Sprecherkreis erklärten sich bereit, nach Personen in den jeweiligen Ethikkomitees für eine weitere Gruppendiskussion zu fragen und entsprechende Kontakte zu vermitteln.

Schlussfolgerungen: Der Sprecherkreis Ethik spricht sich mehrheitlich für die Unterstützung einer weiteren Gruppendiskussion im Rahmen der responsiven Evaluation von Ethikarbeit aus. Die einzelnen Sprechenden erklären sich bereit, eigenverantwortlich mögliche Gesprächsbeteiligte in den Ethikkomitees anzusprechen. In einer zweiten Gruppendiskussion sollten vorzugsweise Personen aus den Ethikkomitees der Mitgliedseinrichtungen angesprochen werden.

98 Darüber hinaus: Vorstellung meiner Person, der Forschungsfragen, Ergebnisse der Literaturrecherche, responsives Evaluationsverfahren, Erhebungsmethoden, Präsentation von Zwischenergebnissen aus der ersten Gruppendiskussion, Präsentation und Diskussion der immanenten und exmanenten Fragen.

Responsives Evaluationsergebnis 6: Erweiterung von Fragen in empirischen Datenerhebungen und im Rahmen des responsiven Evaluationsprozesses

Hintergründe: Mitglieder des Sprecherkreises Ethik regten Fragen für weitere Datenerhebungen im responsiven Evaluationsprozess an.
Schlussfolgerungen: Für zukünftige Datenerhebungen werden weitere Fragen im Leitfaden berücksichtigt: Wie wird das Angebot der Ethikarbeit der Johannesstift Diakonie von den Mitarbeitenden empfunden? Was macht es mit den Mitarbeitenden, dass diese vom Arbeitgebenden gezielt in der Ethikarbeit gefördert werden? Hat es überhaupt etwas mit ihnen gemacht? Ist es etwas Besonderes? Wird es als ein religiöses Angebot des Trägers wahrgenommen? Wird es überhaupt im Kontext der Religiosität gesehen/empfunden/wahrgenommen? Wie hat sich die Haltung der eigenen Persönlichkeit verändert?

Subjektive Eindrücke und Folgen für die responsive Evaluation von Ethikarbeit der Johannesstift Diakonie

Die Teilnehmenden steckten in aktiven Nachdenkprozessen und teilten Ideen und Vorschläge. Impulse durch den responsiven Evaluationsprozess regten die Beteiligten der Veranstaltungen an, über das Thema der „Evaluation von Ethikarbeit" nachzudenken. Zwei Personen thematisierten zukünftige Studien für den Kontext der Ethikarbeit (Auswertung der Protokolle aus den Ethikkomitees, repräsentative Befragung von Mitarbeitenden der Johannesstift Diakonie), womit ein Interesse an weiteren empirischen Untersuchungen deutlich wurde. Herausfordernd war die Darstellung der dokumentarischen Methode, um den Mitgliedern des Sprecherkreises die spezifische Erkenntnisperspektive darzulegen. Mich überraschte, dass eine Diskussion weniger auf die Ergebnisse bezogen war, sondern vorrangig weitere zukünftige Datenerhebungen thematisiert wurden. Durch den langen zeitlichen Abstand zwischen der Gruppendiskussion und der Vorstellung im Sprecherkreis (August 2019 versus November 2020) waren Informationen aus der Gruppendiskussion möglicherweise nicht mehr aktuell, weshalb eine engere Einbindung einer nächsten Gruppendiskussion in den Sprecherkreis wichtig schien. Der Theologische Leiter der Johannesstift Diakonie nahm eine moderierende Rolle in der Veranstaltung ein und ließ die Teilnehmenden über die Unterstützung einer weiteren Gruppendiskussion abstimmen. Das offene und wenig kontrollierte Vorgehen verdeutlicht die partizipative Arbeitsweise in der Ethikarbeit der Johannesstift Diakonie. Die Mitglieder des Sprecherkreises wurden demnach aktiv in die Gestaltung des Evaluationsprozesses einbezogen.

6.7 Ergebnisse des dritten responsiven Feedbackgesprächs – Kolloquium Januar 2021

Auf einer Kolloquiumsveranstaltung thematisierte ich den aktuellen Stand im responsiven Evaluationsprozess. Weiterhin ging ich auf die andauernde Coronapandemie ein und stellte zur Diskussion, wie der responsive Evaluationsprozess angesichts der andauernden Kontaktbeschränkungen zukünftig gestaltet werden könnte. Das Kolloquium fand im Rahmen des Promotionsstudiengangs im Januar 2021 statt. Am Treffen nahmen neben der betreuenden Professorin sechs Studierende teil.

Responsives Evaluationsergebnis 7: Ausweitung von Interviewbeteiligten im responsiven Evaluationsprozess von Ethikarbeit in der Johannesstift Diakonie

Hintergründe: Es wurde die Idee diskutiert, die einzelnen Personen aus dem Sprecherkreis Ethik der Johannesstift Diakonie anzusprechen und mit diesen im Sinne der responsiven Evaluation Gespräche bzw. Interviews zu führen. In diesem Zusammenhang wäre es ferner möglich, Personen für eine weitere Gruppendiskussion anzufragen und die responsive Evaluation weiter bekannt zu machen. Mit einer Intensivierung der Kontakt- und Kommunikationsphasen könnte ich zudem einen engeren Austausch mit dem Referat Ethik erreichen.
Schlussfolgerungen: Mit dem Referat Ethik und dem Leitenden Theologen wird die Idee weiterer Datenerhebungen besprochen, um eine Verstärkung der Öffentlichkeitsarbeit des responsiven Evaluationsprozesses zu erreichen.

Subjektive Eindrücke und Folgen für die responsive Evaluation von Ethikarbeit der Johannesstift Diakonie

Im Nachgang der Veranstaltung besprach ich mit dem Referat Ethik die Idee, Personen aus dem Sprecherkreis Ethik anzusprechen, um diese in Bezug auf die Ethikarbeit zu befragen. Diese stimmten dem Vorgehen zu und sendeten im Februar 2021 die Anfrage an die Mitglieder des Sprecherkreises. Mehrere Personen meldeten sich zurück, sodass die weitere Konkretisierung von Gesprächen und Fragen in einem weiteren responsiven Feedbackgespräch im März 2021 erfolgte.

6.8 Ergebnisse des vierten responsiven Feedbackgesprächs – Referat Ethik März 2021

Das responsive Feedbackgespräch fand im März 2021 über ein Online-Videokonferenzprogramm mit dem Referat Ethik statt. Neben dem Theologischen Leiter nahm eine Referentin für Ethik an der Besprechung teil. Im Vorfeld wurde vereinbart, einen Zwischenstand zur responsiven Evaluation von Ethikarbeit der Johannesstift Diakonie zu besprechen und Vereinbarungen zum weiteren Fortschreiten von Datenerhebungen im Rahmen von Gruppendiskussionen und Interviews zu treffen. Im Vorfeld des Gesprächs vereinbarten wir, das Thema „Qualitätsmanagement im Kontext von Ethikberatung“ zu diskutieren.

Responsives Evaluationsergebnis 8: Responsive Evaluationsergebnisse für die Entwicklung eines Qualitätsmanagements für die Ethikarbeit in der Johannesstift Diakonie

Hintergründe: Im Rahmen der Weiterentwicklung der Ethikarbeit in der Johannesstift Diakonie wurde thematisiert, dass ein Qualitätsmanagement für die Ethikarbeit entwickelt werden soll. In diesem Zusammenhang eruierten wir, ob diese Thematik im responsiven Evaluationsprozess aufgegriffen werden kann.
Schlussfolgerungen: In den Interviews mit Beteiligten der Ethikarbeit der Johannesstift Diakonie werden Fragen zu einem Qualitätsverständnis von Ethikarbeit gestellt:

- Was verstehen die Personen der Ethikarbeit unter Qualitätsorientierung/einem Qualitätsmanagement?
- Welche Kriterien benennen die beteiligten Personen als relevant?

Demnach sollen in der zukünftigen Qualitätsentwicklung der Ethikarbeit Erkenntnisse aus den Interviews genutzt werden, um das Qualitätsverständnis von Ethikarbeit der beteiligten Personen in der Entwicklung eines Qualitätsmanagementsystems zu berücksichtigen.

Subjektive Eindrücke und Folgen für die responsive Evaluation von Ethikarbeit der Johannesstift Diakonie

Das responsive Feedbackgespräch erfolgte in einer konstruktiven und konzentrierten Atmosphäre. Es schien förderlich, das Thema „Qualitätsmanagement und Ethikberatung" zu besprechen, da wir verschiedene personenbezogene Perspektiven einbrachten. Ich gewann in diesem Zusammenhang den Eindruck, dass durch die responsive Evaluation mit den responsiven Feedbackgesprächen ein thematischer „Resonanzraum" geöffnet wurde, um Themen von Ethikarbeit gemeinsam zu besprechen, zu durchdenken und zu reflektieren. Anregungen für die Entwicklung eines „Qualitätsmanagements für die Ethikarbeit der Johannesstift Diakonie" konnten auf Basis eigener theoretischer Recherchen ergänzt und präzisiert werden.

6.9 Datenerhebung: Qualitative Interviews mit Personen aus der Ethikarbeit der Johannesstift Diakonie

Im responsiven Evaluationsprozess wurden drei Interviews mit insgesamt vier Personen geführt, die sich in den Ethikkomitees der Mitgliedseinrichtungen der Johannesstift Diakonie engagieren. Mit Interviews sollen die subjektiven Perspektiven der Beteiligten und ihr Erfahrungswissen expliziert werden. Was berichten die Personen über ihre Ethikarbeit? Was geben die Befragten an, was zum Gelingen ihrer Ethikarbeit beiträgt? Was verstehen die Befragten unter einer Qualität von Ethikarbeit? Neben den Forschungsfragen dieser Arbeit wurden die bisherigen Anregungen und Schlussfolgerungen aus den responsiven Feedbackgesprächen berücksichtigt.

6.9.1 Datenerhebung: Beschreibung der qualitativen Interviews und der Durchführung

Aufgrund der anhaltenden Coronapandemie in 2021 wurden zwei Gespräche per Telefon und ein Doppelgespräch mit einem digitalen Online- Videokonferenzprogramm geführt. Während der Interviews dokumentierte ich Inhalte, Aussagen und Themen in Handnotizen. Die Interviewsituationen nutzte ich fortlaufend, um an einzelnen Stellen Verständnisfragen zu stellen, um Aussagen der Beteiligten mit meinem Verständnis abzugleichen und ggf. Korrekturen vorzunehmen. Aus den Handnotizen fertigte ich im Anschluss Protokolle an (siehe Anhang 10 ff.). Jene Interviewprotokolle sendete ich im Anschluss an die Gesprächsbeteiligten mit der Anfrage, dokumentierte Inhalte, Themen und Aussagen zu prüfen und ggf. zu korrigieren, falls Inhalte von mir falsch bzw. nicht sinngemäß versprachlicht wurden. Den formalen Weg der Überprüfung der Inhalte besprach ich mit den Beteiligten im Vorfeld der Interviews. Alle Interviewbeteiligten stimmten in diesem Zusammenhang zu, dass die Interviewprotokolle im Rahmen dieser Arbeit ausgewertet und anonymisiert veröffentlicht werden dürfen. Die angefertigten und von den Befragten validierten Interviewprotokolle sind das Datenmaterial und die Grundlage für die Datenauswertung, die mit der zusammenfassenden qualitativen Inhaltsanalyse (Mayring, 2022) durchgeführt wurde.

In den Interviewsituationen war meine Kommunikativität[99] durch eine interessierte und offene Haltung geprägt, um die subjektiven Sichtweisen und das Erfahrungswissen der Beteiligten kennenzulernen:

> Was berichten die Teilnehmenden über ihre Erfahrungen? Welche Inhalte formulieren die Beteiligten in Bezug auf meine Fragen? Welche Themen werfen die Befragten auf?

Mit einem offen angelegten Interviewleitfaden soll ein Vergleich von Inhalten sowie Aussagen der Befragten in einer späteren Auswertung ermöglicht werden. Dieser basiert zum einen auf der Grundlage meiner Forschungsfragen und zum anderen auf Rückmeldungen aus den responsiven Feedbackgesprächen. Mithilfe der Fragen sollen die Gesprächsbeteiligten motiviert werden, ihre Perspektiven und Erfahrungen zu teilen, um das explizite Erfahrungswissen kennenzulernen:

99 Zum eigenständigen Begriff „Kommunikativität“ im Kontext der qualitativen Sozialforschung siehe: Lamnek/Krell, 2022.

Tabelle 7: Leitfaden für Fragen in Interviews in der responsiven Evaluation von Ethikarbeit in der Johannesstift Diakonie

	Themenbezüge für Fragen und Nachfragen:	Responsiver Evaluationsbezug:
(1)	Frage: Welche Erfahrungen haben Sie mit der Ethikarbeit gemacht?	Forschungsfragen Reflexionsbezug: Kolloquium der PTHV
(2)	Frage: Welche Erfahrungen haben Sie mit dem Drei-Säulen-Modell von Ethikarbeit?	Forschungsfragen Reflexionsbezug: Kolloquium der PTHV
(3)	Mögliche Nachfrage: Was spricht für das Modell/ was sind Stärken?	Forschungsfragen Reflexionsbezug: Kolloquium der PTHV
(4)	Mögliche Nachfrage: Wie hilft es Ihnen in Ihrer Praxis der Ethikarbeit?	Forschungsfragen Reflexionsbezug: Kolloquium der PTHV
(5)	Mögliche Nachfrage: Was wünschen Sie sich für die Zukunft?	Forschungsfragen Reflexionsbezug: Kolloquium der PTHV
(6)	Frage: Was trägt zum Gelingen Ihrer Ethikarbeit bei?	Forschungsfragen Reflexionsbezug: Kolloquium der PTHV
(7)	Frage: Was hemmt Sie in Ihrer Ethikarbeit? Gibt es Dinge/Aspekte, die Sie im Konzept stören?	Forschungsfragen Reflexionsbezug: Kolloquium der PTHV
(8)	Frage: Braucht es eine Qualitätsorientierung in der Ethikarbeit?	Aufnahme der Frage als Reaktion auf das responsive Feedbackgespräch im März 2021
(9)	Mögliche Nachfrage: Haben Sie Ideen, wie die Qualität der Ethikarbeit weiterentwickelt werden kann?	Aufnahme der Frage als Reaktion auf das responsive Feedbackgespräch im März 2021
(10)	Frage: Welche Erfahrungen haben Sie mit den Qualifikationsmöglichen der Johannesstift Diakonie zum Thema der Ethikarbeit gemacht?	Aufnahme der Frage als Reaktion auf das responsive Feedbackgespräch Mai 2019
(11)	Frage: Inwiefern hat die Ethikarbeit Sie persönlich verändert?	Aufnahme der Frage als Reaktion auf das responsive Feedbackgespräch Mai 2019

Der Leitfaden wurde unstrukturiert und offen konzipiert, um auf jene Themen im Sinne der Interviewfragen (siehe Leitfaden) im Gespräch flexibel Bezug nehmen zu können, und wurde annäherungsweise wortgleich in den Interviews an die Befragten gerichtet.

Interviewbeteiligte Personen der Ethikarbeit in der Johannesstift Diakonie

Es wurden engagierte Personen der Ethikarbeit aus dem Sprecherkreis Ethik der Johannesstift Diakonie (Berufshintergründe: Soziale Arbeit, Seelsorge, Medizin) interviewt. Alle befragten Personen gaben an, langjährige Erfahrungen in der Ethikarbeit gesammelt zu haben. Ich gehe demnach von einem Erfahrungswissen und von vielfältigen Perspektiven bei den Personen aus. Rückschlüsse auf gezielte Personen und Klarnamen werden durch Pseudonymisierungen verhindert. Ich nutzte die Interviewsituationen, um die responsive Evaluation von Ethikarbeit der Johannesstift Diakonie sowie meine Person in einer Warm-up-Phase vorzustellen und mögliche Fragen der Interviewbeteiligten zu klären. Folgende Personen wurden im Rahmen der qualitativen Interviews befragt:

1. **Interview Herr Lavendel:** Herr Lavendel (Mediziner) arbeitet in einem Krankenhaus der Johannesstift Diakonie und engagierte sich bereits in anderen Unternehmen in der Ethikberatung. Das Interview wurde per Telefon geführt und dauerte insgesamt 120 Minuten (vgl. Anhang 10).
2. **Interview Herr Chai:** Herr Chai (Sozialpädagoge) arbeitet in einem Hospiz der Johannesstift Diakonie. Das Interview wurde per Telefon geführt und dauerte insgesamt 80 Minuten (vgl. Anhang 11).
3. **Interview: Doppelinterview Frau Malve & Herr Zypresse:** Frau Malve (Medizin) und Herr Zypresse (Seelsorge) arbeiten in einem Krankenhaus der Johannesstift Diakonie. Das Interview wurde zeitgleich mit Frau Malve und Herrn Zypresse über ein digitales Online-Videokonferenzprogramm geführt und dauerte 125 Minuten (vgl. Anhang 12).

Auffällig bei den Interviewbeteiligten war die langjährige Erfahrung in verschiedenen institutionellen Zusammenhängen. Demgemäß hatten die Interviewbeteiligten verschiedene Perspektiven und Erfahrungen bezüglich des Themas der Ethikarbeit. Weiterhin ist auffällig, dass keine Personen aus der Pflege für ein Interview gewonnen werden konnten.

6.9.2 Datenauswertung: Empirische Ergebnisse der zusammenfassenden qualitativen Inhaltsanalyse nach Mayring

Insgesamt formulierte ich aus dem Textmaterial der Interviews 233 Paraphrasen aus forschungsrelevanten Textstellen. Im Analyseschritt der „generalisierenden Paraphrasierung" überführte ich die „inhaltstragenden Paraphrasen" anschließend in 133 „generalisierende Paraphrasen". Im Analyseschritt der „Reduktion" konnten 18 bedeutungsgleiche Paraphrasen ausgeschlossen werden, sodass ich aus 115 „generalisierenden Paraphrasierungen" zunächst 17 Kategorien ableitete (vgl. Anhang).

In einer zweiten zusammenfassenden Inhaltsanalyse werden Inhalte auf ein höheres Abstraktionsniveau gehoben, um bedeutungsgleiche Inhalte in einer neuen Formulierung zu implizieren (vgl. Mayring, 2022). Am Ende der „Reduktions- und Abstraktionsphase" wurde geprüft, ob das neu entstandene Kategoriensystem das Ausgangsmaterial repräsentiert, sodass alle ursprünglich gebildeten Paraphrasierungen auch in den Kategorien aufgegangen sind. Hiervon ausgehend erarbeitete ich insgesamt zwölf inhaltstragende Kategorien als Ergebnis der zusammenfassenden qualitativen Inhaltanalyse nach Mayring.[100]

In der Auswertung der Interviewprotokolle wurde zunächst deutlich, dass die Befragten vielschichtige Dimensionen aufwarfen und hiervon ausgehend das Gelingen von Ethikarbeit z. B. nicht auf eine oder wenige Antworten reduziert werden kann. In der vorliegenden Analyse der Interviewprotokolle wird vielmehr deutlich, dass verschiedene Faktoren auf Mikro-, Meso- und Makroebene ein Gelingen beeinflussen. Doch sind Ergebniskategorien nicht nur auf eine spezifische Einrichtung in einem konkreten Kontext zu beziehen. Viele Ergebniskategorien zeigen, dass jene Ergebnisse auch für Einrichtungen im deutschen Gesundheitswesen wertvolle Reflexionspunkte darstellen können, um ein Gelingen von Ethikarbeit zu beeinflussen. Denn in der Analyse wurden neben Dimensionen auch Voraussetzungen expliziert, die ich im späteren Verlauf dieser Arbeit mit Ergebnissen der Literaturrecherche diskutiere.

100 Die Ergebnisse der vorliegenden zusammenfassenden qualitativen Inhaltsanalyse wurden im Kontext regelmäßiger Kolloquien validiert.

6.9.2.1 Gelingende Zusammenhänge/Voraussetzungen/Faktoren von Ethikarbeit in der Johannesstift Diakonie

Auf die Forschungsfrage, was zum Gelingen von Ethikarbeit beiträgt, antworteten die Befragten fortlaufend in den Interviews. Die vorliegende Hauptkategorie veranschaulicht das induktive Prinzip der zusammenfassenden qualitativen Inhaltsanalyse besonders anschaulich: Denn es wurde im Vorfeld nicht definiert, was unter einem „Gelingen" oder unter „Ethikarbeit" gefasst wird. Demnach sind die nachfolgenden Abstraktionen auf das subjektive Erfahrungswissen der Beteiligten der Ethikarbeit bezogen, was sie in ihren Kontexten anhand ihrer Erfahrungen unter einem Gelingen von Ethikarbeit anführten.

Die erste Hauptkategorie zeigt, dass ein Gelingen verschiedene Dimensionen betrifft und spezifische Voraussetzungen bedeutsam sind. In diesem Zusammenhang zeigt sich anhand der aufgeworfenen Fragestellung, dass ein Gelingen von Ethikarbeit vielfältigen und komplexen Faktoren unterliegt, die erst anhand von verschiedenen Unterkategorien abstrahiert werden können. Angesichts dessen kann das Gelingen von Ethikarbeit als ein multidimensionaler Gegenstand begriffen werden:

> **K'1: Gelingende Ethikarbeit als multidimensionaler voraussetzungsbezogener Gegenstand im Gesundheitswesen auf Mikro-, Meso- und Makroebene**

Die Interviewteilnehmenden betonen, dass ein Gelingen von Ethikarbeit von einem Reaktionsvermögen der beteiligten Personen beeinflusst wird. Aktuelle Herausforderungen im Gesundheitswesen können zu ethischen Herausforderungen in der Praxis von Sozial- und Gesundheitskonzernen führen, wie Herr Lavendel folgend ausführt:

> „Es ist notwendig, professionell auf aktuelle Veränderungen reagieren zu können." (Anhang 13: #5: D10)

Darüber hinaus machte Herr Chai auf ethische Herausforderungen im Zuge der Coronapandemie aufmerksam:

> „Es gab viele ethische Herausforderungen im Zuge von Corona. Gerade die Besuchsverbote waren ein Thema in den Einrichtungen." (Anhang 11: #11: D11)

Die Befragten gehen im Sinne der Unterkategorie davon aus, dass „die Ethikarbeit" in einem Unternehmen nicht nur auf Anfragen aktiv werden sollte, sondern ein Bewusstsein notwendig ist, um ethische Anliegen und Herausforderungen durch neue Einflüsse erkennen und entsprechend reagieren zu können. Demnach verstehen die Beteiligten ein Gelingen von Ethikarbeit nicht als eine Praxis auf Abruf, sondern als eine aktive Praxis, die auf ethisch relevante Anliegen reagiert, was folgende Unterkategorie ausdrückt:

K'1.1: Reaktionsvermögen in der Ethikarbeit als Einflussfaktor für das Gelingen von Ethikarbeit

In diesem Zusammenhang macht die Unterkategorie K'1.1 bereits darauf aufmerksam, dass eine Auftragsklärung von Ethikarbeit in einer Einrichtung stattfinden muss. Was genau ist Aufgabe der Ethikarbeit einer Einrichtung? Welche Themen sollen welche Personen wie bearbeiten? Wenn Aufträge und Ziele der Ethikarbeit bei Zielgruppen unklar bleiben, können Missverständnisse entstehen, wie Herr Chai ausführt:

> „Manche glaubten, dass die Einschaltung eines Ethikkomitees auch die Abgabe der Verantwortung bedeutet und das Gremium die Verantwortung und Lösungssuche übernimmt. Hier mussten wir an manchen Stellen das Profil des Ethikkomitees vermitteln." (Anhang 11: #6: D11)

Die von Herrn Lavendel weiter oben angeführte Thematik zeigt zudem, dass Themen ein Unternehmen herausfordern können, wenn für Mitarbeitende in der Versorgungspraxis Vorgaben und Orientierungshilfen benötigt werden. Angesichts dessen hängt ein Gelingen von Ethikarbeit unmittelbar mit der Ziel- und Auftragsklärung sowie der aktiven Unterstützung von Personen mit Entscheidungsbefugnissen im Management zusammen. Organisationsbezogene ethische Anliegen und relevante Grundsatzfragen zeigen, dass Personen des Managements in der Ethikarbeit bedeutsam werden, wie Frau Malve untermauert:

> „Die Praxis kann häufig nicht nur durch die Mitarbeiter verändert werden, sondern es existiert auch ein Bedarf, Strukturen, Prozesse und Abläufe zu reflektieren und ggf. zu verändern. Hierzu braucht es die Unterstützung vonseiten des Managements. […] Die Führung muss miteinbezogen werden, um bestimmte organisationale Themen zu verändern." (Anhang 12: #8:D 12)

Weiterhin korrelieren Ziel- und Auftragsklärungen mit den Ressourcen, die ein Unternehmen für eine Ethikarbeit bereitstellen muss, wie Herr Lavendel anmerkt:

> „Auch die Frage ist relevant, wie denn ein Gremium gebildet wird. Es braucht daher ein Mix aus ‚die Organisation will es' und ‚es werden entsprechende Ressourcen zur Verfügung gestellt'." (Anhang 10: #9: D10)

Frau Malve macht in diesem Zusammenhang darauf aufmerksam, dass Themen im Zuge der Ethikarbeit insofern eine Einrichtung beeinflussen können, als bestehende Abläufe hinterfragt werden, wie sie folgendermaßen anmerkt:

> „Ethikarbeit kann auch dazu führen, dass Prozesse bewusst verlangsamt werden. Wir unterbrechen mit unserer Arbeit ja immer wieder und sind damit auch in gewisser Weise Störende im System." (Anhang 12: #9: D12)

Dies verdeutlicht, dass eine Unabhängigkeit im Rahmen einer Auftrags- und Zielvereinbarung eines ethischen Beratungsgremiums wichtig ist und es innerhalb einer Einrichtung einen Willen geben muss, eine kritische Perspektive durch die Ethikarbeit zu fördern. Jenes Ergebnis expliziert die folgende Unterkategorie:

K'1.2: Ziel- und Auftragsklärungen als Voraussetzungen einer gelingenden Ethikarbeit in Unternehmen im Kontext eines langfristigen Etablierungs- und Profilvermittlungsprozesses

Neben einer Auftragsklärung beschreiben die Befragten an vielen Stellen, dass eine gelingende Ethikarbeit von der gestalteten Praxis der Ethikarbeit selbst abhängt. Neben einer aktiven und kreativ geprägten Praxis sollten Zugänge niedrigschwellig konzipiert werden:

> „Ethikarbeit heißt, kreativ zu werden […], Aufmerksamkeit auf das Thema zu lenken, ansprechbar zu sein für mögliche Fragen, niedrigschwellige Beratung bei aufkommenden Fragezeichen." (Anhang 10: #5: D10)

Weiterhin betonten die Beteiligten, dass die Ethikarbeit selbst eine Praxis schaffen muss, um in einer Einrichtung eine Öffentlichkeitswahrnehmung zu erreichen:

> „Konzepte und neue Ideen müssen auch scheitern dürfen. Das Ausprobieren und das Evaluieren, was funktioniert und was nicht funktioniert, ist ein wichtiger Teil einer Ethikarbeit eines Gremiums. […] Auch darüber bleibt ein KEK und die Ethikarbeit im Gespräch." (Anhang 10: #9: D:10)

In diesem Zusammenhang wird deutlich, dass die Ethikarbeit als ein externes Angebot verstanden zu werden scheint und eine Ethikarbeit durch eine Praxis in einer Einrichtung in Erscheinung treten muss, um im Bewusstsein von Mitarbeitenden anzukommen, was Frau Malve in ihrer Einrichtung erlebt:

> „Die Zugänge existieren und die Ethikarbeit ist im Bewusstsein vieler angekommen." (Anhang 12: #3: D12)

Ebenjene Praxis betrachtet Herr Lavendel als zentral, wenn Ethikarbeit gelingend verwirklicht werden will, und rät, eine Praxis dynamisch zu gestalten:

> „Ansprechen und aufmerksam machen hilft weiter [...]. Ein gutes Mittel ist es, Fragen zu stellen." (Anhang 10: #9: D10)

Die Interviewbeteiligten betonen, dass eine Praxis der Ethikarbeit auf organisationsbezogene Ebenen abzielen muss:

> „Die Ethikarbeit an den Abläufen und den Prozessen ist wichtig, um die Praxis gelingend zu beeinflussen. [...] Gute Ethikarbeit bedeutet, Fragen und Herausforderungen der Organisationsethik zu gestalten." (Anhang 12: #8: D12)

Und weiter:

> „Neue Mitarbeitende für die Ethikarbeit zu gewinnen, ist wichtig." (Anhang 12: #10: D12)

Zusammenfassend zeigt sich, dass die Praxis einer institutionalisierten Ethikarbeit das Gelingen beeinflusst, wie folgende Kategorie abstrahiert:

> **K'1.3: Professionalität, Niedrigschwelligkeit und eine aktive institutionell wahrgenommene Praxis als Faktoren einer gelingenden Ethikarbeit**

Die Unterkategorien K'1.2 und K'1.3 zeigen zudem eine zusammenhängende Relevanz, denn eine Auftrags- und Zielklärung beeinflusst unmittelbar die möglichen Aufgaben von Ethikarbeit in einer Einrichtung. Darüber hinaus hat sich der Zeitfaktor in den Interviews als bedeutsam herauskristallisiert, der an mehreren Stellen von den Befragten hervorgehoben wird, wie Frau Malve auf meine Frage nach einer gelingenden Ethikarbeit antwortet:

> „Verlässliche Fallberatungen innerhalb eines Zeitraums insbesondere bei prospektiven ethischen Fallbesprechungen." (Anhang 12: #13: D12)

Darüber hinaus macht Frau Malve darauf aufmerksam, dass eine lange Historie der Ethikarbeit auf ihr Gelingen Einfluss nehmen kann:

> „Wir haben im Haus eine lange Tradition der Ethikarbeit. Und die wirkt bis heute.“ (Anhang 12: #7: D12)

Weiterhin wird die Praxis der Ethikarbeit selbst an mehreren Stellen durch zeitliche Kategorien charakterisiert

> „Beharrlichkeit, Dranbleiben, auch wenn es nicht direkt zu klaren Faktoren führt, ist wichtig. […] Manche Dinge brauchen eben Zeit. Nicht alles ist in Kürze erzwingbar. (Anhang 10: #9:D 10)

Ethikarbeit ist vor dem Hintergrund der zeitlichen Dimension als ein langfristiges unternehmens- und personenbezogenes Thema zu betrachten. Angesichts dessen scheint es sinnvoll, Ethikarbeit als Instrument im Gesundheitswesen unter zeitlichen Aspekten zu betrachten, was sich in folgender Unterkategorie ausdrückt:

> **K'1.4: Prospektive Beharrlichkeit und die retrospektive Historie als zeitlich-prozessbezogene Einflussfaktoren für eine gelingende Ethikarbeit im Gesundheitswesen**

Weiterhin betonen die Teilnehmenden übereinstimmend, dass individuelle Faktoren sowie Voraussetzungen von Personen im Kontext der Ethikarbeit ein besonders relevanter Einflussfaktor für ein Gelingen von Ethikarbeit sind. Einzelne bedeutsame Personen werden auch als „Kümmerer“ der Ethikarbeit beschrieben, welche aktiv die Verantwortung für Aspekte der Arbeit übernehmen. Merkmale der Professionalität übersetzen die Befragten mit einschlägigen Qualifikationen sowie sozialen und kommunikativen Kompetenzen von Personen der Ethikarbeit, weshalb sie zum Beispiel für ethische Fallbesprechungen angefragt werden:

> „Es ist gut, wenn die Menschen wissen, wie sie in einer Gruppe auf andere wirken, also welche Wirkungen sie entfalten können. Sich infolge entsprechend Verhalten zu können, ist ein Aspekt einer Professionalität, die es gerade in der Ethikarbeit braucht. Es geht nicht nur darum, Gruppendynamiken zu begreifen, sondern die eigene Wirkung in einer Gruppendynamik zu kennen und sich entsprechend dieser bewussten Wirkung verhalten zu können. Diese Fähigkeit muss außerdem in einem Kontext, in einer Situation, entsprechend einer Rolle einer Person angewendet werden können.“ (Anhang 12: #6: D12)

Es ist demnach nicht nur ein klinisches, unternehmensbezogenes Wissen nötig, sondern auch die Kompetenz, ein regelbezogenes Wissen hermeneutisch auf einzelne Fälle und Situationen anwenden zu können. Weiterhin heben die Befragten hervor, dass eine ethische Qualifizierung von Mitarbeitenden praxisrelevant ist:

> „Gerade in Einrichtungen, in denen Berufsakteure engagiert sind, die eine ethische Qualifikation mitbringen, passiert auch etwas." (Anhang 11: #3: D11)
>
> „Tür-und-Angel-Beratungen" zeigen finde ich besonders, dass qualifizierte Personen vor Ort wichtig sind und auch regelmäßig angefragt werden." (Anhang 11: #6: D11)

Es scheint demnach wichtig zu bedenken, dass einzelne Personen in der Ethikarbeit eine hohe Bedeutung innehaben und diese möglicherweise eine Art Leuchtturmfunktion im Kontext einer Einrichtung entfalten. Jene Wirkung kann damit auch als ein Verantwortungsbereich begriffen werden, denn Personen sollten diese im Zusammenhang mit der Versorgungspraxis einschätzen können. Weiterhin betonen die Interviewten, dass Kompetenzen gerade im Kontext von ethischen Fallbesprechungen notwendig werden und verschiedene Wissensformen in einer komplexen gruppendynamischen Situation abgerufen werden müssen. Angesichts dessen scheint es wichtig, dass im Kontext von Ethikarbeit auch entsprechende Qualifizierungs- und Reflexionsmöglichkeiten bestehen, um die individuellen Dimensionen einer gelingenden Ethikarbeit zu fördern, was folgende Unterkategorie abstrahiert:

> **K'1.5: Personenbezogene Professionalität, Qualifikationen und Kompetenzen als relevante Wirkungsfaktoren einer gelingenden Ethikarbeit**

Darüber hinaus führten die Interviewbeteiligten an vielen Stellen aus, dass die Strukturen innerhalb von Einrichtungen das Gelingen von Ethikarbeit beeinflussen. Hierbei betonen die Personen mehrfach, dass eine interdisziplinäre Zusammenarbeit, eingebettet in gute und gepflegte Strukturen, auf ein Gelingen von Ethikarbeit wirkt. Strukturen sind als ein Zusammenspiel von verschiedenen Personen und Prozessen zu verstehen, durch die Gruppendynamiken entstehen, die wiederum durch bestimmte Ordnungen beeinflusst werden. Aufgrund von verschiedenen Qualifizierungshintergründen von Mitarbeitenden im Sozial- und Gesundheitswesen betonen die Befragten mehrfach, dass ein hierarchieunabhängiges Miteinander und partizipative Verfahren ein Gelingen von Ethikarbeit unterstützen:

> „Neben einer guten Qualifikation bedarf es einer Struktur innerhalb des Hauses. Es braucht eine Gruppe, die sich austauschen kann und in der Reflexionsprozesse stattfinden können. […] Ethikberatungsgremien öffnen auch den Spielraum für möglichen Missbrauch […]. Transparenz, Reflexions- und Austauschmöglichkeiten und die Demokratisierung des Gremiums sind hilfreiche Aspekte, um hier entgegenzuwirken und das KEK in einem Haus zu etablieren." (Anhang 10: #8: D10)

Die partizipative Ausrichtung von Ethikarbeit wird übereinstimmend mit einer gleichberechtigen Kommunikation und einer gegenseitigen Wertschätzung für Themen und Anliegen übersetzt. Neben Ordnungen innerhalb einer Gruppe verweisen die Befragten mehrfach drauf, dass ein Gelingen von Ethikarbeit mit guten, funktionierenden Strukturen zusammenhängt und hierfür eine fortlaufende Pflege notwendig wird:

> „Ich glaube, dass eine konstante Zusammenarbeit wichtig ist, um Ethikarbeit zu leisten. Gerade in Zeiten wie der Coronakrise ist eine feste Gruppenstruktur wichtig." (Anhang 11: #1: D11)
>
> „Die Integration von Ethik in die Strukturen, das ist wichtig. Gute Ethikarbeit bedingt sich durch funktionierende Strukturen." (Anhang 12: #1: D12)

Der Zusammenhang des Gelingens von Ethikarbeit mit entsprechenden Strukturen wird in folgender Unterkategorie expliziert:

> **K'1.6: Interdisziplinarität, Strukturen und ein partizipatives Grundverständnis als Voraussetzungen und Einflussfaktoren für eine gelingende Ethikarbeit im Kontext von Organisationen**

Die Unterkategorien K'1.5 und K'1.6 zeigen darüber hinaus, dass individuelle Personen und Strukturen sich gegenseitig beeinflussen. Denn Personen bilden in Gruppen und damit einhergehenden Dynamiken entsprechende Strukturen, die wiederum durch unternehmensbezogene Voraussetzungen tangiert werden. Grundlegend wird damit deutlich, dass ein Gelingen von Ethikarbeit von Strukturen abhängig ist und diese einen notwendigen Reflexionsraum darstellen.

Die ethische Fallbesprechung wird in den Interviews insofern hervorgehoben, als ein Scheitern[101] zu langfristigen negativen Folgen führen kann:

> „Es gab bei uns in der Vergangenheit z. B. eine ethische Fallberatung, die komplett entglitten ist und dadurch in der Praxis der Pflege enorm an Zuspruch verloren hat." (Anhang 10: #7: D10)

Ethische Fallbesprechungen scheinen demnach eine besondere Bedeutung in der Repräsentanz der Ethikarbeit zu haben. Sollten ethische Fallbesprechungen nicht zielführend ablaufen oder sogar missglücken, scheint eine öffentliche Wahrnehmung besonders negativ auf die Repräsentanz von Ethikarbeit in einer Einrichtung zu wirken. Demnach scheinen gerade ethische Fallbesprechungen als Instrument der Ethikarbeit von Personen der Praxis wahrgenommen zu werden. Die Befragten geben vielfältige Kompetenzen[102] an, über die Personen verfügen sollten, wenn diese eine ethische Fallbesprechung moderieren. Vor diesem Hintergrund scheint es zudem notwendig, dass Personen ausreichend qualifiziert sind, um entsprechende Fallmoderationen in der Praxis durchzuführen:

> „Es gibt immer wieder auch Erfahrungen, in denen Ethikberatungen durchgeführt wurden und Transformationsprozesse bei Kollegen und Kolleginnen ausgelöst wurden. Diese Schlüsselerfahrungen können Berge versetzen." (Anhang 10: #5: D10)

Über vergleichbare Erfahrungen berichteten Frau Malve und Herr Zypresse:

> „Um nochmal auf die ethische Fallbesprechung zu kommen: Wir konnte da einen Konflikt erfolgreich bearbeiten […]. Das hat dazu beigetragen, dass die Kollegen wieder Vertrauen fassen konnten." (Anhang 12: #4: D12)

Ethische Fallbesprechungen scheinen in diesem Zusammenhang eine Art Signalinstrument für das Gelingen von Ethikarbeit zu sein, wie folgende Unterkategorie abstrahiert:

> **K'1.7: Ethische Fallbesprechungen als Relevanzfaktor einer gelingenden institutionalisierten Ethikarbeit**

101 Dies meint z. B. einen Abbruch der Fallbesprechung durch einen Konflikt zwischen den beteiligten Personen.

102 Soziale und kommunikative Kompetenzen, einrichtungsspezifische Kenntnisse über Abläufe und Strukturen, Moderationskompetenzen und Reflexionskompetenzen.

6.9.2.2 Bedeutungen des Drei-Säulen-Modells von Ethikarbeit in der Johannesstift Diakonie

Auf die Forschungsfrage, was die Interviewten für Erfahrungen mit dem Drei-Säulen-Modell von Ethikarbeit gesammelt haben, werden ebenfalls verschiedene Dimensionen aufgeworfen. In der Analyse der Interviewprotokolle zeigt sich, dass die Ethikarbeit häufig als eine Praxis innerhalb einer Einrichtung verstanden wird. Das Drei-Säulen-Modell beschreiben die Interviewteilnehmenden als einen Wirkungsfaktor, der auf unterschiedlichen Ebenen die Praxis beeinflusst. Angesichts dessen können die Erfahrungen mit dem Drei-Säulen-Modell nicht in einer Hauptkategorie systematisiert werden, sondern bedürfen weiterer Unterkategorien, welche die verschiedenen Bedeutungsebenen verdeutlichen:

> **K'2: Das Drei-Säulen-Modell von Ethikarbeit als multidimensionaler Bedeutungsfaktor für die Ethikarbeit in der Johannesstift Diakonie**

In der ersten Unterkategorie werden die unternehmensbezogenen und übergreifenden Wirkungen des Modells von Ethikarbeit für die verschiedenen Mitgliedseinrichtungen zusammengefasst:

> „Das Drei-Säulen-Modell geht von einer hohen Eigenverantwortlichkeit der Ethikkomitees in den jeweiligen Einrichtungen aus. Das ist sehr gut so!" (Anhang 11: #10: D10)

Im weiteren Verlauf wird in einem Interview konkretisiert, dass das Drei-Säulen-Modell weniger auf die direkte Praxis der Ethikarbeit wirkt, sondern darüber hinausgehend als ein Wirkungs- und Gestaltungsfaktor wahrgenommen wird. Hierbei betonen die Befragten in mehreren Passagen, dass mit dem Modell bereits eine indirekte Wirkung einhergeht, wobei dies auch als relevanter Faktor von Fachkräften im Gesundheitswesen zur Kenntnis genommen zu werden scheint:

> „Für mich war es beruflich sehr interessant, dass ein Träger so viel Professionalität in das Thema steckt und es entsprechend fördert. Dies hat sich positiv auf meine Entscheidung ausgewirkt, mich hier beruflich zu engagieren." (Anhang 10: #3: D10)

Herr Chai macht darauf aufmerksam, dass auch zukünftige Pflegefachpersonen durch ein Modell von Ethikarbeit angesprochen werden können:

> „In einer Pflegeschule haben Absolventen positiv hervorgehoben, dass die Ethikarbeit vom Unternehmen bereitgestellt wird.“ (Anhang 11: #8: D11)

In diesem Zusammenhang wird positiv hervorgehoben, dass der Träger in die Ethikarbeit investiert und hierfür entsprechende Ressourcen zur Verfügung stellt:

> „Die Bereitschaft zu investieren, die bereitgestellten Ressourcen, die Professionalität des Angebots und die Professionalisierung durch die Akteure der Ethikarbeit verstehe ich als implizite Wertaussagen, die eine ernst gemeinte Intention ausstrahlen.“ (Anhang 10: #10: D10)

Die damit entstehenden Bedeutungen werden in folgende Unterkategorie übersetzt:

K'2.1: Das Drei-Säulen-Modell von Ethikarbeit der Johannesstift Diakonie als ernst gemeinte Strahlkraft für Fachkräfte im Sozial- und Gesundheitswesen

Durch einen Unternehmenswandel wird eine übergeordnete Struktur für die Ethikarbeit in Einrichtungen bedeutsam:

> „Dass es das Drei-Säulen-Modell gibt, ist das Gute. Gerade weil neue Einrichtungen im Konzern dazukommen, ist ein Modell wichtig. Es vermittelt einen strukturell-konzeptuellen Überbau“. (Anhang 12: #2: D12)

Herr Lavendel führt damit einhergehend aus, wie ihn das Modell in der eigenen Arbeit unterstützt:

> „Durch das Konzept wird auch ein Anspruch der Company formuliert. Auf diesen kann ich mich gut beziehen, wenn ich im Austausch mit den Geschäftsführungen Themen diskutiere. Ich kann darauf Bezug nehmen und mein Handeln begründen. Das ist elementar.“ (Anhang 10: #10: D10)

Demnach scheint es für das Gelingen der Ethikarbeit bedeutsam, dass die Ethikarbeit in einem Sozial- und Gesundheitskonzern nicht nur einrichtungsspezifisch gedacht und bearbeitet wird, sondern Themen und Inhalte übergreifend bereitgestellt werden. In der folgenden Unterkategorie wird die direkte Wirkung für die Gestaltung der Ethikarbeit vor Ort expliziert:

K'2.2: Das Drei-Säulen-Modell als normativer und relevanter Entscheidungs- und Begründungsrahmen von Ethikarbeit in der Johannesstift Diakonie

Die Interviewbeteiligten machen darauf aufmerksam, dass ihnen konkrete Angebote des Drei-Säulen-Modells helfen, indem grundlegende Reflexionsräume bereitgestellt werden:

> „Mir ist es wichtig, dass es einen übergeordneten Raum für Feedbacks gibt. Ich möchte mir gezielt Feedbacks einholen können und brauche einen Reflexionsraum, wodurch auch die Treffen des Sprecherkreises beitragen und mir helfen." (Anhang 10: #10: D10)

Weiterhin betonen die Befragten, dass durch die thematische Bearbeitung ethischer Anliegen auch eine gemeinsame, übergreifende Zusammenarbeit notwendig wird. Die Beteiligten berichten, dass der Sprecherkreis Ethik für die Ethikarbeit relevant ist: zum einen als ein notwendiger Reflexionsraum für die engagierten Personen und zum anderen als einrichtungsübergreifendes Netzwerk, was folgende Kategorie markiert:

> **K'2.3: Professionelle Feedback- und Reflexionsräume im Drei-Säulen-Modell als Voraussetzung für ein Gelingen von Ethikarbeit in der Johannesstift Diakonie**

In den Interviews beschreiben die Interviewten an mehreren Stellen, wie ihnen Angebote des Modells weiterhelfen und wie sie das Modell in der Ethikarbeit als unterstützend erleben. In diesem Kontext werden insbesondere die Säulen der Begleitung, die Säule der Bildung und der Sprecherkreis Ethik von den Personen hervorgehoben. Die Säule der Begleitung wird zum einen durch feste und schnell greifbare Ansprechpersonen und zum anderen durch die Teambildungstage hervorgehoben. Teambildungstage können von den Ethikkomitees der Mitgliedseinrichtungen in zeitlichen Abständen angefragt werden und dienen der Unterstützung der Gruppen und Gremien (vgl. Kapitel 6.2.2), wobei die Befragten wiederholt einen positiven Einfluss betonen:

> „Die Begleitung erlebe ich ebenfalls positiv, weil grundsätzlich Ansprechpartner existieren. Der Teamtag war nützlich, um die verschiedenen Mitglieder der Ethikkomitees persönlich und inhaltlich kennenzulernen. Das hat auch nochmal die Gruppendynamik positiv beeinflusst." (Anhang 11: #1: D11)

Die Interviewbeteiligten tätigen an mehreren Stellen Aussagen, dass Angebote des Drei-Säulen-Modells die Ethikarbeit unterstützen, sodass die Personen fortlaufend eine Wertschätzung für die Angebote ausdrücken, wie folgende Unterkategorie zusammenfasst:

K'2.4: Greifbare Unterstützungsangebote im Drei-Säulen-Modell als erfolgreiche Schnittstelle zwischen Praxiseinrichtungen und Träger

Aspekte von Gruppendynamiken explizieren die Befragten in weiteren Passagen, weshalb die Arbeit innerhalb der Gremienstrukturen relevant zu sein scheint. Weiterhin wird die Säule der Bildung an mehreren Stellen positiv von den Befragten bewertet. In diesem Kontext ist interessant, dass bereits in der ersten Gruppendiskussion „Minze" die Säule der Bildung übereinstimmend positiv von den Diskussionsbeteiligten bewertet wird. Demnach scheinen Bildungsangebote zum Thema der Ethik in der Johannesstift Diakonie von Beteiligten als besonders hilfreich und unterstützend erlebt zu werden, wie Herr Chai bereits zu Beginn des Interviews anmerkt:

> „Besonders der Bereich der Bildung ist ein großer Gewinn." (Anhang 11: #1: D11)

In diesem Zusammenhang führt Herr Zypresse konkreter aus, wie Qualifizierungs- und Bildungsangebote die Ethikarbeit unterstützen:

> „Ich glaube, dass das Wissen über Hintergründe auch die Praxis transformieren kann. Bildung ist eine Grundlage. Auch die angesprochenen Gruppendynamiken spielen dort wieder rein." (Anhang 12: #6: D12)

Die Angebote der Bildung werden übereinstimmend als bedeutsam hervorgehoben, was folgende Unterkategorie abstrahiert:

K'2.5: Erfolgreiche Bildungsangebote als Voraussetzung eines Professionalisierungsprozesses von Ethikarbeit in der Johannesstift Diakonie

6.9.2.3 Herausforderungen und Weiterentwicklungspotenziale in der Ethikarbeit der Johannesstift Diakonie

In Bezug auf mögliche Herausforderungen und Weiterentwicklungspotenziale in der Ethikarbeit werden sowohl Herausforderungen als auch Hinderungsgründe im Kontext der Ethikarbeit thematisiert, die der Mikro-, Meso- und Makroebene zugeordnet werden können. Angesichts dessen verdeutlicht die folgende Hauptkategorie, dass Themen von den Befragten auf unterschiedlichen Ebenen angesprochen werden:

K'3: Herausforderungen und Hinderungsgründe auf der Mikro-, Meso- und Makro-Ebene als prospektive Weiterentwicklungspotenziale in der Ethikarbeit der Johannesstift Diakonie

Alle Befragten geben an, dass entweder ein Machtmissbrauch oder Ungleichbehandlungen innerhalb von Gremien der Ethikarbeit mögliche Hinderungsgründe darstellen können. Herr Lavendel macht darauf aufmerksam, dass eine Auftragsklärung besonders deshalb wichtig ist, da Verständnisse zur Ethikarbeit in den Einrichtungen divergieren können:

> „[...] da ich hin und wieder spüre, dass es eine Kontaktangst bei Kollegen und Kolleginnen gibt. Ethikberatung wird nicht selten noch als normatives Machtgremium missverstanden." (Anhang 10: #5: D10)

Darüber hinausgehend kann auch der Auftrag eines Ethikberatungsgremiums zweckentfremdet werden:

> „Ethikberatungsgremien öffnen auch den Spielraum für möglichen Missbrauch, wenn z. B. Oberärzte durch das KEK Entscheidungen legitimieren und durch Hierarchien Ihre Positionen durchsetzen." (Anhang 10: #8: D10)

In diesem Zusammenhang macht Frau Malve auf damit einhergehende negative Auswirkungen aufmerksam:

> „Problematisch ist es dann, wenn Hierarchien missbraucht werden. Das tangiert andere Mitarbeiter." (Anhang 12: #5: D12)

Als einen weiteren möglichen ausschließenden Mechanismus in ethischen Gremien werden dominant wirkende Personen benannt, die eine Integration von neuen Mitgliedern erschweren, was folgende Unterkategorie adressiert:

K'3.1: Normative Machteinflüsse und Ungleichbehandlungen als Hinderungsgründe einer institutionalisierten Ethikarbeit in der Johannesstift Diakonie

Im Zusammenhang mit der interdisziplinären Zusammenarbeit von Personen in ethischen Gremien werden Pflegende teilweise als unterrepräsentierte Berufsgruppe in der Ethikarbeit der Johannesstift Diakonie wahrgenommen:

> „Wir konnten bisher nur wenige Personen aus der Pflege für die Ethikarbeit gewinnen. Wir merken, dass es schwierig ist, Pflegende für die Ethikarbeit zu gewinnen." (Anhang 11: #3: D11)

Angesichts dessen scheint eine Herausforderung und ein mögliches Weiterentwicklungsthema die verstärkte Einbindung von Personen aus der Pflege in die Ethikarbeit zu sein. Während andere Teilnehmende davon berichten, dass Pflegende in der Ethikarbeit gut integriert sind, scheint demnach das qualitative und aktive Engagement von Pflegenden als Weiterentwicklungsthema relevant. Herr Lavendel führt in diesem Zusammenhang aus, dass die gezielte Einbindung von Personen aus der Pflege in ein Ethikkomitee positive Wirkungen erzielt:

> „Ich habe positive Erfahrungen in einem Ethikkomitee gemacht, als explizit eine Vertreterin aus dem pflegerischen Beruf in den Vorstand berufen wurde. In einem Ethikkomitee sollten alle Berufsgruppen gleichermaßen vertreten sein – hiervon lebt ein Ethikkomitee. Deshalb ist mir die Perspektive der Pflegenden wichtig." (Anhang 10: #1: D10)

Angesichts dessen scheinen Pflegende teilweise noch in der Ethikarbeit unterrepräsentiert zu sein, was folgende Unterkategorie ausdrückt:

K'3.2: Das qualitative und aktive Engagement von Pflegenden in der Ethikarbeit als Weiterentwicklungsthema der Johannesstift Diakonie

Im Rahmen der Analyse werden in den Interviews zum einen strukturelle und zum anderen personelle Veränderungen als mögliche Herausforderungen thematisiert. In diesem Zusammenhang werden Herausforderungen im Rahmen des Fusionsprozesses zwischen dem Evangelischen Johannesstift und der Paul-Gerhardt-Diakonie zur heutigen Johannesstift Diakonie angesprochen:

> „Durch die Fusion mussten bereits geregelte Abläufe neu abgestimmt werden, Doppelungen waren teilweise belastend. […] Ich finde, dass Vertrauen und ein sensibles Vorgehen in der Fusion wichtige Faktoren waren, um die Ethikarbeit erfolgreich weiterzuführen." (Anhang 12: #3: D12)

Demnach können strukturelle Veränderungsprozesse demotivierend auf die Ethikarbeit wirken, sodass ein Wandel in den Strukturen Beteiligte der Praxis herausfordert. Weiterhin werden personelle Umstellungen angesprochen:

> „[…] Ein Mitglied ist für eine längere Zeit ausgefallen. Das war definitiv ein Hinderungsgrund für die Ethikarbeit." (Anhang 11: #3: D11)
>
> „Das hat die gesamte Gruppendynamik durcheinandergewirbelt und es war deutlich eine Wirkung zu spüren. Ich […] habe dabei auch gemerkt, wie bedeutsam jede einzelne Person eines Ethikkomitees ist." (Anhang 11: #13: D11)

Hierbei zeigt sich auch eine Parallele zu Faktoren und Dimensionen, die ein Gelingen von Ethikarbeit beeinflussen. Denn die Interviewbeteiligten betonen, dass es innerhalb von Gremien „Kümmerer“ braucht, um die Praxis der Ethikarbeit gelingend zu gestalten. Weiterhin heben die Personen in den Interviews hervor, dass es eine fortlaufende Pflege der organisierten Ethikarbeit innerhalb einer Einrichtung braucht. Es scheint also wichtig zu sein zu betrachten, dass es motivierte und engagierte Personen innerhalb eines Gremiums gibt. Wie können also Einzelne für die Ethikarbeit motiviert werden? Wie können die Strukturen einer Gruppe positiv beeinflusst werden? Folgende Unterkategorie verdeutlicht das Ergebnis der strukturellen und personellen Einflussfaktoren:

K'3.3: Strukturelle und personelle Veränderungsprozesse als Hinderungsgründe für ein Gelingen von Ethikarbeit in der Johannesstift Diakonie

Weiterhin wird das zeitliche Engagement in der Ethikarbeit als eine mögliche Schwierigkeit von den Interviewbeteiligten thematisiert. Zwar heben die Interviewbeteiligten hervor, dass in der Johannesstift Diakonie die Ethikarbeit im Rahmen der Dienstzeit erbracht wird. Jedoch führt die Ethikarbeit zu einer weiteren zeitlichen Bindung im Rahmen der Kernarbeit:

> „Trotz der Regelung, dass Ethikarbeit auch Arbeitszeit ist, nimmt die Ethikarbeit einen Zeitraum in Anspruch, der noch ‚on-top' kommt.“ (Anhang 11: #3: D11)

In der Betrachtung der verschiedenen Berufsgruppen im Sozial- und Gesundheitswesen zeigt dies, dass diese zum einen teilweise Arbeitszeiten selbstbestimmt organisieren oder zum anderen Arbeitszeiten durch festgelegte Arbeitsabläufe normiert sind. Gerade vor dem Hintergrund von unterschiedlichen zeitbezogenen Selbstbestimmungsmöglichkeiten von Berufsgruppen im Krankenhaus scheint es sinnvoll, ein Engagement in der Ethikarbeit mit festen Absprachen innerhalb einer Einrichtung zu verabreden. Angesichts dessen ist auch das Zeitmanagement eine Herausforderung in der Systematisierung von Ethikarbeit, wie folgende Unterkategorie zeigt:

K'3.4: Die Ethikarbeit als zeitlich bindendes Engagement in der Praxis von Sozial- und Gesundheitseinrichtungen in der Johannesstift Diakonie

In den Interviewgesprächen wird als weitere Herausforderung thematisiert, dass zunehmende plurale Wertvorstellungen von Mitarbeitenden eine Herausforderung für die Ethikarbeit darstellen. Frau Malve beschreibt, dass Mitarbeitende im Krankenhaus zunehmend häufig unterschiedliche Wertvorstellungen in die Praxis einbringen und dies eine Herausforderungen für die Ethikarbeit impliziert:

> „Die Häuser sollten eine grundsätzlich gemeinsame Haltung haben. Wir versuchen über die Ethikarbeit mit jenen Mitarbeitenden in ein Gespräch zu kommen, um gemeinsam auf die Haltung einzuwirken, da Mitarbeitende zunehmend plurale Wertvorstellungen mit einbringen." (Anhang 12: #3: D12)

Demgemäß verdeutlicht folgende Unterkategorie, dass ein Wandel in Institutionen auch durch die zunehmenden pluralen Wertvorstellungen der Mitarbeitenden geprägt wird und dies zu Herausforderungen in der Ethikarbeit führen kann:

> **K'3.5: Zunehmende plurale Wertvorstellungen von Mitarbeitenden als Herausforderung für die Ethikarbeit in der Johannesstift Diakonie**

Ferner werden unterschiedliche Entwicklungsstände von ethischen Gremien im Kontext von Netzwerken im Drei-Säulen-Modell als möglicher Hinderungsgrund für das Gelingen von Ethikarbeit thematisiert. Frau Malve beschreibt dies folgendermaßen:

> „Inhalte und Arbeitsprozesse müssen zum Beispiel mit anderen Gruppen geteilt werden, die andere Entwicklungsstände haben und teilweise noch am Anfang der Ethikarbeit stehen. Das Level der Arbeitsschritte ist unterschiedlich. Das KEK in unserem Krankenhaus existiert bereits seit langer Zeit und wir haben bestimmte Arbeitsschritte längst abgearbeitet. Es kann dann schwierig sein, Themen im Modell der Drei-Säulen zu setzen, da andere Gremien noch längst nicht „so weit" sind und beispielsweise die Relevanz eines eingebrachten Themas nicht erkennen. Die Gremien arbeiten somit an unterschiedlich entwickelten ethischen Themen in den Einrichtungen vor Ort, wodurch eine Augenhöhe nicht immer gegeben ist, was das eigene Engagement bremsen kann." (Anhang 12: #3: D12)

Angesichts dessen ist eine weitere Herausforderung, dass ethische Gremien in der Johannesstift Diakonie unterschiedliche Entwicklungsstände aufweisen und überregionale Netzwerke hiervon insofern betroffen sind, als Themensetzungen entsprechend dieser Entwicklungsschritte variieren. Demnach ist es eine Herausforderung, Arbeitskreise so zu moderieren, dass Teilnehmende weder unter- noch überfordert werden. Es stellt sich demnach die Frage, was der gemeinsame Nenner für ein gemeinsames Engagement sein kann – gerade vor dem Hintergrund variierender Themen- und Aufgabenschwerpunkte innerhalb der ethischen Gremien, was folgende Unterkategorie abstrahiert:

K'3.6: Netzwerke im Drei-Säulen-Modell als Hinderungsgrund für das Gelingen von Ethikarbeit in der Johannesstift Diakonie

6.9.2.4 Qualitätsfaktoren von Ethikarbeit in der Johannesstift Diakonie

Im Zusammenhang mit der Qualität von Ethikarbeit geben die Befragten übereinstimmend an, dass eine Qualitätsorientierung notwendig und zielführend ist. Die Personen benennen verschiedene Faktoren, wie eine Qualität von Ethikarbeit erreicht werden kann, weshalb mehrere Unterkategorien die verschiedenen Facetten abstrahieren. Qualität von Ethikarbeit wird hingegen weniger als ein messbares Ziel, sondern vielmehr als an Voraussetzungen gebunden beschrieben:

K'4: Qualitätsorientierung in der Ethikarbeit als voraussetzungsbezogenes sowie notwendiges, multifaktorielles und prozesshaftes Ziel auf Mikro- und Mesoebene im Kontext einer Einrichtung

Zunächst benennen die Befragten übereinstimmend, dass die Bearbeitung von Anfragen an ein ethisches Gremium innerhalb einer verbindlichen und kurzen Bearbeitungszeit ein besonders wichtiges Qualitätskriterium ist:

> „Ein Qualitätsfaktor ist die Ansprechbarkeit eines KEKs und die Ermöglichung einer ethischen Fallbesprechung innerhalb eines festen Zeitraums." (Anhang 10: #9: D10)

> „Verlässliche Fallberatungen innerhalb eines Zeitraums insbesondere bei prospektiven ethischen Fallbesprechungen. Verlässlichkeit und Verbindlichkeit sind wichtige Faktoren. Eine feste Zeitstruktur kann helfen." (Anhang 12: #13: D12)

Damit mündet das Bearbeiten von Anfragen zu ethischen Anliegen in folgende Unterkategorie:

K'4.1: Kurze und verbindliche Bearbeitungszeiten in der Ethikarbeit als Qualitätskriterium von Ethikberatung

Weiterhin werden an mehreren Stellen einzelne Aussagen auf die Fragen nach einer Qualität von Ethikarbeit getätigt:

> „Qualität bedeutet, unterschiedliche Angebote von Schulungen zu ermöglichen, Fragen zu stellen und durchzuhalten." (Anhang 10: #9: D10)

Davon ausgehend wird die Qualität einer Ethikarbeit auch dadurch charakterisiert, dass Schulungsangebote für Zielgruppen in der Versorgungspraxis organisiert werden. Demnach führten die Beteiligten aus, dass es ein Bewusstsein in der Ethikarbeit braucht, ethische Anliegen in Form von Schulungsangeboten aktiv zu übersetzen. Hiervon ausgehend fasse ich unter „Qualität" ein weiteres Kriterium wie folgt zusammen:

> **K'4.2: Zielgruppenbezogene Schulungsangebote als Qualitätskriterium von Ethikarbeit**

Neben Merkmalen und Kriterien, die dem Angebot und der Praxis einer institutionalisierten Ethikarbeit zugeordnet werden können, benennen die Interviewbeteiligten personen- und strukturbezogene Prozesse einer Professionalisierung als Qualitätsmerkmale einer Ethikarbeit. Während Herr Lavendel darunter zunächst Folgendes benennt:

> „Es braucht eine Mischung aus Professionalität und Empathie." (Anhang 10: #6: D10) „Professionalisierung ist ein Teil von Qualität von Ethikberatung." (Anhang 10: #10: D10),

konkretisiert er im weiteren Verlauf Voraussetzungen und die Praxis als Qualitätsmerkmale von Ethikarbeit:

> „Professionalisierung, die ernstgemeinte Intention und das kreative Ausprobieren-Dürfen sind Merkmale einer Qualität von Ethikarbeit." (Anhang 10: #10: D10)

Während hierbei zunächst noch unklar bleibt, was genau unter einer Professionalisierung verstanden werden kann, konkretisiert Frau Malve dies mit personenbezogenen Kompetenzen:

> „Es ist gut, wenn die Menschen wissen, wie sie in einer Gruppe auf andere wirken, also welche Wirkungen sie entfalten können. Sich infolge entsprechend Verhalten zu können, ist ein Aspekt einer Professionalität, die es gerade in der Ethikarbeit braucht." (Anhang 12: #6: D12)

Vor diesem Hintergrund stehen Professionalisierungsprozesse in einem Zusammenhang mit einer Qualitätsorientierung in der Ethikarbeit, was ich mit folgender Kategorie abstrahiere:

> **K'4.3: Personen- und strukturbezogene Professionalisierungsprozesse als Qualitätsmerkmale von Ethikarbeit**

Darüber hinaus benennen die Befragten Standardisierungen und Verbindlichkeiten in Bezug auf ethische Fallbesprechungen, wie Herr Lavendel ausführt:

> „Ich empfehle daher, ethische Fallbesprechungen nachträglich auch zu reflektieren. Es sollte mit klaren Spielregeln auch die Reflexion der Reflexion festlegt sein." (Anhang 10: #8: D10)

In Bezug auf ethische Fallbesprechungen sieht Herr Chai darüber hinaus eine Leitfadenorientierung als hilfreich an:

> „Ein Orientierungsfaden, inwiefern ethische Fallbesprechungen ablaufen, fände ich hilfreich und wichtig. Ich glaube, dass gewisse Vorgaben sich auch positiv auf die Qualität der Ethikberatungen auswirken." (Anhang 11: #12: D11)

Im Folgenden beschreiben die Interviewbeteiligten, dass in konkreten Bereichen eine Standardisierung der Ethikarbeit sinnvoll sein kann, wie folgende Unterkategorie ausdrückt:

> **K'4.4: Verbindlichkeiten und Leitfäden als Instrumente zur Verbesserung der Qualität von ethischen Fallbesprechungen**

6.9.2.5 Das Drei-Säulen-Modell als bedeutsames Instrument der systematisierten Ethikarbeit in der Johannesstift Diakonie

In den Interviews geben die Beteiligten übereinstimmend an, dass die Ethikarbeit ihre persönliche Entwicklung positiv beeinflusst hat. Darüber hinaus wird positiv hervorgehoben, dass ein Engagement in der Ethikarbeit die persönliche Qualifizierung fördert, da fortlaufend neue Themen bearbeitet werden und damit einhergehend eine theoretische Auseinandersetzung erfolgt. Herr Chai resümiert dies folgendermaßen:

> „Ich habe außerdem auch eine persönliche Entwicklung durchlaufen, die ich sehr positiv empfinde." (Anhang 11: #7: D11)

Die Förderung von Ethikarbeit kann darüber hinausgehend im Sinne der Personalentwicklung von Unternehmen im Gesundheitswesen diskutiert werden. Mitarbeitende im Gesundheitswesen haben ein Bewusstsein für ethische Themen und Anliegen, wodurch Bedürfnisse an den Arbeitskontext entstehen. Diese sind besonders deshalb relevant, weil im Sozial- und Gesundheitswesen ethisch relevante Herausforderungen zunehmen. Hiervon ausgehend ist es eine Aufgabe eines Unternehmens, auf jene Bedürfnisse entsprechend zu reagieren: Wie kann ein Unternehmen im Gesundheitswesen auf die ethischen Bedürfnisse von Mitarbeitenden reagieren? Wie die Analyse der Ergebnisse zeigt, kann ein Modell zur Systematisierung von Ethikarbeit in einem Unternehmen wirkungsvolle Strategien bereitstellen. Weiterhin wird die Ethikarbeit in der Johannesstift Diakonie auch als ein Engagement von den Befragten hervorgehoben, das zu einer persönlichen und inhaltlich qualifizierten Weiterentwicklung beitragen kann, was folgende Unterkategorie ausdrückt:

K'5: Die Ethikarbeit als fortlaufende Qualifizierungsarbeit und Persönlichkeitsentwicklung von Mitarbeitenden in der Johannesstift Diakonie

6.10 Fünftes responsives Feedbackgespräch – Referat Ethik August 2021

Ein fünftes responsives Feedbackgespräch erfolgte im August 2021 mit dem Theologischen Leiter der Johannesstift Diakonie. Neben der Thematisierung des responsiven Evaluationsprozesses wurden die Qualitätsorientierung für die Ethikarbeit und die Ergebnisse aus den Interviews besprochen.

Responsives Evaluationsergebnis 9: Empfehlungen und empirisch begründete Hypothesen für die Entwicklung einer Qualitätsorientierung in der Ethikarbeit der Johannesstift Diakonie

Hintergründe: Ein Qualitätsmanagement impliziert theoretische Bezüge, die auf einen Transfer im Kontext der Ethikarbeit wirken. Wie werden demnach Qualität und die Ethikarbeit der Johannesstift Diakonie definiert? Ist mit der Ethikarbeit die Praxis der Ethikarbeit lokal vor Ort gemeint? Geht es um die Qualität einer ethischen Fallbesprechung oder die qualitative Arbeit eines Ethikkomitees? Soll das Drei-Säulen-Modell von Ethikarbeit über ein Qualitätsmanagement erweitert werden? In diesem Zusammenhang ist die Frage bedeutsam, welche Verständnisse und Bedeutungen für ein Qualitätsmanagement grundgelegt werden. Die Ethikarbeit in der Johannesstift Diakonie ist ein

Element im klinischen Kontext und kann demnach für die Versorgung von Menschen bedeutsam sein. In diesem Zusammenhang wirken darüber hinaus gesellschaftliche Entwicklungen[103] auf das Feld der Ethikberatung. Die Ethikarbeit ist in einem dynamischen Feld beheimatet und kann gerade deshalb als Instrument für die fortlaufende Verbesserung im Sinne einer Unternehmenskultur sinnvolle Anreize und Reflexionsräume bereitstellen. In der Ethikarbeit der Johannesstift Diakonie werden in den Mitgliedseinrichtungen verschiedene Aufgaben wahrgenommen. Während Ethikkomitees in manchen Einrichtungen bereits langjährig etabliert sind, beginnen andere Einrichtungen mit der Systematisierung der Ethikarbeit. Gremien sind deshalb nicht auf einem einheitlichen Entwicklungsstand, sondern unterschiedlich konstituiert.

Schlussfolgerungen: Es ist sinnvoll, die theoretischen Vorverständnisse des Qualitätsbegriffs in Hinblick auf das Feld der Ethikarbeit in der Johannesstift Diakonie zu reflektieren: Inwiefern soll das Qualitätsmanagement die ethischen Strukturen vor Ort unterstützen? Wie können die Dynamiken in den Blick genommen werden, welche die Ethikarbeit in der Johannesstift Diakonie beeinflussen (gesellschaftlich, institutionell, personenbezogen)? Die Ethikarbeit in der Johannesstift Diakonie ist stark von den Menschen beeinflusst, die sich engagieren (vgl. Kapitel 6.9.2). Eine personenbezogene Perspektive für eine Qualitätsorientierung in der Ethikarbeit scheint deshalb besonders sinnvoll. Im Zuge der Interviews im responsiven Evaluationsprozess (vgl. Kapitel 6.9.2 ff.) können folgende Aspekte für eine zukünftige Entwicklung eines Qualitätsmanagementsystems berücksichtigt werden[104]:

- Ansprechbarkeit, Zuverlässigkeit und schnelles Organisieren von ethischen Fallbesprechungen innerhalb eines festgelegten Zeitraums;
- professionelle Reflexion zu aktuellen Themen in der Gesellschaft;

103 Z. B. die Debatte des Datenschutzes in der Ethikberatung (siehe ausführlich: Lipp/Hohenhövel, 2021; Duttge, 2021; Simon, 2021) oder der Diskurs zum Thema des assistierten Suizids und die Folgen für die Klinische Ethikberatung (siehe ausführlich: Coors/Farr, 2022).

104 Jene Ergebnisse sind aus einer ersten Sichtung der Interviewprotokolle erstellt worden und sind in diesem Zusammenhang als erste Arbeitsergebnisse zu verstehen. Aufgrund dessen unterscheiden sich Angaben teilweise von den Ergebnissen der zusammenfassenden qualitativen Inhaltsanalyse (Kapitel 6.6.2 ff.).

- ausprobieren und scheitern dürfen: Durch das beständige Ausprobieren bleibt die Ethikarbeit im Gespräch: Kreativität in der Ethikarbeit & anhaltende Entwicklung von Konzepten vor Ort;
- Bedeutung des Moderators für ethische Fallbesprechungen hoch für die Akzeptanz in der Praxis; die Moderation bedarf entsprechender Qualifikationen (Moderator muss durch seine Person Fallbesprechungen strukturieren können. Sicherheit entsteht durch das Auftreten);
- festgelegte Nachreflexion einer ethischen Fallbesprechung nach einer erfolgten Beratung in einem ethischen Gremium;
- Qualität von Bildung in der Ethikarbeit bedeutet unterschiedliche Qualifizierungsschulungen zu ermöglichen und zielgruppengerechte Angebote zu organisieren;
- Umgang und Einsatz von digitalen Formaten;
- fortlaufender Dialog mit anderen Personen über die Einrichtungsgrenzen hinaus;
- Definition von Bedingungen für ein Abbrechen von ethischen Fallbesprechungen;
- Prävention von Machtmissbrauch durch Förderung von Transparenz, Dialog und einer partizipativen Organisation des ethischen Gremiums (Ethikkomitee);
- ein einheitlicher Orientierungsleitfaden für den Ablauf einer ethischen Fallbesprechung.

Vor dem Hintergrund dieser ersten empirischen Arbeitsergebnisse scheint eine partizipative Entwicklung eines Qualitätsmanagements zielführend, um die verschiedenen Perspektiven der Beteiligten berücksichtigen zu können. Das angesprochene hohe Niveau des Bildungsangebots zu erhalten, scheint gerade vor dem Hintergrund der positiven Resonanzen aus den Gesprächen wichtig.

Responsives Evaluationsergebnis 10: Beendigung der responsiven Evaluation von Ethikarbeit in der Johannesstift Diakonie mit Abgabe der vorliegenden Dissertationsschrift

Hintergründe: In den Auftrags- und Zielvereinbarungsgesprächen wurde eine langfristige Unterstützung der responsiven Evaluation durch das Referat Ethik der Johannesstift Diakonie vereinbart. Die responsive Evaluation wurde auf

Basis der Dauer der Promotion des Autors der vorliegenden Untersuchung zugesagt.

Schlussfolgerungen: Ein letztes Ergebnis der responsiven Feedbackgespräche ist die Festlegung des Endes des Evaluationsprozesses. Demnach wird die vorliegende Qualifizierungsarbeit das Ende der responsiven Evaluation markieren, sodass im Jahr 2023 die Ergebnisse mit den beteiligten Personen der Ethikarbeit vorgestellt und besprochen werden.

Subjektive Eindrücke und Folgen für die responsive Evaluation von Ethikarbeit der Johannesstift Diakonie

Im nunmehr fünften responsiven Feedbackgespräch konnte ich feststellen, dass eine Zusammenarbeit auf Grundlage eines gewachsenen Vertrauens funktionierte. Demnach war eine konzentrierte Arbeitsatmosphäre zu spüren, in der Anliegen und Themen der Ethikarbeit konstruktiv diskutiert wurden. Während in den ersten responsiven Feedbackgesprächen unter anderem formale Absprachen besprochen wurden, dominierten nunmehr inhaltliche Themen die Gespräche. Die Ergebnisse der responsiven Feedbackgespräche sind in folgender Tabelle zusammengefasst:

Tabelle 8: Zusammenfassung der responsiven Feedbackgespräche in der responsiven Evaluation von Ethikarbeit in der Johannesstift Diakonie

Nr.:	Teilnehmende:	Besprochene Themen und Ergebnisse
RE-Gespräch #1	Studiengangs-leitung Theologischer Leiter Referat Ethik N = 3	• Auftragsklärung: Datenerhebungen und Auswertungen in der responsiven Evaluation • Auftragsklärung: Organisatorische Unterstützung der responsiven und rekonstruktiven Evaluation durch das Referat Ethik • Thematische Identifizierung: Bedeutung und Beurteilungen zu den Qualifikationsangeboten der Johannesstift Diakonie • Thematische Identifizierung: Motivation von Mitarbeitenden für die Ethikarbeit und die entsprechende Auswahl von Mitarbeitenden
RE-Gespräch #2	Theologischer Leiter Referat Ethik N = 2	• Vorstellung Zwischenergebnisse: Besprechung formaler Informationen aus der ersten Gruppendiskussion • Thematische Identifizierung: Fortlaufende Einbindung von Ergebnissen für die Weiterentwicklung der Ethikarbeit • Auftragsklärung: Klärung der gemeinsamen Zusammenarbeit im Sinne der Weitentwicklung der Ethikarbeit • Auftragsklärung: Klärung des Einbezugs des Sprecherkreises Ethik in die responsive Evaluation von Ethikarbeit & Förderung von Partizipations-möglichkeiten von Beteiligten der Ethikarbeit in der Johannesstift Diakonie • Auftragsklärung: Transparenz von Datenauswertung im responsiven Evaluationsprozess
RE-Gespräch #3	Sprecherkreis Ethik Theologischer Leiter Referat Ethik N = 13	• Öffentlichkeitsarbeit der responsiven Evaluation: Präsentation und Informationsvermittlung des responsiven Evaluationsprozesses, der Methodik der Untersuchung und meiner Person • Vorstellung Zwischenergebnisse: Präsentation von explizitem Erfahrungs-wissen aus der ersten Gruppendiskussion • Thematische Identifizierung: Einbindung weiterer Fragen im weiteren Datenerhebungsprozess • Thematische Identifizierung: Relevanz und Bekanntheit der Ethikarbeit in der Johannesstift Diakonie (Idee: repräsentative Befragung der Mitarbeitenden) • Thematische Identifizierung: Identifizierung von wiederkehrenden Themen der Ethikkomitees (Idee: Auswertung von Beratungsprotokollen) • Methodisches Feedback: Überprüfung und Reflexion des Fragevorgehens in Datenerhebungen • Auftragsklärung: Initiierung einer weiteren Gruppendiskussion mit Personen aus den Ethikkomitees der Mitgliedseinrichtung
RE-Gespräch #4	Kolloquium N = 6	• Methodische Reflexion: Zielgruppengerechte Öffentlichkeitsarbeit im responsiven Evaluationsprozess • Persönliche Reflexion: Verbesserung der kommunikativen Kompetenz in Datenerhebungen • Inhaltliche Reflexion und Ideensammlung: Voranschreiten des responsiven Evaluationsprozesses im Zuge der anhaltenden Coronapandemie
RE-Gespräch #5	Theologischer Leiter Referat Ethik N = 2	• Auftragsklärung: Interviewführung mit Personen aus dem Sprecherkreis Ethik und damit zusammenhängende formale Vereinbarungen • Thematische Identifikation: Aufnahme der Frage „Was verstehen die Personen des Sprecherkreises unter einer Qualitätsorientierung im Kontext der Ethikarbeit" in den Interviewgesprächen mit den Sprechenden • Thematische Reflexion: Qualitätsmanagement im Kontext der Ethikarbeit der Johannesstift Diakonie

6.11 Datenerhebung: Gruppendiskussion „Hibiskus“

Die zweite Gruppendiskussion erfolgte im September 2021 mit zwei Personen aus der Ethikarbeit der Johannesstift Diakonie. Für die Gruppe „Hibiskus“ wurden Personen aus den Ethikkomitees der Mitgliedseinrichtungen der Johannesstift Diakonie angesprochen, um den Kontrast von Erfahrungen bei den Beteiligten zu erhöhen. Angesichts dessen ist die Gruppe „Hibiskus“ künstlich zusammengestellt, wobei ich von einem Erfahrungswissen bei den Beteiligten ausgehe, da diese Erfahrungen in der Ethikarbeit in den Ethikkomitees haben. Die Teilnahme an der Gruppendiskussion wurde im Rahmen der Dienstzeit der Beteiligten zugelassen.

Zusammensetzung der Gruppe „Hibiskus“ und Durchführung der Gruppendiskussion

Die Diskussion wurde mit zwei Personen geführt, die sich jeweils in unterschiedlichen Ethikkomitees in den Mitgliedseinrichtungen der Johannesstift Diakonie engagieren. Zunächst wurden insgesamt vier Personen erwartet, wobei zwei Personen eine Teilnahme krankheitsbedingt kurzfristig absagen mussten. Angesichts dessen könnte die Gruppe als eine Dyade charakterisiert werden. Jedoch stehen in der dokumentarischen Methode die kollektiven Orientierungen im Fokus, sodass eine Gruppe kollektive Orientierungen repräsentiert. Es ist bedeutsam, ob es gelingt, dass innerhalb der Diskussion ein interaktiver und selbstläufiger Diskurs entsteht (siehe hierzu auch: Schäffer, 2018, S. 104).

In einer Warm-up-Phase informierte ich über den Ablauf der Gruppendiskussion und die Beteiligten stellten sich gegenseitig vor. Auf Basis von im Vorfeld bereitgestellten Informationen unterzeichneten die Teilnehmenden im Anschluss eine Einwilligungserklärung bezüglich der Verarbeitung personenbezogener Daten. Die Teilnehmenden wurden darüber aufgeklärt, dass Fragen in der Diskussion von mir bewusst offen formuliert werden und ich als Moderator nur dann auf die Diskussion einwirke, wenn ein Diskurs zwischen den Beteiligten erlahmt. Folgende Personen bildeten die Gruppe „Hibiskus“:

(1) Bf: 52 Jahre alt, Seelsorgerin und Diakonin (5 Jahre Berufserfahrung), berufliches Engagement in der Seelsorge einer langzeitstationären Pflegeeinrichtung, seit 2019 für die Johannesstift Diakonie tätig

(2) Em: 63 Jahre alt, Pfarrer (35 Jahre Berufserfahrung), berufliches Engagement in der Seelsorge in einem Krankenhaus der Johannesstift Diakonie (seit 2002), seit 2009 in der Ethikarbeit der Johannesstift Diakonie engagiert

Die Gruppendiskussion startete mit einem offen formulierten Erstfragenimpuls:

> Welche Erfahrungen haben Sie mit dem Drei-Säulen-Modell von Ethikarbeit gesammelt?[105]

Dieser wurde bewusst an die gesamte Gruppe gerichtet und demonstrativ vage von mir formuliert (siehe ausführlich: Kapitel 7.5.1). Neben meinen Forschungsfragen orientiert sich der Interviewleitfaden wiederum an den Rückmeldungen von Beteiligten im responsiven Evaluationsprozess. Ich richtete zunächst die annähernd gleichen Fragen an die Gruppe wie bereits in der Gruppendiskussion „Minze“, um eine Vergleichbarkeit der Diskussion zu ermöglichen. In Bezug auf Rückmeldungen im Evaluationsprozess legte ich einen Schwerpunkt auf die Fragetechnik, sodass ich die Fragen möglichst motivierend an die Teilnehmenden richtete. Darüber hinaus berücksichtigte ich folgende weitere Fragen in der Gruppendiskussion „Hibiskus“, die auf Rückmeldungen aus dem responsiven Evaluationsprozess zurückgehen:

105 Der Erstfragenimpuls ist näherungsweise wortgleich wiedergegeben. Auf eine wortgetreue Transkription verzichte ich an dieser Stelle, um eine bessere Lesbarkeit zu ermöglichen.

Tabelle 9: Ergänzung des Leitfadens von Fragen der Gruppendiskussion „Hibiskus“ in der responsiven Evaluation von Ethikarbeit der Johannesstift Diakonie

Thematische Schwerpunkte für Nachfragen:	Responsiver Evaluationsbezug:
(1) Exmanente Nachfrage: Was hat die Ethikarbeit mit Ihnen gemacht – in welcher Weise hat die Ethikarbeit Sie persönlich geprägt?	Aufnahme der Frage als Reaktion durch responsives Feedbackgespräch (vgl. 6.5.2)
(2) Immanente Nachfrage: Hat es einen Einfluss auf Ihre Persönlichkeit genommen?	Aufnahme der Frage als Reaktion durch responsives Feedbackgespräch (vgl. 6.5.2)
(3) Immanente Nachfrage: Sehen Sie einen Zusammenhang zum Träger und zur christlichen Identität der Johannesstift Diakonie?	Aufnahme der Frage als Reaktion durch responsives Feedbackgespräch (vgl. 6.5.2)

Die Gruppendiskussion dauerte insgesamt eine Stunde und 48 Minuten und endete mit einem Versiegen des Diskurses unter den Beteiligten. An mehreren Stellen wurde angemerkt, dass es interessant war, über die eigene Arbeit zu sprechen. Ähnlich wie in der ersten Gruppendiskussion zeigt dies, dass Personen der Ethikarbeit anscheinend einen Bedarf haben, über ihre Arbeit zu sprechen. In der Gruppendiskussion spürte ich eine hohe Motivation der Teilnehmenden, sodass untereinander eine lebendige und aufeinander bezogene Diskussion stattfand. Angesichts dessen liegen Passagen mit hoher Interaktionsdichten vor, sodass eine Selbstläufigkeit in der Gruppendiskussion gegeben ist. Ich konnte mich demnach der Diskussion enthalten und stellte erst dann Fragen, wenn sich der Diskurs zwischen den Beteiligten erschöpfte

6.12 Datenauswertung: Empirische Ergebnisse der Gruppendiskussionen „Minze“ und „Hibiskus“ in Anlehnung an die dokumentarische Methode nach Bohnsack

In der Auswertung der Gruppendiskussionen „Minze“ und „Hibiskus“ orientierte ich mich an der dokumentarischen Methode nach Bohnsack (vgl.

Kapitel 5.5 ff.)[106]. In der dokumentarischen Methode liegt der Betrachtungsschwerpunkt nicht mehr nur darauf, was Personen über ihre Praxis berichten, sondern es werden implizite Orientierungen von Menschen innerhalb eines Kontextes interpretativ rekonstruiert. Demnach ist es mit der dokumentarischen Methode möglich zu explizieren, woran sich die Beteiligten der Ethikarbeit der Johannesstift Diakonie in ihrer Praxis orientieren. In einem ersten Schritt erstellte ich im Zuge der „Formulierenden Interpretation" thematische Verläufe darüber, welche Themen in den Gruppen aufgeworfen wurden (vgl. Anhang 16 & Anhang 18). In einem zweiten Schritt begann ich mit der „Formulierenden Feininterpretation", indem ich relevante Passagen der jeweiligen Gruppendiskussion in einer eigenen Sprache zusammenfasste (vgl. Anhang 17 & Anhang 19). Hierbei folgte ich zum einen den Forschungsfragen der vorliegenden Untersuchung. Zum anderen waren jene Passagen relevant, in denen sich eine hohe interaktive Dichte und Fokussierungsmetaphern dokumentierten (siehe hierzu: Kapitel 5.5 ff.). Anschließend transkribierte ich das vollständige Datenmaterial der Gruppendiskussionen nach der „Talk in Qualitative Social Research"-Richtlinie (vgl. Kapitel 5.5.2) und analysierte relevante Passagen sequenzanalytisch im Zuge der „Reflektierenden Interpretation". Die Gruppendiskussionen „Minze" und „Hibiskus" bilden das Datenmaterial in der rekonstruktiven Auswertung im Sinne der dokumentarischen Methode. Je nach Umfang des empirischen Datenmaterials verfolgt die dokumentarische Methode die Zielsetzung, eine Typenbildung vorzunehmen (siehe hierzu: Bohnsack, 2021, S. 133 ff.), was in dieser Arbeit nicht umgesetzt wurde. Im Sinne der Forschungsfragen dieser Arbeit verfolge ich das Ziel, die impliziten Orientierungen innerhalb der Gruppen zu rekonstruieren, welche als Kollektiv die Ethikarbeit der Johannesstift Diakonie repräsentieren. In acht verschiedenen Passagen konnte ich vier verschiedene Orientierungsrahmen innerhalb der Gruppen rekonstruieren, die ich nun nachfolgend als Ergebnisse in der vorliegenden Auswertung der Gruppendiskussionen beschreibe.

106 Die theoretischen Annahmen der dokumentarischen Methode bestimmen zum einen die Methode und zum anderen die Analyse und Auswertung von Daten. Die theoretischen Voraussetzungen der dokumentarischen Auswertungsmethode und die methodenspezifischen Begriffe sowie Arbeitsschritte sind in Kapitel 5.5.2 ff. beschrieben.

6.12.1 Das Drei-Säulen-Modell von Ethikarbeit als bedeutungsstiftender Orientierungsrahmen für Beteiligte der Johannesstift Diakonie

In den Gruppendiskussionen „Minze" und „Hibiskus" zeigte sich übereinstimmend, dass das Drei-Säulen-Modell von Ethikarbeit für Personen der Ethikarbeit als ein Orientierungsrahmen wahrgenommen wird. An vielen Stellen in den Gruppendiskussionen orientieren sich die Diskussionsbeteiligten explizit und implizit an der Konzeptualisierung der Ethikarbeit in der Johannesstift Diakonie. Grundsätzlich auffällig waren die Unterscheidungen der Ethikarbeit innerhalb einer Einrichtung und die Ethikarbeit auf der Ebene des Trägers, was u. a. mit dem Drei-Säulen-Modell assoziiert wird. In diesem Zusammenhang ist hervorzugeben, dass die Haltung eines Trägers grundsätzlich von beiden Gruppen als bedeutungsstiftender Faktor für die eigene Arbeit übersetzt wird. In der Passage „Positive Aspekte der Ethikarbeit der Johannesstift Diakonie" dokumentiert sich, dass sich das Drei-Säulen-Modell als ein Orientierungsrahmen bei den Beteiligten implizit manifestiert hat. An der Frage des Interviewenden wird zudem ein Widerspruch deutlich:

> 451 Y: #00:44:59-7# Mich würde noch=n bisschen intensiver interessieren woran es ihrer Meinung nach liegen könnte (.) dass die Ethikarbeit der Johannesstift Diakonie funktioniert#00:45:10-2#
> 452 Cf: #00:45:10-2# └ Funktioniert sie denn schon so gut#00:45:11-5#
> 453 Bf: #00:45:11-5# └ des wollt ich auch grad fragen#00:45:12-8#
> 454 #00:45:12-8# @(3)@#00:45:15-5#

Innerhalb der Gruppe wird die rhetorische Frage, ob die Ethikarbeit denn funktioniert, zunächst validierend infrage gestellt und im weiteren Verlauf zunächst als ein mühevolles Engagement charakterisiert:

> 466 Af: #00:46:06-3# └ Es ist halt ?mühevoll das is halt einfach#00:46:08-6#
> 467 Df: #00:46:08-6# └ Es ist sehr mühevoll ?ja ┘ #00:46:09-6#
> 468 Af: #00:46:09-6# └ Ganz ganz mühevoll und man muss es ganz kleinschrittig machen und deswegen muss es (.) muss die Obermütze einfach dafür Herzblut aufbringen#00:46:16-3#

Bezüglich der Ethikarbeit wird an diesem Beispiel zwischen einer einrichtungsbezogenen Ethikarbeit und derjenigen auf der Trägerebene unterschieden, wobei der Träger („die Obermütze") im weiteren Verlauf als positiver Orientierungsrahmen angeführt wird. So validiert die Gruppe an vielen Stellen, dass das Drei-Säulen-Modell als eine trägerbezogene Wertaussage gefasst wird, die sich motivierend auf die institutionsbezogene Ethikarbeit auswirkt und sogar als gemeinsamer Nenner in der Versorgungspraxis wirkt, wie folgende Sequenz der Passage „Positive Aspekte der Ethikarbeit in der Johannesstift Diakonie" zeigt:

> 490 Cf: #00:46:45-6# └ Das hattest du doch vorhin gesagt diesen Satz. ähm das ist der ?Motor von ne. ‚also#00:46:50-4#
> 491 Af: #00:46:50-4# └ mmhem (bestätigend) ┘ #00:46:49-6#
> 492 Bm: #00:46:49-6# └ Sollte so sein ┘ #00:46:52-6#
> 493 Cf: #00:46:52-6# └ Sollte der Motor sein; ‚und ich mein; ?auch sichtbar: ja in in zwei ‚vollen ?Stellen die einfach dafür geschaffen ich mein #00:46:59-7#
> 494 Bm: #00:46:59-7# └ mmhem (bestätigend) ┘ #00:46:56-8#
> 495 Cf: #00:46:56-8# └ Das macht man auch nich ma ?eben: wemmer sagt na ja; ‚na ja: sind läuft nebenbei aber der Theologische Leiter und die dazugehörige Referentin die einfach voll dadrin sind und ähm; ‚eben mit der Akademie zusammenarbeiten; ähm #00:47:11-7#
> 496 Df: #00:47:11-7# └ mmhem (bestätigend) ┘ #00:47:11-7#
> 497 Cf: #00:47:11-7# └ Im in dem ‚Sprecherkreis und in dem ?übergeordneten:: ne; ‚neben diesen ganzen Säulen dieser Ethikbeirat also des is ja nicht nur das was ‚wir machen sondern auch darüber hinaus; ‚wirklich für (.) Organisationsethik und so das is. (.) **das finde ich sehr sehr beachtlich** #00:47:25-8#
> 498 Bm: #00:47:25-8# └ mmhem (bestätigend) ┘ #00:47:25-7#
> 499 Af: #00:47:25-7# └ mmhem (bestätigend) ┘ #00:47:28-5#
> 500 Cf: #00:47:28-5# └Also das das macht uns doch auch also. ‚mir auch en en Gefühl von (.) da wird nicht nur en **bisschen Blabla gemacht sondern da steckt wirklich was hinter:: und das=ist wirklich**#00:47:38-9#
> 501 ?: #00:47:38-9# └ °(Kenn das)° ┘ #00:47:38-9#
> 502 Cf: #00:47:38-9# └ Es is- es is wirklich:: ähm ein wichtiger Teil: (.) **wenn nicht mit ein Stück Grundlage der:: des ?Umgehens miteinander und und unseres: (.) ähm ja unseres Seins also mit den Bewohnern mit den Patienten (.)** #00:47:55-6#
> 503 Bf: #00:47:55-6# └ mmhem (bestätigend) ┘ #00:47:55-6#

Die Passage endet in einer Validierung der Konklusion durch die Gruppe, sodass in der Passage eine parallele Diskursorganisation deutlich wird (vgl. Anhang 20: Reflektierende Interpretation „Positive Aspekte der Ethikarbeit in der Johannesstift Diakonie“). Interessant ist an der Passage zudem, dass die Ethikarbeit in den Einrichtungen als mühevoll beschrieben wird und die trägerbezogenen Angebote wiederum an Bedeutung gewinnen. Gerade durch das ethische Engagement in der Praxis scheinen die Haltungen des Trägers in Bezug auf ethische Anliegen und Fragen einer besonderen Bewertung zugeführt zu werden. Durch ethische Themen und Anliegen in einer zunehmend dilemmatischen Versorgungspraxis wird das Drei-Säulen-Modell als bedeutungsstiftender Orientierungsrahmen von Beteiligten der Ethikarbeit beschrieben, wie in einer weiteren Passage „Die Haltung der Johannesstift Diakonie“ folgendermaßen von der Gruppe auf den Punkt gebracht wird:

> 59 Bm: #00:11:41-4# └ Es sachte mal jemand in (.) die Formulierung die ?find ich ,sehr treffend (.) ähm Ethik ähm Arbeit soll der Motor der Unternehmenskultur sein (.)#00:11:51-0#
> 60 Bf: #00:11:51-0# └ ehem ┘ #00:11:51-1#
> 61 Bm: #00:11:51-1#└ ?Des find ich sehr wichtich:::(.) #00:11:53-3#
> 62 Cf: #00:11:53-3# └ (hmja) ┘ #00:11:53-4#
> 63 Bm: #00:11:53-4#└ ?Ehm ,weil sozusagen an der Konkretition (.) äh dann ,deutlich wird wa- was für ne ?Haltung hat das Unternehmen (.) ne#00:12:01-2#

6.12.2 Simulierte ethische Fallbesprechungen als Orientierungsrahmen von Beteiligten der Ethikarbeit

In der Gruppendiskussion „Minze“ wird in einer Passage ein Orientierungsrahmen in Bezug auf die Erfahrungen von Beteiligten in simulierten ethischen Fallbesprechungen aufgeworfen. In einer Passage diskutiert die Gruppe zunächst zum Thema „Angehörige in ethischen Fallbesprechungen“, wobei der Verlauf der Sequenz eine parallele Diskursorganisation abbildet. Dies meint, dass sich gemeinsame Erfahrungen dokumentieren und die Gruppe homologe Erfahrungen zu einem Thema fundiert. In der Reflektierenden Interpretation wird in diesem Zusammenhang zudem ein konjunktiver Erfahrungsraum deutlich. Die Gruppe nimmt selbstläufig aufeinander Bezug und es werden Bedeutungszusammenhänge validiert, die ohne einen gemeinsamen Erfahrungsraum nicht zugänglich wären. In der Passage wird zunächst der Einbezug von Angehörigen in ethische Fallbesprechungen als ein negativer Gegenhorizont markiert:

> Am:#00:24:32-9# └?Und ähm ;wie hoch ist ich=nenns mal ‚vorsichtig; ?das. die Angebotshaltung also (oderso) (.) ähm und ‚es; ?kam:: ähm ziemlich; ‚stark: ähm eben zu einem ‚Konfliktgespräch; zwischen ?Team; ‚speziell; äh zwischen (.) ähm dem Pflegendenteam. ?ja. ?Bei mir ist isst sie. ?Nur bei dir nich: ?Ne. ?Geb dir mal Mühe du hast sie doch abgeschrieben. ?so. ;solche äh das war auch inner Skriptbeschreibung drin äh der Vorwurf abgeschrieben und so. ;und meine Frage is eben; ‚wie weit kann ich also ich kann in sonem kontroversen ?Diskurs. ?ähm. (.) äh tatsächlich dann so=ne äh ethische: ähm ‚Entscheidung entstehen; weswegen und jetzt kommt der Punkt der so=n bisschen; ähm ( ) is ?dass ich mich in dem Moment gefragt hab; ‚ist das tatsächlich sinnvoll gewesen von Anfang an die Angehörigen dabei zu haben; das sag ich hier mal ganz offen; ja. #00:25:29-3#

In der Sequenz zeigt sich eine hohe interaktive Dichte, sodass neben metaphorischen Ausdrücken viele Betonungen, steigende Intonationen und Erfahrungsschilderungen ausgedrückt werden. Nachdem in der Gruppe zunächst das Thema „Angehörige in ethischen Fallbesprechungen" als eine Proposition eröffnet wird, zeigen die verschiedenen Elaborationen einen gemeinsamen kollektiven Orientierungsrahmen, der mit einer gemeinsamen Konklusion beendet wird. Interessant ist an der Passage zunächst, dass das Thema selbstläufig aufgeworfen wurde und die Themeninitiierung nicht auf eine Frage des Interviewers zurückgeht. Am nimmt auf eine simulierte ethische Fallbesprechung Bezug und eröffnet an diesem Beispiel eine Skepsis, ob das Ziel einer Konsensfindung in einer ethischen Fallbesprechung mit Angehörigen erreicht werden kann. Interessant ist im weiteren Verlauf, dass eine Proposition von Cf elaboriert wird und diese eine Erfahrung schildert, die auf eine Differenzierung verweist. Denn sie nimmt auf eine Erfahrung Bezug, in der sie eine Angehörige in einer simulierten ethischen Fallbesprechung spielte. Bereits mit der Erwähnung, dass eine Angehörige gespielt wurde, dokumentieren sich in der Gruppe Validierungen und bestätigende Ratifizierungen, welche den konjunktiven Erfahrungsraum verdichten, wie folgende Sequenz zeigt:

> 236 Cf: #00:25:29-3# Cf : └ Also ‚dazu kann ich was sagen das ham wir nämlich; (.) so ein Fall (.) mit ich glaub mit dem Herrn Schneider gehabt; ‚da haben wir eben ‚auch: (.) zwei Ärzte (.) zwei Pflegende ?ich war die Angehörige Tochter; #00:25:44-1#
> 237 Af: #00:25:44-1# └ @(.)@ ┘ #00:25:44-1#
> 238 Cf: #00:25:44-1# └ @(.)@ Kannst dich erinnern: #00:25:45-8#
> 239 Af: #00:25:45-8# └ ne ┘ #00:25:45-9#
> 240 Cf: #00:25:45-9# └ Und es ging um. #00:25:46-4#
> 241 Df: #00:25:46-4# └ @(.)@ ┘ #00:25:46-4#
> 242 Bf: #00:25:46-4# └ @(.)@ ┘ #00:25:48-7#
> 243 Df: #00:25:48-7# └ @(.)@ ┘ #00:25:48-7#

Cf beschreibt anschließend emotional, dass sie in einer simulierten ethischen Fallbesprechung die Rolle einer Tochter spielte und in diesem Zusammenhang den Willen der Mutter zu vertreten hatte. Ziel der ethischen Fallbesprechung war es, das Therapieziel festzulegen und die Maßnahme einer PEG-Sonde zu besprechen. Im Rahmen des Gesprächs beschreibt Cf, dass die „Ärzte“ über ihren Willen hinweg Entscheidungen treffen wollte, sodass ihre Vollmacht zunächst wirkungslos schien:

> 244 Cf: #00:25:48-7# └ Und es ging; ‚um (.) ‚Mutter verletzt () und is ins Koma gefallen und sollte: ne PEG kriegen; ‚so ?und, die; ‚die ‚Ärzte ham gesagt naja man kann die ja nicht sterben lassen. Wir können die ja nicht verhungern lassen muss ja sein; ‚und ?ich habe ‚gekämpft wie ein Tier als ‚Tochter weil ich den Willen meiner Mutter kannte: (.) ne dass sie. ‚also niemals vor sich hin; (.) vegetieren wollte; auch die Neurologin sagte ;also durch diesen ‚Schlaganfall den sie bekommen hatte; ‚der (.) also (.) die Ausfälle sind so: stark dass sie; ‚na ja vielleicht: kann sie in einem Jahr oder zwei Jahren wieder mit=em ?Löffel gefüttert werden; (.) ‚so und und (ich hab gesagt) (stockt) (.) das will ich nicht und vor allem will meine Mutter das nich; also das war eine sehr große Auseinandersetzung; und ‚die ‚behandelte Ärztin ?war in diesem tatsäch- in diesem Fall tatsächlich auch eine Ärztin die ‚war. (holt tief Luft) also die hat ‚Schnappatmung; bekommen: #00:26:44-3#

In der Passage wird nun ein Orientierungshorizont differenziert. Mit der fehlenden Selbstbestimmung als Tochter eröffnet Cf einen negativen Orientierungsrahmen und untermauert die Realisierungsmöglichkeiten „zu kämpfen wie ein Löwe“ metaphorisch. Im weiteren Verlauf dokumentiert sich übereinstimmend, dass eine entsprechende Praxis verwerflich ist, wie folgende exemplarische Aussage zeigt:

> 253 Bm: #00:27:43-8# └ das is ja ne Form von Körperverletzung ┘ #00:27:45-5#

Aufschlussreich ist an der Passage „Angehörige in ethischen Fallbesprechungen“, dass die Themeninitiierung elaboriert wird und ein Themenwechsel in Form einer Elaboration stattfindet. Die Passage endet mit einer Konklusion im Modus einer Validierung, sodass eine parallele Diskursorganisation stattfindet (siehe hierzu auch: Anhang 21: Reflektierende Interpretation „Angehörige in ethischen Fallbesprechungen“). Die Passage hebt sich als Fokussierungsmetapher besonders von anderen Passagen ab. Bemerkenswert ist der Diskurs auch deshalb, weil jene Erfahrungen in ethischen Fallbesprechungen in Fallübungen und Simulationen im Rahmen von Fort- und Weiterbildungen erworben wurden. Es sind demnach zunächst keine realen Erfahrungen, welche die Mitglieder der Gruppe erlebt haben. Es sind stellvertretende Erfahrungen, die Personen in simulierten ethischen Fallbesprechungen erlebten und sich nachträglich in einem Orientierungsrahmen dokumentieren. Demgemäß sind Simulationsübungen zu ethischen Fallbesprechungen und die damit einhergehenden Erfahrungen wirkungsvolle Instrumente in der Bildung zum Thema der Ethikarbeit in der Johannesstift Diakonie.

6.12.3 Orientierungsdilemma von Beteiligten der Ethikarbeit der Johannesstift Diakonie als Folge von divergierenden Auftragsklärungen in der Ethikarbeit

In der Gruppe „Minze“ wurde in einer Passage eine Rahmeninkongruenz erkennbar. Dies bedeutet, dass sich die Beteiligten nicht auf einen gemeinsamen Orientierungsrahmen einigen und ein Thema demgemäß zwar elaboriert, jedoch nicht übereinstimmend konkludiert wird. In der Passage „Veranlassungen für die Ethikarbeit“ dokumentierte sich in einer langen achtminütigen Passage zunächst das Thema von Angehörigen in ethischen Fallbesprechungen:

> 354 Am#00:37:47-2# └ Ich kann es sehr nachvollziehen dass diese Angehörige gesagt hat; ‚ohne mich entscheiden sie und über meinen Kopf überhaupt nichts; (.) ‚auf der anderen (Seite) muss ich sagen dass gibt es ja ethische Probleme wo zum Beispiel; äh Ärzte und Ärztin-

nen (.) ?selber sehr unterschiedlicher und kontrovers sind (.) ich habe dann noch am Tisch auch noch die Angehörigen die auch noch kontrovers sind; ‚aus ihrer Perspektive #00:38:10-2#

355 Df: #00:38:10-2# └ mmhem ┘ #00:38:10-2#

356 Am:#00:38:10-2# └ Ich hab immer im Mathematikunterricht gelernt dass=ziemlich schwierig ist; ‚gleichem mit zwei Unbekannten zu lösen (.) und ‚deswegen #00:38:16-8#

An dieser Stelle wird die Perspektive der verschiedenen Beteiligten als negativer Gegenhorizont eröffnet. Im Verlauf der Passage wird jedoch eine weitere Proposition eröffnet, in der die Relevanz einer medizinischen Indikation für eine ethische Fallbesprechung diskutiert wird:

383 Bm: #00:39:44-8# └ ?Da wird: natürlich dann lange drüber diskutiert, ‚ne. ähm aber in der ‚Regel äh is det wichtige das ne ?Indikation und ne klare: Meinung zur Indikation vorliegt #00:39:54-8#

Mit der medizinischen Indikation für eine ethische Fallbesprechung beginnt eine Inkongruenz in der Diskussion, sodass in der Gruppe unklar ist, ob eine medizinische Indikation vor einer ethischen Fallbesprechung geklärt sein muss oder diese nicht sogar Gegenstand einer ethischen Fallbesprechung sein kann. Innerhalb der Gruppe dokumentieren sich entlang dieses Themas verschiedene Elaborationen und Elaborationen in Form von Propositionen, wie folgender Ausschnitt zeigt:

386 Bf: #00:39:55-0# └ Und da glaub ich wird da wird mir nochmal deutlich was der Unterschied is dann zu uns=ren ethischen Fallbesprechungen; ‚da wird nach ner Indikation ?gesucht; da gibt es unterschiedliche #00:40:02-8#

387 ?: #00:40:02-8# └ mmh ┘ #00:40:02-8#

388 Bf: #00:40:02-8# └ Ähm Richtungen oder ‚Einschätzungen vom Pflegepersonal von der Intensivmedizin den ‚Chirurgen und das Angenehme is das daran ja; ‚an=hand dieses dieses Protokolls ‚gesucht wird ‚was ‚ist die Indikation was be- Information was für Möglichkeiten ‚gibt es; (und) mit dieser Lösung kann man dann. ‚also nich ?Lösung mit diesem Vorschlag#00:40:21-5#

389 Af: #00:40:21-5# └ °vorschlag ° ┘ #00:40:21-7#

390 Bf: #00:40:21-5# └ Des is ja häufig auch erstmal en Vorschlag kann man dann ins Gespräch mit den Angehörigen gehen; ,aber die Indikations?suche#00:40:27-8#
391 Df: #00:40:27-8# └ mmhem (bestätigend) ┘ #00:40:27-8#
392 Bf: #00:40:27-8# └ Is hab ich (äh) so würd ich=s jetzt ,beschreiben wü:rde oder was unsere ,Fallbesprechungen einschätzen würde sind die ethischen Fallbesprechungen #00:40:34-5#
393 Bm: #00:40:34-5# └ Aber; ,also des das verstehe ich ja dann überhaupt nich; (.) die die Indikation müssen doch die Ärzte (.) festlegen ┘ #00:40:42-5#
394 Bf: #00:40:42-5# └ Ne: weil es gibt ja tatsächlich hochkomplexe es gibt ,bestimmte Problem- also wenn man sagt Therapiebegrenzung ja oder ?nein; bei nem Krebspatienten der im Palliativ,bereich is das kann man relativ deutlich sagen und auch ?gemeinsam mit den Angehörigen besprechen aber es gibt ja; ,grade auf den Intensivstationen; ,ne Einschätzung wo der Chirurg sagt (.) was du grade eben selber gesacht hast; ,denn kann man noch ,operieren; ,dann isser ne Weile: äh im künstlichen ,Koma und dann erholt=er sich wieder und andere sagen aber so können wir den doch gar nicht geh- äh ,quälen#00:41:10-1#

Die Gruppe ist sich demnach uneins darüber, was eine gültige Indikation für eine Ethikberatung ist, sodass sich ein Orientierungsdilemma in der Passage dokumentiert.

Unklare oder verschiedene Auftragsklärungen in der Ethikarbeit führen demnach zu einem Orientierungsdilemma von Beteiligten der Ethikarbeit der Johannesstift Diakonie. Es scheint angesichts dessen besonders wichtig, die Aufgaben, Funktionen und Grenzen einer Ethikarbeit festzulegen. In der Gruppe „Minze" dokumentieren sich an weiteren Stellen Passagen, in denen sich die Beteiligten gegenseitig ihre institutionalisierten ethischen Arbeitsformen erläutern. Vor dem Hintergrund der vielfältigen unternehmensbezogenen ethischen Arbeitsformen dokumentieren sich zudem die verschiedenen Facetten, die im Kontext der Ethikarbeit relevant sein können. Während in der Passage beispielsweise die Indikation für eine ethische Fallbesprechung bearbeitet wird, stellen sich die Mitglieder der Gruppe in einer weiteren Passage die Frage, ob Ethikarbeit auch die Organisationsethik umfassen sollte (Passage: Grenzen der Ethikarbeit in der Johannesstift Diakonie). In diesem Zusammenhang macht Af auf die Vielfalt der ethischen Arbeit aufmerksam:

> 456 Af: #00:45:21-7# └ Ich glaub wir sind da noch ziemlich am ‚Anfang mit und jeder: jeder: der wirklich sich dafür einsetzt und ähm als Ethikberater oder auch der noch in der Ausbildung is und dem des ne Herzensangelegenheit is der der ‚trägt das grad glaub ich so=n bisschen ‚anders in seinen Bereich; (.) ‚ja des is noch gar nich so einheitlich#00:45:40-0#

6.12.4 Messorientierte Wirkungsverständnisse als Orientierungsrahmen für gelingende Ethikarbeit von Beteiligten

In den Gruppen „Minze“ und „Hibiskus“ zeigte sich übereinstimmend, dass sich die Gruppen an einem messorientierten Wirkungsbegriff orientieren und es ihnen schwerfällt, ein Gelingen von Ethikarbeit zu explizieren. Die Frage, inwiefern die Ethikarbeit funktioniert, wird teilweise zurückgewiesen (siehe oben), jedoch an weiteren Stellen betont, dass die Ethikarbeit sehr wohl funktioniert (siehe unten). Diese Widersprüche zeigen, dass eine implizite Orientierung an einem standardisierten Verständnis vorzuliegen scheint, wie folgender Ausschnitt verdeutlicht:

> 616 Bf: #00:56:38-4# └ Wirklich deswegen würd ich nich sagen Ethikarbeit funktioniert gut oder so sondern weil; ‚des ja schon manchmal dann wie son Pflaster #00:56:44-5#
> 617 Cf: #00:56:44-5# └ mmh (bestätigend) ┘ #00:56:44-6#
> 618 Bf: #00:56:44-6# └ ?Es gibt den Mut und die Entscheidung auch mal die Dinge öffentlich darzustellen und sich mal was zu ‚trauen und aus jedem aus jeder Fallbesprechung wird was Neues gelernt aber ähm manche Dinge ließen sich auch auf struktureller Ebene: ebend durch ne#00:57:00-2#

Es scheint für die Gruppe schwierig zu sein zu explizieren, ob die Ethikarbeit denn gut funktioniert, sodass mit einem positiven Orientierungsrahmen eine indirekte Wirkung metaphorisch entfaltet wird: „Manchmal dann wie son Pflaster“. In einer weiteren Sequenz zeigt sich wiederum die Vielfalt des Begriffs, sodass ein negativer Gegenhorizont eröffnet wird:

> 593 Am: #00:54:48-7# └ ‚Aber ich kann auch ähnlich nicht sagen: ‚also kann die Frage so: äh: nicht beantworten sondern würde ‚ge-

> nau auch die äh Gegenfrage stellen. äh ,funktioniert sie denn gut (.) ähm auch die kann ich eigentlich nich beantworten weil mir auch die ,Vergleichsmöglichkeiten fehlen also ich denke sie wird auch in den Häusern unterschiedlich #00:55:09-4#
> 594 ?: #00:55:09-4# └ mmh ┘ #00:55:09-4#
> 595 Am: #00:55:09-4# └ Gut funktionieren; ,ähm dann wird es eine; ,unterschiedlich lange Tradition geben: ja: also ich könnte jetzt zum Beispiel en bisschen gemein sagen ,also bei uns funktioniert sie sehr gut; ,ja. #00:55:21-3#
> 596 ?: #00:55:21-3# └ mmh ┘ #00:55:21-3#
> 597 Am: #00:55:21-3# └ Wir haben kein Ethikkomitee; ,ich habe uns=-ren Oberarzt. ,den ich sehr schätze. ,öfter schon darauf angesprochen ?sachter. ,wir regeln des doch auch so ganz gut @sacht=er; ,ja ,also@ #00:55:31-2#

In dieser Passage zeigt sich zudem, dass es den Gruppen schwerfällt, ein Gelingen zu benennen, weil Vergleichsmöglichkeiten fehlen. Vor dem Hintergrund der vielfältigen und widersprüchlichen Aussagen scheint es sinnvoll, im Rahmen der Ethikarbeit der Johannesstift Diakonie eine Klärung darüber vorzunehmen, was unter einem Gelingen von Ethikarbeit verstanden werden soll, um hiervon ausgehend die Ethikarbeit fassbarer zu machen und eine Orientierung zu ermöglichen. Die folgende Passage bringt das implizite Wirkungsverständnis auf den Punkt:

> 1177 Interviewer: #01:40:29-8# Ich würde einen Impuls aus der Gruppe nochma en bisschen schärfer aufgreifen wollen äh ich hatte es vielleicht en bisschen zu allgemein formuliert ich formulier es en bisschen schärfer; ?wie kann man die Ethikarbeit besser machen in Zukunft #01:40:48-6#
> 1178 #01:40:48-6# (5) #01:40:48-6#
> 1179 Af: #01:40:48-6# └ mh #01:40:53-7#
> 1180 #01:40:53-7# (5) #01:40:54-3#
> 1181 Bm: #01:40:54-3# └ wat lachsten #01:40:55-3#
> 1182 Af: #01:40:55-3# └°@(.)@° ┘ #01:40:53-0#
> 1183 Bm: #01:40:53-0# └ Wie sind doch gut ja #01:40:57-9#
> 1184 Cf: #01:40:57-9# └ @wir sind gut@ #01:40:59-0#
> 1185 Bm: #01:40:59-0# └ @(2)@ ┘ #01:41:01-4#

6.13 Reflexion des responsiven Evaluationsprozesses von Ethikarbeit in der Johannesstift Diakonie

In der responsiven Evaluation von Ethikarbeit in der Johannesstift Diakonie sind verschiedene Aspekte in einer nachträglichen Reflexion hervorzuheben. Zunächst ist es gelungen, in einem mehrjährigen Prozess Personen einzubeziehen, Aktionen zu initiieren und Reaktionen zu verarbeiten. Die responsive Evaluation wurde bewusst als Evaluationsdesign gewählt, da sie spezifische Gegebenheiten der Ethikberatung methodisch berücksichtigt (vgl. Kapitel 4.4). Auffällig ist, dass im responsiven Evaluationsprozess keine Pflegenden angesprochen werden konnten. Wie ist die Berufsgruppe in die Ethikarbeit der Johannesstift Diakonie eingebunden? In diesem Zusammenhang ist es interessant, danach zu fragen, ob Pflegende folglich spezifischer hätten angesprochen werden müssen. Oder war die Coronapandemie mit ihren Folgen für das Gesundheitswesen ein relevanter Einflussfaktor? Pflegende waren durch die Pandemie besonders langanhaltend und arbeitsintensiv belastet, sodass ein Engagement im responsiven Evaluationsprozess möglicherweise als zusätzliche Belastung wahrgenommen wurde.

Eine responsive Evaluation ist offen und vorab wenig strukturiert. Für mich persönlich war die Offenheit der Evaluation insofern herausfordernd, als eben jener Zugang in der Versorgungspraxis begründet werden musste: Ich musste meine Einladungen für eine Beteiligung am Evaluationsprozess an vielen Stellen erklären. In diesem Zusammenhang führte ich zum Beispiel Gespräche darüber, dass eine responsive Evaluation der Ethikarbeit der JSD nicht eine Bewertung des individuellen Engagements beabsichtigt, sondern vielmehr die Perspektiven und das Erfahrungswissen von Personen der Praxis untersucht. Ich musste folglich an mehreren Stellen das responsive Evaluationsverständnis darlegen, weil Personen besorgt waren, dass ich ihr Engagement kritisch bewerten würde. Informationen und Aufgabenfelder in der Ethikberatung scheinen von den engagierten Personen als eine vertrauensvolle Praxis gesehen zu werden, sodass Gespräche über die Ethikarbeit ein gegenseitiges Vertrauen voraussetzen. Es war daher ein Vorteil, dass ich mich in ethischen Gremien vorstellen konnte und das Referat Ethik des Trägers objektiv agierte: Es wurde sich kritisch mit der Ethikarbeit in der Johannesstift Diakonie auseinandergesetzt und danach gefragt, was in Zukunft verändert werden sollte oder was etwa gut funktioniert.

Die responsive Evaluation versucht die Praxis eines Evaluationsgegenstandes möglichst detailliert zu erfassen. Ethikberatung ist jedoch durch eine grundlegend komplexe Praxis geprägt (vgl. Kapitel 1) – was auch auf die systematisierte Ethikarbeit der Johannesstift Diakonie zutrifft. Der vorliegende Evaluationsprozess fokussiert weniger die Innenperspektive der Ethikarbeit in den Mitgliedseinrichtungen. Vielmehr wurde die Perspektive derjenigen untersucht, die sich bereits im Feld der Ethikarbeit engagieren. Hiermit wurde in der responsiven Evaluation ein Schwerpunkt gesetzt, sodass in zukünftigen Untersuchungen das Erfahrungswissen der Zielgruppen (z. B. Berufsgruppen, Zu- und Angehörige) in den Blick genommen werden sollte, um die Praxis weiter zu beforschen.

Weiterhin haben die methodischen Zugänge der qualitativen Sozialforschung teilweise für Irritationen gesorgt: So waren Teilnehmende aus einer Gruppendiskussion durch meine offenen Fragen verunsichert. Für sie war es ungewöhnlich, dass gerade die offen formulierten Fragen eine empirische Analyse ermöglichen. In diesem Zusammenhang fragte ich mich, ob eine größere Anzahl oder verschiedene Angebote von niedrigschwelligen Gesprächsangeboten für Personen der Ethikarbeit im Rahmen der responsiven Evaluation sinnvoll gewesen wären, um vertrauensbildende Maßnahmen und eine stärkere Öffentlichkeit über die Art und Weise der Methoden zu forcieren. Die dokumentarische Methode nach Bohnsack (2021) sieht zudem eine zeitintensive Auswertung von Ergebnissen vor. Hierfür werden entsprechende Ressourcen benötigt, um Ergebnisse im Prozess fortlaufend mit den Beteiligten besprechen zu können. Die Transkription der Gruppendiskussion ist hierbei besonders zeitintensiv, sodass eine zügige Rückkopplung von Auswertungsergebnissen schwierig zu realisieren ist.

Für den responsiven Evaluationsprozess ist es notwendig, dass bestimmte Verantwortungsbereiche geklärt sind, um in der Praxis Aktionen und Reaktionen zu initiieren. Angesichts dessen sind zeitliche Ressourcen auch in der Praxis notwendig, um am Prozess partizipieren zu können. Es war deshalb gewinnbringend, dass mit dem Referat Ethik ein unterstützendes Gremium existierte, das Zugänge in die Versorgungspraxis herstellte. Die responsive Evaluation ist ein personenzentriertes Verfahren, in dem verschiedene Personen an einem Prozess partizipieren. Doch gleichzeitig obliegt der Moderations- und Steuerungsprozess bei einer verantwortlichen Person. Für zukünftige derartige

Vorhaben könnten Teams und Gruppen eine interessante Ergänzung für eine Umsetzung sein, um in der Praxis verstärkt präsent sein zu können und um Reflexionsprozesse gemeinsam zu gestalten.

7 Diskussion der Ergebnisse

Die aus der qualitativen zusammenfassenden Inhaltsanalyse gewonnenen Ergebnisse sind induktiv aus dem expliziten Wissen der Beteiligten der Ethikarbeit der Johannesstift Diakonie herausgearbeitet. Die impliziten Orientierungsrahmen von Beteiligten der Ethikarbeit sind in den Gruppendiskussionen in Anlehnung an die dokumentarische Methode ausgewertet worden. Die Ergebnisse der teilnehmenden Beobachtungen beziehen sich auf spezifische Kontexte in der Ethikarbeit der Johannesstift Diakonie. Ergebnisse aus den responsiven Feedbackgesprächen beziehen sich im Besonderen auf den Evaluationsprozess. Vor diesem Hintergrund zeigen die Ergebnisse der vorliegenden Arbeit, dass zum einen neue Erkenntnisse gewonnen und zum anderen bestehende Studienergebnisse empirisch fundiert werden können. Inwiefern tragen die Ergebnisse der vorliegenden Arbeit jedoch zum Diskurs von gelingender Ethikarbeit im Gesundheitswesen bei?

Gelingende Ethikarbeit als komplexe Intervention im Gesundheitswesen

Die Ergebnisse der Arbeit zeigen, dass Ethikberatung ein multidimensionaler und voraussetzungsbezogener Gegenstand ist, sodass vielfältige Erfolgskriterien identifiziert werden konnten:

> **„K'1: Gelingende Ethikarbeit als multidimensionaler voraussetzungsbezogener Gegenstand im Gesundheitswesen auf Mikro-, Meso- und Makroebene"**

Es existieren demnach verschiedene Möglichkeiten, den Erfolg und das Gelingen von Ethikarbeit, auch über die Johannesstift Diakonie hinaus, zu beeinflussen. An mehreren Stellen decken sich die Ergebnisse dieser Arbeit mit den Ergebnissen früherer Studien. Schick und Guo schlussfolgern aus ihren Studienergebnissen, dass insbesondere die Wahrscheinlichkeiten für das Beeinflussen von Erfolgsfaktoren der Ethikarbeit erhöht werden können:

> „The identification of important characteristics related to the success will assist in improving the effectiveness and efficiency of committee functions and enhancing the odds of success in the future." (Schick/Guo, 2003, S. 295)

Dies hat auch für die vorliegende Arbeit eine bedeutsame Relevanz, denn ein Gelingen von Ethikarbeit ist weniger durch kausale und lineare Zusammenhänge beeinflusst, sondern vielmehr durch dynamische Zusammenhänge in verschiedenen Kontexten. Demnach können vielfältige „Stellschrauben" verändert werden, welche die Erfolgswahrscheinlichkeiten für ein Gelingen von Ethikarbeit positiv beeinflussen. Dies hat außerdem zur Folge, dass die institutionalisierte Ethikberatung eine fortlaufende Betrachtung, Reflexion und Weiterentwicklung voraussetzt, da verschiedene Zusammenhänge das Feld der Ethikarbeit beständig beeinflussen. Hierzu zählen beispielsweise institutionsspezifische Faktoren oder auch gesellschaftliche Einflüsse (exemplarisch: der Diskurs zum assistierten Suizid in Deutschland: Irmen, 2022; exemplarisch: zunehmende plurale Wertvorstellungen in der Gesellschaft: Ilkilic, 2014).

Die Reflexion und Bearbeitung von Hinderungseinflüssen als Voraussetzung für eine gelingende Ethikarbeit im Gesundheitswesen

Für die Umsetzung einer gelingenden Ethikarbeit im Gesundheitswesen ist es zudem notwendig, mögliche Hinderungsgründe und Herausforderungen in den Blick zu nehmen. Hierbei zeigen die Ergebnisse in der Untersuchung des Drei-Säulen-Modells von Ethikarbeit, dass diese auf verschiedenen Ebenen existieren, wie folgende Kategorie zeigt:

> **„K'3: Herausforderungen und Hinderungsgründe auf der Mikro-, Meso- und Makroebene als prospektive Weiterentwicklungspotenziale in der Ethikarbeit der Johannesstift Diakonie"**

Ethikarbeit im Gesundheitswesen ist als komplexe Intervention zu verstehen, da verschiedene Ebenen gleichermaßen relevant sind. So sind nicht nur einzelne Personen und ihr Wirken relevant, sondern auch die Strukturen innerhalb derer Ethikarbeit situiert ist. Beispielsweise können einzelne Personen ein Gelingen von Ethikarbeit negativ beeinflussen, wie eine Aussage in den Interviews verdeutlicht:

> „Auch die Auswahl der Personen, die Ethikarbeit leisten, ist wichtig. Dominant wirkende Personen verhindern häufig die Integration von neuen Mitgliedern." (#3: D11)

Vor diesem Hintergrund sind strukturelle und personenbezogene Veränderungen ein Hinderungsgrund für ein Gelingen von Ethikarbeit im Gesundheitswesen:

> **„K'3.3: Strukturelle und personelle Veränderungsprozesse als Hinderungsgründe für ein Gelingen von Ethikarbeit in der Johannesstift Diakonie"**

Personelle Veränderungen meint beispielsweise das Ausscheiden von Personen, die sich in der Ethikarbeit engagieren und damit die Gruppendynamik einer Struktur wie das Ethikkomitee beeinflussen können. Auch strukturelle Veränderungen können hinderlich sein, zum Beispiel wenn jene Strukturen neue Ordnungen erfahren, die einzelne Personen überfordern. Jedoch beeinflussen nicht nur Personen und Strukturen ein Gelingen, sondern auch die Rahmenbedingungen im Gesundheitswesen, wobei das zeitliche Engagement der beteiligten Personen als begrenzte Ressource empirisch relevant ist:

> **„K'3.4: Die Ethikarbeit als zeitlich bindendes Engagement in der Praxis von Sozial- und Gesundheitseinrichtungen in der Johannesstift Diakonie"**

Zwar wird die Ethikarbeit im Kontext der Johannesstift Diakonie im Rahmen der Dienstzeit erbracht. Jedoch stehen engagierte Personen in der Ethikarbeit möglicherweise dann vor einem Handlungsdilemma, wenn die zeitlich begrenzten Ressourcen zwischen beruflichem Auftrag und der Ethikarbeit konfligieren. Ein Engagement in der Ethikarbeit setzt demnach voraus, dass entsprechende Rahmenbedingungen vorhanden sind.

Die Reflexion von Macht in der Ethikarbeit als Voraussetzung für ein Gelingen von Ethikarbeit im Gesundheitswesen

Personen und Strukturen haben eine gleichermaßen wichtige Bedeutung, um ein Gelingen von Ethikarbeit zu forcieren. Ethische Strukturen, wie beispielsweise das Ethikkomitee, werden durch verschiedene Faktoren beeinflusst, die es fortlaufend zu pflegen gilt. Die empirischen Ergebnisse dieser Arbeit fundieren bestehende Ergebnisse (vgl. Kohlen, 2009), dass eine Reflexion von „Macht" notwendig ist, um Ethikarbeit gelingend zu verwirklichen:

> **K'3.1 Normative Machteinflüsse und Ungleichbehandlungen als Hinderungsgründe einer institutionalisierten Ethikarbeit"**

Auf jenes Phänomen macht bereits eine Studie von Schick und Moore (1998, siehe: Kapitel 2) aufmerksam:

> „The participants noted the importance of equality of influence and power within the committee process. No one committee member can

dominate. There is truly a need for team process on HECs." (Schick/Moore, 1998, S. 79)

Angesichts dessen ist gerade für den hierarchiegeprägten Krankenhauskontext eine Thematisierung von Macht- und Ausgrenzungsfaktoren in Ethikkomitees notwendig, wie auch die Studie von Kohlen (2009) nahelegt. Anhand der vorliegenden Ergebnisse zeigt sich, dass eine positive Annahme nicht ausreichen kann, sondern eine Reflexion der empirisch dargelegten Wahrscheinlichkeiten von Ungleichheiten erfolgen muss, um ein Gelingen von Ethikarbeit anzuregen.

Partizipation als theoretischer Bezugsrahmen für einen fortlaufenden Prozess zum Gelingen von Ethikarbeit im Gesundheitswesen

In diesem Zuge betonen Befragte in dieser Untersuchung, dass partizipative Strukturen in Ethikkomitees den negativen Einflüssen von Macht entgegenwirken können, wie folgendes Ergebnis abstrahiert:

> **„K'1.6: Interdisziplinarität, Strukturen und ein partizipatives Grundverständnis als Voraussetzungen und Einflussfaktoren für eine gelingende Ethikarbeit im Kontext von Organisationen"**

Dies scheint auch gerade deshalb notwendig, weil die Berufsgruppe der Pflegenden in Ethikkomitees partiell unterrepräsentiert ist, wie bereits die Studie von Scheirton im Jahr 1993 belegt und Kohlen 2009 spezifisch herausgearbeitet hat. Empirische Erkenntnisse zeigen darüber hinaus, dass Diskurse in Fallberatungen häufig durch das Thematisieren von Verfahrensfragen geprägt sind (vgl. Inthorn, 2008) und nicht alle Berufsgruppen gleichermaßen partizipieren und ihre Themen einbringen (vgl. Kohlen, 2009; Kohlen, 2010). Jene Studienergebnisse sind ein Hinweis darauf, dass die Ethikberatung durch verschiedene Herausforderungen in der Interdisziplinarität fortlaufend beeinflusst wird. Das identifizierte Weiterentwicklungsthema von Pflegenden in der Ethikarbeit der Johannesstift Diakonie ist ein weiteres Ergebnis im responsiven Evaluationsprozess, das darauf aufmerksam macht, dass die Thematik weiterhin aktuell zu sein scheint:

> **„K'3.2: Das qualitative und aktive Engagement von Pflegenden in der Ethikarbeit als Weiterentwicklungsthema der Johannesstift Diakonie"**

In diesem Zusammengang gibt es Hinweise, dass einrichtungsbezogene Unterschiede in der Johannesstift Diakonie vorliegen, sodass in manchen Institutionen der Johannesstift Diakonie Pflegende aktiv in die Ethikarbeit eingebunden sind, während in anderen Einrichtungen ein Engagement vermisst wird. Im responsiven Evaluationsprozess partizipierten jedoch keine Pflegenden in den methodischen Datenerhebungen (Ausnahme: Responsive Feedbackgespräche im Sprecherkreis Ethik, Teilnehmende Beobachtungen), sodass angenommen werden kann, dass eine Beteiligung von Pflegenden in der Ethikarbeit der Johannesstift Diakonie weiterhin aktuell und relevant ist. Interessant ist zudem ein Ergebnis aus der Gruppendiskussion „Minze“, in der die Gruppe eine Erfahrung fundiert, dass Pflegende ethische Themen aus einer „eigenen“ Perspektive thematisieren:

> **„Pflegende kommunizieren ethische Themen mit Personen aus dem ärztlichen Bereich seltener und teilweise konfliktbehaftet“**

Es erscheint demnach interessant, in weiteren Untersuchungen und Forschungsarbeiten folgenden Fragen im Kontext der Ethikberatung nachzugehen: Benötigen Pflegende möglicherweise eine spezifische Form der ethischen Beratung? Wie thematisieren Pflegende ethische Anliegen in der klinischen Praxis? Die Weiterentwicklung der institutionalisierten Ethikarbeit ist eine Voraussetzung für das Gelingen von Ethikberatung. Formen der Partizipation (vgl. Schuchter, 2021; Kohlen, 2019, siehe auch: Kapitel 6.1.3.1) können Reflexionsprozesse anregen und die Weiterentwicklung unterstützen, um den Zielen von Ethikberatung näherzukommen und ein Gelingen von Ethikarbeit zu begünstigen. Dies zeigen auch die Ergebnisse der teilnehmenden Beobachtungen, als im Rahmen einer Fusionierung das Drei-Säulen-Modell von Ethikarbeit weiterentwickelt wurde und die Mitarbeitenden im Prozess partizipierten:

> **„Beobachtung 3: Partizipationsformen in der Konzeptualisierung und Weiterentwicklung von Ethikarbeit in der Johannesstift Diakonie“**

In diesem Zusammenhang sind im Besonderen die Ziel- und Auftragsklärungen von Ethikarbeit in einer Institution relevant, die sowohl theoretisch beschrieben werden (vgl. Woellert, 2022) und sich auch in den empirischen Ergebnissen dieser Arbeit spiegeln.

Ziel und Auftragsklärungen für das Gelingen von Ethikarbeit im Gesundheitswesen

Schick und Moore (1998) stellen fest, dass eine Auftragsklärung eines Ethikkomitees notwendig ist, um die Arbeit gelingend zu verwirklichen:

> „A committee should have clarity of purpose, a vision of what the committee should become, and what its ideal functioning should be.“ (Schick/Moore, 1998, S. 79)

Heinemann (2010) verweist in einem Erfahrungsbericht darauf, dass die präzise Beschreibung von Ethikangeboten, die Auftragsklärung und das Bestimmen von verbindlichen Prozessen wichtige Voraussetzungen sind, um Ethikberatung in einer Organisation gelingend zu entwickeln (vgl. Heinemann, 2010, S. 238 ff.). Die bestehenden Erkenntnisse (vgl. Guo/Schick, 1998) und Erfahrungen (vgl. Heinemann, 2010) können mit der vorliegenden Arbeit empirisch untermauert werden. Ein Ergebnis der qualitativen Analyse zeigt, dass eine Auftrags- und Zielklärung der Ethikarbeit in einer Einrichtung notwendig ist, um diese erfolgreich verwirklichen zu können:

> **„K'1.2: Ziel- und Auftragsklärungen als Voraussetzungen einer gelingenden Ethikarbeit in Unternehmen im Kontext eines langfristigen Etablierungs- und Profilvermittlungsprozesses“**

Angesichts dessen stellt sich die Auftragsklärung einer institutionalisierten Ethikarbeit als besonders bedeutsamer Faktor heraus. Dies mag auch am Gegenstand der Ethikberatung selbst liegen. Denn dieser ist rechtlich nicht geschützt, sodass verschiedene Definitionen existieren (siehe hierzu: Vollmann, 2008; Fahr, 2008; Riedel, 2015; Bleyer, 2019; Dinges/Simon, 2010; Kettner, 2008) und folglich die Aufgabenfelder institutionsspezifisch variieren (vgl. Kapitel 3). Die Auswertung der Gruppendiskussionen in Anlehnung an die dokumentarische Methode offenbart, dass unterschiedliche Auftragsklärungen im Rahmen der Ethikarbeit zu einem Orientierungsdilemma führen:

> **„Orientierungsdilemma von Beteiligten der Ethikarbeit der Johannesstift Diakonie als Folge von divergierenden Auftragsklärungen in der Ethikarbeit“**

Ebendieses Ergebnis ist hervorzuheben, da den Personen des Erfahrungsraums (die Ethikarbeit) dieser Orientierungsrahmen nicht bewusst zugänglich ist. Sie wissen also nicht explizit, dass ein Orientierungsdilemma vorliegt, wodurch damit einhergehende Folgen für die Ethikarbeit relevant werden können: Sind die Personen möglicherweise unzufrieden? Es scheint demnach besonders ratsam, ein spezifisches Verständnis über die Ethikarbeit in einer Institution zu beschreiben, um eine Auftrags- und Verständnisklärung vorzunehmen. Das explizierte Erfahrungswissen zeigt, dass sich die verschiedenen Bedeutungsebenen auch bei den Personen der Ethikarbeit manifestieren (was verstehen diese unter der Ethikarbeit?). Vor diesem Hintergrund scheint eine institutionsbezogene Orientierung sinnvoll, um Bemühungen gelingend verwirklichen zu können. Darüber hinaus zeigt ein Ergebnis der rekonstruktiven Analyse in der vorliegenden Arbeit, dass sich die beteiligten Personen häufig an einem messorientierten Verständnis für ein Gelingen von Ethikarbeit orientierten, wie folgender Orientierungsrahmen zeigt:

„Messorientierte Wirkungsverständnisse als Orientierungsrahmen für gelingende Ethikarbeit von Beteiligten"

Ist Ethikarbeit dann gelingend umgesetzt, wenn eine bestimmte Anzahl von ethischen Fallbesprechungen moderiert wird? Oder kann Ethikarbeit auch dann gelingend verwirklicht werden, wenn regelmäßige Fort- und Weiterbildungen durch das Ethikkomitee organisiert werden? Was soll den Erfolg von Ethikarbeit bemessen? Im Rahmen der Auftrags- und Zielvereinbarungen scheint es deshalb besonders ratsam, institutionsspezifische Erfolgsfaktoren und Kriterien zu benennen. In diesem Zusammenhang ist die Konzeptualisierung von Ethikarbeit eine mögliche Strategie, um ein Gelingen ebendieser zu begünstigen. Die Ergebnisse dieser Arbeit zeigen, dass das Drei-Säulen-Modell der Johannesstift Diakonie einen Einfluss auf das Gelingen von Ethikarbeit ausübt.

Die Konzeptualisierung von Ethikarbeit als Strategie für ein Gelingen von Ethikarbeit im Gesundheitswesen

Das Sozial- und Gesundheitswesen in Deutschland ist durch einen Wettbewerb zwischen den verschiedenen Trägern gekennzeichnet. Konfessionelle Träger wirtschaften freigemeinnützig, sodass jeder erwirtschaftete Betrag wieder in das eigene Unternehmen reinvestiert wird (vgl. Klother/Graßme, 2016, S. 199 ff.). Einrichtungen im Gesundheitswesen sind deshalb einem wirtschaftlichen Druck ausgesetzt. Eine Strategie der Träger ist es, Krankenhäuser und Gesundheitseinrichtungen über eine Verbundstruktur zu organisieren (z. B. die Agaplesion AG, die Johannesstift Diakonie, die Niels-Stensen-Kliniken und

Weitere) und zu bündeln. Gerade der Zusammenschluss von verschiedenen Einrichtungen offenbart, dass sich Krankenhäuser zunehmend in organisatorischen Netzwerken auf dem Markt positionieren und jene Entwicklungen Folgen für die Ethikberatung haben können.

Denn wenn mehrere Einrichtungen kooperieren und sich zusammenschließen, stellen sich möglicherweise neue Fragen einer zukünftigen Moralität eines Verbundkonzerns (vgl. Rabe, 2016). Vor diesem Hintergrund zeigen die Ergebnisse der vorliegenden responsiven Evaluation, dass ein einrichtungsübergreifendes Modell für die Ethikberatung auf jene Entwicklungen reagieren kann und das Gelingen von Ethikarbeit beeinflusst, wie folgende Kategorie ausdrückt:

> **„K'2: Das Drei-Säulen-Modell von Ethikarbeit als multidimensionaler Bedeutungsfaktor für die Ethikarbeit der Johannesstift Diakonie"**

Zum einen werden ethische Überzeugungen und Vorstellungen mithilfe des Modells in die Einrichtungen getragen und ermöglichen damit eine Orientierungshilfe für Beteiligte der Ethikarbeit und der Mitarbeitenden im Sinne einer übergreifenden Auftragsklärung. Zum anderen ermöglicht ein übergreifendes Konzept von Ethikarbeit, dass Einrichtungen im Sinne eines Netzwerks Themen gemeinschaftlich bearbeiten und dabei Synergieeffekte erzielt werden können. In diesem Zusammenhang kann die gemeinsame Zusammenarbeit zwar auch ein möglicher hemmender Faktor sein (K'3.6: Netzwerke im Drei-Säulen-Modell als Hinderungsgrund für das Gelingen von Ethikarbeit in der Johannesstift Diakonie), wenn Einrichtungen unterschiedliche Entwicklungen durchlaufen und der gegenseitige Austausch entsprechende Prozesse verhindert. Jedoch werden Reflexionsräume durch das Drei-Säulen-Modell von Ethikarbeit als gelingende Voraussetzung identifiziert, wie ein Ergebnis dieser Arbeit zeigt:

> **„K'2.3: Professionelle Feedback- und Reflexionsräume im Drei-Säulen-Modell als Voraussetzung für ein Gelingen von Ethikarbeit in der Johannesstift Diakonie"**

Damit werden zudem inhaltliche Anforderungen an eine moderierte Netzwerkarbeit notwendig. Übergreifend zeigt sich in der vorliegenden responsiven Evaluation, dass das Drei-Säulen-Modell von den Beteiligten als ordnungsstiftender und wertschätzender Rahmen erfahren wird. Dies drückt sich im Besonderen in einem Ergebnis dieser Arbeit aus, das sich in den Gruppendiskussionen als implizites Erfahrungswissen in einem Orientierungsrahmen manifestiert:

> **„Das Drei-Säulen-Modell von Ethikarbeit als bedeutungsstiftender Orientierungsrahmen für Beteiligte der Johannesstift Diakonie"**

Damit zeigt die vorliegende Arbeit, dass die Konzeptualisierung von Ethikarbeit im Gesundheitswesen die beteiligten Personen dieser Praxis explizit und implizit beeinflusst, wodurch die Bedeutung eines Modells für das Gelingen von Ethikarbeit ein weiteres Ergebnis der vorliegenden Arbeit ist. In den Gruppendiskussionen explizieren die Beteiligten an vielen Stellen, dass das Modell eine Wertschätzung des Trägers ausdrückt, was für die Beteiligten der Ethikarbeit eine hohe Bedeutung zu haben scheint.

Der Einfluss des Managements für ein Gelingen von Ethikarbeit im Gesundheitswesen

Weiterhin sind das Management und die Führungspersonen in Einrichtungen bedeutsam, um ein Gelingen von Ethikarbeit zu ermöglichen, wie Schick und Guo als Ergebnis ihrer Studie vorstellen:

> „The administrators' perception of success may be higher due to their input into committee budget, options for education, and policy making or revising, and due to their administrative responsibility for HECs." (Schick/Guo, 2003, S. 296)

Demnach ist der Erfolg eines Ethikkomitees an den Verantwortungsbereich des Managements gebunden, weshalb eine Klärung innerhalb der Leitungsebene von Organisationen notwendig ist (vgl. Wehkamp, 2015). Wissen Personen aus dem Management also um ihre Bedeutung für den Erfolg der Ethikarbeit? In diesem Zusammenhang kann eine kulturbezogene Ethikarbeit (vgl. Kapitel 6.1 ff.) positive Auswirkungen entfalten, da mit einem Modell von Ethikberatung ein Begründungsrahmen bereitgestellt wird, wie folgendes Ergebnis dieser Arbeit zeigt:

> **„K'2.2: Das Drei-Säulen-Modell als normativer und relevanter Entscheidungs- und Begründungsrahmen in der Johannesstift Diakonie"**

Das empirische Ergebnis stützt damit auch die Erfahrungsschilderung, dass die Klinische Ethik sowohl vonseiten der Krankenhausleitung als auch von den

Mitarbeitenden unterstützt werden muss, um eine notwendige organisationale Durchdringung zu erreichen (vgl. Woellert, 2021). Die Wertschätzung vonseiten des Managements wird als weiter Einflussfaktor für ein Gelingen von Ethikarbeit von den Teilnehmenden der Gruppendiskussion hervorgehoben und scheint demnach eine wichtige Bedeutung zu haben:

> **„Die Ethikarbeit wird als Motor der Unternehmensentwicklung und als wichtige Haltung der Johannesstift Diakonie wahrgenommen."**

Ein Modell von Ethikarbeit und das Bereitstellen von Ressourcen werden demnach als ein Ausdruck von Wertschätzung bei Beteiligten der Ethikarbeit gewertet.

Die Bedeutung von Personen und die Bearbeitung verschiedener Praxisformen für ein Gelingen von Ethikarbeit im Gesundheitswesen

Weiterhin bestätigen Ergebnisse dieser Arbeit Erfahrungsberichte zum Thema der Niedrigschwelligkeit von Angeboten der Ethikberatung, die ein Gelingen von Ethikberatung begünstigen (vgl. Kobert, 2021, S. 308). In der vorliegenden Arbeit zeigt sich, dass nicht nur die Niedrigschwelligkeit wichtig ist, sondern auch die Professionalität von Personen in der Ethikarbeit sowie die organisationale Durchdringung[107] in einer Institution, wie folgende Kategorie abstrahiert:

> **„K'1.3: Professionalität, Niedrigschwelligkeit und eine aktive institutionell wahrgenommene Praxis als Faktoren einer gelingenden Ethikarbeit"**

Einzelne Personen, sogenannte „Kümmerer", haben im Rahmen der Ethikarbeit teilweise eine hohe Bedeutung für das Gelingen der Ethikarbeit, da sie eine Art „Leuchtturmfunktion" haben können und die Ethikarbeit vorantreiben. Dies zeigt sich auch in der teilnehmenden Beobachtung:

> **„Beobachtung 2: Der Theologische Leiter als ‚Gatekeeper' in der Ethikarbeit der Johannesstift Diakonie"**

Die ethische Fallbesprechung wird als häufiges Bewertungskriterium für den Erfolg der eigenen Ethikarbeit zu Rate gezogen:

> **„K'1.7: Ethische Fallbesprechungen als Relevanzfaktor einer gelingenden institutionalisierten Ethikarbeit"**

107 Zum Begriff der „organisationalen Durchdringung" siehe: Woellert, 2022.

Sowohl in der Bearbeitung von spezifischen Aufgaben der Ethikarbeit (z. B. ethische Fallbesprechungen) als auch in weiteren Feldern der Ethikarbeit werden verschiedene Kompetenzen und Qualifikationen als bedeutsam hervorgehoben. Bildungsprozesse üben einen weiteren bedeutsamen Einfluss auf das Gelingen von Ethikarbeit aus.

Bildungsprozesse als bedeutsame Voraussetzung für das Gelingen von Ethikarbeit im Gesundheitswesen

Im Rahmen der responsiven Evaluation werden die Bildungsangebote im Rahmen des Drei-Säulen-Modells von Ethikarbeit fortlaufend positiv hervorgehoben. Bildungsangebote und das Qualifizieren von Personen der Ethikberatungspraxis sind demnach Einflüsse, um Ethikarbeit in der Praxis gelingend zu verwirklichen. Das Moderieren von ethischen Fallbesprechungen bedarf beispielsweise spezifischer Kompetenzen, für die Personen spezifische Bildungsangebote benötigen:

> **„K'2.5: Erfolgreiche Bildungsangebote als Voraussetzung eines Professionalisierungsprozesses von Ethikarbeit in der Johannesstift Diakonie"**

Im Rahmen von Bildungsangeboten zeigt die vorliegende Arbeit, dass Simulationen ethischer Fallbesprechungen und damit zusammenhängende Erfahrungen für die Personen der Ethikarbeit besonders wichtig sind. Dies zeigt ein Ergebnis der teilnehmenden Beobachtung:

> **„Beobachtung 6: Simulierte ethische Fallbesprechungen als bedeutsame didaktische Methode in der Ethikarbeit"**

Im Rahmen der Gruppendiskussion zeigt ein Orientierungsrahmen in der rekonstruktiven Analyse, dass Erfahrungen in der Simulation von ethischen Fallbesprechungen die Personen der Ethikarbeit in ihrem Tun implizit beeinflussen:

> **„Simulierte ethische Fallbesprechungen als Orientierungsrahmen von Beteiligten der Ethikarbeit"**

Dieser Orientierungsrahmen zeigt besonders anschaulich, dass es unerheblich ist, ob Personen in der klinischen Praxis ethische Fallbesprechungen moderieren oder diese im Rahmen von Fort- und Weiterbildungen durchführen. Die Simulation ethischer Fallbesprechungen ist folglich eine wirkungsvolle Methode in der ethischen Bildungsarbeit.

Zeitliche Dimensionen für eine gelingende Ethikarbeit im Gesundheitswesen

Die zeitliche Dimension wurde in dieser Untersuchung als weiterer Erfolgsfaktor identifiziert:

> **„K'1.4: Prospektive Beharrlichkeit und die retrospektive Historie als zeitlich-prozessbezogene Einflussfaktoren für eine gelingende Ethikarbeit im Gesundheitswesen"**

In diesem Zusammenhang machen Schick und Guo auf einen interessanten Widerspruch aufmerksam. In den Ergebnissen hat die Dauer der Existenz eines ethischen Gremiums zunächst keinen signifikanten Einfluss auf die Selbsteinschätzungen des Erfolges von Ethikarbeit. Jedoch stellt sich heraus:

> „Before the point, committees' success increased as they became older. But as soon as the length of existence reached 21 to 25 years, the success started to decline." (Schick/Guo, 2003, S. 293)

Demnach scheinen Erfolgswahrscheinlichkeiten auch mit der Existenzdauer von ethischen Beratungsgremien zusammenzuhängen, wobei ab einer bestimmten Dauer die Einschätzungen zum Erfolg der eigenen Arbeit zurückgehen. Neben der Historie von ethischen Strukturen innerhalb von Institutionen ist auch das zeitliche Reagieren innerhalb der Ethikarbeit relevant, wie folgendes Ergebnis der vorliegenden Arbeit zeigt:

> **„K'1.1: Reaktionsvermögen in der Ethikarbeit als Einflussfaktor für das Gelingen von Ethikarbeit"**

Demnach gibt es Erwartungshaltungen der Zielgruppen, die durch die Ethikarbeit erreicht werden sollen. Werden ethische Anliegen möglicherweise nicht schnell genug bearbeitet, verliert die Ethikarbeit für die klinische Praxis an Bedeutung. Dies zeigt, dass die Ethikarbeit im Gesundheitswesen nicht als statisches Instrument, sondern als dynamisches Konstrukt verstanden werden muss, das anhand von verschiedenen Faktoren kontinuierlich weiterentwickelt und -gedacht werden sollte. Ethikarbeit im Gesundheitswesen ist angesichts dessen vielmehr als eine fortlaufende komplexe Intervention zu verstehen, die Beteiligte und Verantwortliche in einem andauernden Prozess reflektieren und gestalten müssen.

8 Limitationen der vorliegenden Arbeit

In der vorliegenden Untersuchung wurde ein theoriebasierter Evaluationszugang für die Untersuchung von gelingenden Zusammenhängen von Ethikberatung im Kontext eines christlichen Sozial- und Gesundheitskonzerns gewählt. Eine Beantwortung der Forschungsfragen dieser Arbeit suchte ich demnach in einer methodisch geleiteten und prozessbezogenen Auseinandersetzung mit der Praxis. Neben meinen Forschungsfragen waren auch Fragen der beteiligten Personen im Zuge des Evaluationsprozesses maßgeblich, sodass in der Logik eines partizipativen Zugangs die Interessen der Beteiligten gleichermaßen berücksichtigt wurden. Im Zuge des responsiven Evaluationsprozesses nutzte ich verschiedene qualitative Methoden der Sozialforschung, um im Erfahrungswissen von Personen der Ethikarbeit Antworten auf meine Forschungsfragen fruchtbar zu machen. Limitationen betreffen vor diesem Hintergrund den responsiven Evaluationszugang dieser Arbeit. Denn durch die Schwerpunktsetzung auf die Förderung einer aktiven Partizipation und einer offenen Vorgehensweise wird zunächst ein Teil, ein Ausschnitt des Feldes der Ethikarbeit in der Johannesstift Diakonie beleuchtet. Weitere Vor- und Nachteile expliziere ich im weiteren Verlauf des Kapitels (Kapitel 8.3). Das Design der responsiven Evaluation schlägt einen pragmatischen Umgang mit Methoden der Sozialforschung vor, sodass eine Kombination verschiedener empirischer Zugänge üblich ist. Eine methodologische Auseinandersetzung in der Triangulation wird demnach nicht forciert. Limitationen sind deshalb auch in den Datenerhebungs- und Auswertungsprozessen vorhanden. In diesem Zusammenhang wird deutlich, dass Verantwortliche einer responsiven Evaluation vor der Herausforderung stehen, ob sie der Logik einer praxisbezogenen und responsiven Evaluation oder dem Erkenntnisprinzip von Methoden der Sozialforschung folgen. Ich habe mich in dieser Untersuchung folglich für das Verständnis der responsiven Evaluation entschieden und sehe gerade in der reflektierten Auseinandersetzung mit den Menschen in der Praxis Vorteile, um einen Theorie- und Praxistransfer gelingend zu gestalten. In diesem Zuge sind auch persönliche Arbeitsprozesse ein limitierender Faktor der Untersuchung, denen ich mich im weiteren Verlauf widme. Wie viel Arbeit können Anwendende in die Gestaltung eines Evaluationsprozesses investieren? Zunächst sind jedoch Limitationen durch die Coronapandemie im Jahr 2020 zu betonen, deren Folgen ich nachfolgend reflektiere.

8.1 Limitationen durch die Coronapandemie und die Auswirkungen auf den responsiven Evaluationsprozess

Kontaktbeschränkungen und Hygieneverordnungen im Zuge der Coronapandemie (2020) wurden im Gesundheits- und Sozialwesen besonders durch länderspezifische Vorgaben beeinflusst. Verordnungen und Gesetze wurden im Zuge der dynamischen Entwicklung der Coronapandemie wiederholt revidiert, sodass Verantwortliche teilweise neue Verordnungen in wöchentlichen Abständen prüfen und entsprechend umsetzen mussten. Angesichts dessen wurden Planungen und Aktionen im responsiven Evaluationsprozess fortlaufend durch entsprechend Einschränkungen verhindert.

Weiterhin waren Folgen besonders im deutschen Gesundheitswesen ausgeprägt, da weitreichende Maßnahmen zur Verhinderung von Übertragungsmöglichkeiten des Coronavirus ergriffen wurden, zu denen exemplarisch folgende Herausforderungen zählen:

- Besuchsverbote in Krankenhäusern für An und Zugehörige;
- Sicherstellung einer komplexen Versorgung von mit Covid-19 infizierten Menschen durch Mitarbeitende verschiedener Disziplinen;
- die anhaltende dynamische und pandemische Lage erforderte kurzfristige Entscheidungen in Bezug auf Betroffene und die Organisationen; Entscheidungen mussten demnach fortlaufend schnell aktualisiert werden;
- Krankenhäuser mussten in kurzer Zeit neue Versorgungsbereiche aufbauen, um mit Covid-19 infizierte Menschen versorgen zu können;
- schwere Coronaverläufe gingen mit einer hochkomplexen pflegerischen und medizinischen Versorgung einher, wobei Gesundheitszustände schnell schwanken und tödlich verlaufen können;
- die Coronapandemie führte zu einer außergewöhnlichen und lang anhaltenden hohen Belastung bei Beschäftigen im Gesundheits- und Sozialwesen.

Aufgrund der dynamisch verlaufenden Coronapandemie war es zunächst nicht möglich, Aktionen im Sinne der responsiven Evaluation zu initiieren und wiederum Reaktionen zu verarbeiten, wodurch die responsive Evaluation von Ethikarbeit im Frühjahr und Sommer 2020 nicht wie geplant fortgesetzt werden konnte. Dies hatte folgende Konsequenzen:

- ein responsives Feedbackgespräch mit dem Sprecherkreis Ethik entfiel im März 2020;
- die Durchführungen von Datenerhebungen (Gruppendiskussionen, Interviews) wurden zunächst verhindert;
- die Vorstellung von Ergebnissen im Kontext der Ethikarbeit fand nicht statt;
- es konnten keine Aktionen initiiert und Reaktionen verarbeitet werden.

Die Coronapandemie führte im deutschen Gesundheits- und Sozialwesen zu vielfältigen ethischen Herausforderungen und Problemlagen. Während im Kontext des Krankenhauswesens bereits frühzeitig ein Diskurs über die Thematik der Triage geführt wurde, waren viele weitere Kontexte ethisch relevant:

- die Einschränkung der sozialen Teilhabe von Menschen im langzeitstationären Pflegebereich und die soziale Isolation von Betroffenen;
- Besuchsverbote im Krankenhaus und das isolierte alleinige Versterben von Betroffenen;
- Mitarbeitende waren in bestimmten Versorgungsbereichen partiell extremen Arbeitsbelastungen ausgesetzt und wurden teilweise mit hohen Todes- und Sterberaten konfrontiert;
- Mitarbeitende infizierten sich in der Versorgungspraxis, wobei diese teilweise auch durch schwere Erkrankungsverläufe getroffen wurden;
- Ansteckungen zwischen Mitarbeitenden und Menschen mit Pflege- und Medizinbedarfen führten zu Schuldgefühlen und moralischem Stress (vgl. Jäggi, 2021; Bonacker/Geiger, 2020).

Vor dem Hintergrund dieser hier nur exemplarisch benannten ethischen Herausforderungen waren gerade Mitarbeitende der Johannesstift Diakonie mit einrichtungsspezifischen Herausforderungen konfrontiert. Die Ethikarbeit war demnach immer wieder durch akute Situationen in der Praxis gefordert, wobei

Kontaktbeschränkungen die Präsenztreffen von Gruppen wie der Ethikkomitees zeitweise verhinderten. Angesichts dessen wurden häufig Video- und Telefonkonferenzen genutzt, um den gegenseitigen Austausch zu ermöglichen. Ich initiierte deshalb in der beginnenden Coronazeit von April 2020 bis September 2020 einen regelmäßigen telefonischen Kontakt mit dem Referat Ethik, um im Gespräch zu bleiben und den Austausch zu pflegen. Dabei wurden weniger explizite Themen der responsiven Evaluation besprochen, sondern vielmehr aktuelle Themen in der Ethikarbeit der Johannesstift Diakonie. Aufgeworfene Themen in den von März 2020 bis September 2020 stattfindenden Gesprächen waren beispielsweise:

- Erfahrungen mit schwankenden Teilnehmendenzahlen in digitalen Fort- und Weiterbildungsangeboten;
- Einschätzungen, dass die Ethikkomitees mit unterschiedlichen Themen durch die Coronapandemie gefordert wurden;
- Einschätzungen, dass viele Mitarbeitende mit der eigenen Praxis beschäftigt schienen, sodass neue Themen und Innovationen zeitweise wenig Aufmerksamkeit erlangten;
- Erfahrungen mit Anfragen zu übergeordneten ethisch relevanten Themen; das Referat Ethik wurde besonders zum Beispiel zu folgenden Themen angefragt: Umgang mit Besuchsverboten und mögliche Ausnahmen, Umgang mit dem Thema der Triage bei Covid-19-Betroffenen in den Einrichtungen der Johannesstift Diakonie.

Die Johannesstift Diakonie, als größter christlicher Gesundheits- und Sozialkonzern in Nordostdeutschland, war insofern von ethischen Herausforderungen durch die Coronapandemie betroffen, als das Versorgungsangebot vielseitig ist und demnach kontextspezifische Herausforderungen existieren. Der Sprecherkreis Ethik, als operativer Arm des Drei-Säulen-Modells der Ethikarbeit, tagte im November 2020 und stand vor der Herausforderung, viele Themen zu bearbeiten[108]. Die Vorstellung der responsiven Evaluation und die

108 Das Bundesverfassungsgericht erklärte im Februar 2020 die rechtliche Normierung der Suizidbeihilfe im §217 StGB für nichtig, sodass eine anhaltende Nicht-Regulierung ausgelöst wurde (vgl. Irmen, 2022, S. 25 ff.). Die Thematik führte zu einer Auseinandersetzung in (christlichen) Einrichtungen im Gesundheitswesen, wie mit Wünschen von Menschen in Behandlungs- und Versorgungseinrichtungen bei einem assistier-

Präsentation von Ergebnissen im Rahmen des ersten Treffens des Sprecherkreises 2020 waren demnach auch insofern bedeutsam, als in der Sitzung ein langer Zeitraum gewürdigt wurde.

8.2 Die Konzentration auf das Erfahrungswissen von Personen der Ethikarbeit als Limitation im responsiven Evaluationsprozess

Eine weitere Limitation der vorliegenden Arbeit betrifft die erreichte Zielgruppe im responsiven Evaluationsprozess, sodass verstärkt Personen aus Pflegeeinrichtungen, Krankenhäusern oder Hospizen beteiligt werden konnten. Da die mit dem Drei-Säulen-Modell systematisierte Ethikarbeit auch für Sozialeinrichtungen einen Geltungsanspruch formuliert, konnte ich jene Versorgungskontexte weniger erreichen. Eine Limitation der vorliegenden Arbeit ist demgemäß, dass Ergebnisse der responsiven Evaluation verstärkt im Kontext des pflegerischen und medizinischen Kontexts entstanden sind. Zukünftig erscheint es bedeutsam, Fragen nachzugehen, ob beispielsweise die Jugendhilfe spezifische Gegebenheiten benötigt, um Ethikarbeit gelingend zu verwirklichen. Oder sind Unterschiede in Hinblick auf die Einrichtungsformen für die Ethikarbeit möglicherweise nicht substanziell?

Weiterhin muss darauf hingewiesen werden, dass ich gelingende Faktoren von Ethikarbeit bei jenen Personen untersuchte, die Teil der Ethikarbeit sind und sich in dieser aktiv engagieren. Weitere zukünftige Untersuchungen könnten beispielsweise die auftraggebende Institution in den Blick nehmen. Wie zufrieden ist der Träger mit der Ethikarbeit? Ferner können die Zielgruppen der Ethikarbeit befragt werden. Wie erleben Mitarbeitende in der Versorgungspraxis die Ethikarbeit? Wie erleben An- und Zugehörige die Ethikarbeit? Somit beziehen sich die Ergebnisse der vorliegenden Untersuchung auf die Perspektive der Personen, die im Kontext der Ethikarbeit engagiert sind. Interessant scheint es angesichts dessen auch zu sein, jene Zielgruppen in den Fokus zu nehmen, welche die Ethikarbeit fördern und bereitstellen, und zum anderen jene Personen, welche die Ethikarbeit als Angebot nutzen können.

ten Suizid umgegangen werden kann (siehe hierzu: Küchenhoff/Teising, 2022; Sahm, 2021).

8.3 Die responsive Evaluation und die Partizipation von Beteiligten der Ethikarbeit als Limitationen der vorliegenden Untersuchung

Die responsive Evaluation ist insofern ein partizipativer, theoriebasierter Evaluationszugang, als Personen eines Programms an Entscheidungen beteiligt werden. Personen der Praxis entscheiden demnach, ob sie an Aktion und Reaktion mitwirken. Demgemäß ist das Erreichen einer Zielgruppe in responsiven Evaluationen besonders bedeutsam, um die verschiedenen Perspektiven und Erfahrungsformen kennenzulernen. Im positiven Sinne entfaltet die responsive Evaluation das Potenzial, viele Personen beteiligen zu können. Damit ist ein weiterer limitierender Umstand umschrieben: Responsive Evaluationen setzen nämlich voraus, dass sich Personen eines Programms beteiligen und diese damit einhergehend auch eine Verantwortung übernehmen. Doch wenn alle an einer Evaluation mitwirken, wird die Verantwortung auf viele Personen verteilt. In wessen Verantwortung liegt nun die Gestaltung der Evaluation, wenn Verantwortliche darauf angewiesen sind, dass Personen sich aktiv beteiligen? Merel Visse hat in einem Beitrag darauf aufmerksam gemacht, dass Verantwortung jedoch als ein dialogischer Prozess gedacht werden muss. Verantwortung existiert demnach nicht einfach, sondern ist ein Ergebnis aus zwischenmenschlichen Interaktionen und Interpretationen (vgl. Visse, 2016, S. 209 ff.). Für einen responsiven Evaluationsprozess ist es demnach bedeutsam, Fragen der Verantwortungsübernahme frühzeitig in den Blick zu nehmen und hiervon ausgehend Prozesse von Aktionen und Reaktionen erfolgreich initiieren zu können. Responsive Evaluationen sind ein exploratives und offenes Verfahren. Da nicht im Vorfeld Evaluationsziele bestimmt werden, ist die Offenheit des Zugangs eine zu reflektierende Limitation. Wie viele Aktionen und Reaktionen sind ausreichend? Wann ist es gelungen, die Praxis detailliert zu beleuchten? Responsive Evaluationen sind grundlegend partizipativ und damit demokratisch situiert, sodass Fragen der Verantwortlichkeiten bedeutsam sind. In der vorliegenden Evaluation waren demnach viele Aktionen und Reaktionen durch fortlaufende Reflexionsprozesse geprägt, womit eine individuelle Haltung und die Bereitschaft der persönlichen Reflexion wichtige Haltungsfragen sind, die in der vorliegenden Untersuchung konzentriert stattfanden (Kolloquien, responsive Evaluationsgespräche). Für die Zukunft ist es ratsam, Verantwortungen gemeinschaftlich zu verabreden und damit einhergehende Reflexionsräume für beteiligte Personen zu schaffen. Wie verallgemeinerbar sind Ergebnisse einer responsiven Evaluation, die im Kontext eines spezifischen Programms verwirklicht wird?

8.4 Limitationen in der Anwendung von Methoden der Sozialforschung

Die dokumentarische Methode nach Bohnsack (2021) ist ein Verfahren, das die Zielsetzung verfolgt, verschiedene kollektiv hergestellte Typen in sozialen Kontexten einer Gesellschaft zu rekonstruieren. Mithilfe der komparativen Analyse ist eine Auseinandersetzung mit dem empirischen Datenmaterial vorgesehen, indem Forschende sukzessiv Erkenntnisse interpretativ herausarbeiten. Hierfür hat Bohnsack verschiedene Interpretationsschritte begründet, die eine gewisse Sättigung des Datenmaterials voraussetzen. In der vorliegenden Untersuchung habe ich mit der Reflektierenden Interpretation aus zwei Gruppendiskussionen Orientierungsrahmen von Personen der Ethikarbeit in der Johannesstift Diakonie rekonstruieren können. Eine methodische Limitation besteht darin, dass durch den partizipativen responsiven Evaluationsprozess eine Typenbildung nicht erreicht wurde.

9 Fazit

Die Ergebnisse im Rahmen des responsiven Evaluationsprozesses in der vorliegenden Arbeit zeigen, dass ein Gelingen von Ethikarbeit von verschiedenen Voraussetzungen beeinflusst wird. Demnach scheint es kein „Patentrezept" zu geben, sondern eine Multidimensionalität des Gelingens. Aufgrund der begriffsbedingten Vielfalt von Ethikberatung (Kapitel 1) ist eine Auftragsklärung eine besonders notwendige Voraussetzung: Welche Aufgaben bearbeitet ein Ethikkomitee in einer Einrichtung in wessen Auftrag? Welche Erwartungen und Ziele sollen mit der Ethikberatung auf welche Weise erreicht werden? Die spezifische Auftragsklärung setzt demnach nicht nur innerhalb des Gremiums an, sondern auf den einrichtungsbezogenen Ebenen: im Kontext der Versorgungspraxis, im Kontext des Managements, im Kontext der Zielgruppen von Mitarbeitenden sowie Zu- und Angehörigen (K'1.2: Ziel- und Auftragsklärungen als Voraussetzungen einer gelingenden Ethikarbeit in Unternehmen im Kontext eines langfristigen Etablierungs- und Profilvermittlungsprozesses). Unterschiedliche Auftragsverständnisse können demnach zu Orientierungsdilemmas bei Personen der Ethikberatung führen, wie ein rekonstruierter Orientierungsrahmen aus den Gruppendiskussionen „Minze" und „Hibiskus" zeigt (Kapitel 6.9.3: Orientierungsdilemma von Beteiligten der Ethikarbeit der Johannesstift Diakonie als Folge von divergierenden Auftragsklärungen in der Ethikarbeit). Es scheint folglich besonders wichtig, ein grundlegendes, organisational verankertes Verständnis davon zu entwerfen, wie Ethikberatung spezifisch situiert werden soll.

Neben dieser organisationalen Ebene ist auch die Praxis der Ethikberatung für ein Gelingen von Ethikberatung mitverantwortlich. Die Ergebnisse zeigen, dass die Organisation der Ethikberatung und die damit einhergehende Praxis ein Gelingen von Ethikarbeit begünstigt: Ethikberatung muss beispielsweise schnell auf Anliegen in der Praxis reagieren können (K'1.1: Das professionelle Reaktionsvermögen zur Relevanz von Ethik im Unternehmen als Einflussfaktor für das Gelingen von Ethikarbeit). Aufgrund der multidisziplinären Versorgungspraxis im Kontext einer allgemeinen hohen Arbeitslast im Gesundheitswesen werden auch die Niedrigschwelligkeit und die öffentliche Wahrnehmung als förderliche Bezugspunkte herausgestellt. In diesem Zusammenhang ist auch die Wahrnehmung in den Einrichtungen selbst relevant (K'1.3: Professionalität, Niedrigschwelligkeit und eine aktive institutionell wahrgenommene Praxis als Faktoren einer gelingenden Ethikarbeit), wobei diese umso gewichtiger eingeordnet wird, je länger sie etabliert ist. Aufgrund von Schwierigkeiten in der organisationalen Durchdringung (vgl. Kapitel 1.2) ist es ferner bedeutsam, dass ein Bewusstsein für die Beständigkeit und Kreativität von Ethikarbeit existieren soll, damit sie öffentlich wahrgenommen werden kann. Hierfür werden ferner Kompetenzen beschrieben, die eine Professionalität erzeugen sollen (K'1.5: Personenbezogene Professionalität, Qualifikationen und Kompetenzen als relevante Wirkungsfaktoren einer gelingenden Ethikarbeit). Angesichts dieser empirisch begründeten Voraussetzungen und der empirischen Ergebnisse (vgl. Kapitel 1.2) kann die Ethikarbeit als komplexe Praxis verstanden werden, die eine beständige Weiterentwicklung der eigenen Arbeit impliziert. Ethikberatung ist den Ergebnissen dieser Arbeit folgend kein statisches Konstrukt, sondern vielmehr ein multidimensionaler Gegenstand mit Einflussfaktoren auf vielen verschiedenen Ebenen. Exemplarisch kann hervorgehoben werden: organisationstheoretische Verfasstheit (Modell von Ethikberatung), berufsgruppenbezogene Selbstverständnisse, organisationale Durchdringungen, öffentlich wahrnehmbare und professionelle Praxisformen, Auftragsklärungen, Ressourcen und weitere.

Ethische Fallbesprechungen nehmen eine übergeordnete Bedeutung ein, sodass diese als Bedeutungsfaktor für ein Gelingen betrachtet werden können (K'1.7: Ethische Fallbesprechungen als Relevanzfaktor einer gelingenden institutionalisierten Ethikarbeit). Hierbei zeigt sich, dass funktionierende ethische Fallbesprechungen in der Versorgungspraxis als Signalwirkung für eine gelingende Ethikarbeit übersetzt werden. Fallbesprechungen haben eine Signalwirkung mit einem doppelten Boden: Sollte eine erfolgreiche Realisierung gelingen, wird eine positive Öffentlichkeit in einer Einrichtung möglich. Scheitert eine ethische Fallbesprechung hingegen, wirkt dies besonders negativ auf die institutionalisierte Ethikberatung. Ethische Fallbesprechungen haben demnach aufgrund der organisationalen Wirkungen großen Einfluss auf ein Gelingen von Ethikarbeit. Zugleich ist deren Realisierung bereits als Erfolg zu verstehen, da damit eine organisationale Durchdringung markiert wird. Im Zuge von Qualifizierungen in der Ethikarbeit zeigt die vorliegende Untersuchung, dass simulierte, rollengespielte ethische Fallbesprechungen die aktiven

Personen beeinflussen und so ein implizites Erfahrungswissen grundgelegt wird. Dies zeigt ein rekonstruierter Orientierungsrahmen: Simulierte ethische Fallbesprechungen als Orientierungsrahmen von Beteiligten der Ethikarbeit. Die Simulation von ethischen Fallbesprechungen ist demnach ein besonders bedeutsames Instrument, um Personen in der Ethikarbeit auf die Praxis der ethischen Fallbesprechungen vorzubereiten – umso wichtiger scheint eine sorgfältige didaktische Umsetzung zu sein.

Ethische Fallbesprechungen sind dadurch gekennzeichnet, dass verschiedene Personengruppen ein ethisches Problem bearbeiten und anhand eines ethischen Bezugsrahmens in Bezug auf einen Fall z. B. Handlungsmöglichkeiten reflektieren (vgl. Kapitel 1). Den empirischen Ergebnissen von Inthorn (2008) folgend, wäre es für zukünftige Untersuchungen spannend danach zu fragen, inwiefern ethische Reflexionen in ethischen Fallbesprechungen verwirklicht werden. Was ist das Spezifische an einer Reflexion? Wie bearbeiten die Berufsgruppen Anliegen aus der Versorgungspraxis? Ist es tatsächlich eine ethische Reflexion oder den Ergebnissen von Inthorn folgend ein Thematisieren von Verfahrensfragen? Es erscheint demnach interessant, die Praxis der ethischen Fallbesprechungen näher zu beforschen, da diese einen starken Einfluss auf das Gelingen von Ethikarbeit haben.

Neben organisationalen, praxisbezogenen und personenbezogenen Kriterien beeinflusst eine zeitlich-prozessbezogene Ebene ein Gelingen von Ethikarbeit. Demnach ist zum einen eine zeitliche Kontinuität relevant, die Geduld von engagierten Personen einfordert. Eine Tradition von Ethikarbeit ist folglich ein weiterer Zusammenhang, der ein Gelingen von Ethikberatung begünstigt und zudem einen möglichen Nachweis von Erfolg darstellt (K'1.4: Prospektive Beharrlichkeit und die retrospektive Historie als zeitlich-prozessbezogene Einflussfaktoren für eine gelingende Ethikarbeit im Gesundheitswesen).

Die Ethikarbeit in der Johannesstift Diakonie ist übereinstimmend durch eine Multidisziplinarität geprägt, sodass verschiedene Disziplinen dort arbeiten und sich organisieren. Die Ergebnisse dieser Untersuchung zeigen, dass die interdisziplinäre Arbeit besonders dann gelingend verwirklicht werden kann, wenn partizipative Prinzipien gelebt und angewendet werden. Darunter wird eine aktive, wertschätzende und respektvolle Kommunikation verstanden, in der die Mitglieder hierarchieunabhängig in der Ethikberatung arbeiten und ihre Anliegen einbringen können (K'1.6: Interdisziplinarität, Strukturen und ein partizipatives Grundverständnis als Voraussetzungen und Einflussfaktoren für eine gelingende Ethikarbeit im Kontext von Organisationen).

In der vorliegenden Untersuchung waren keine Pflegenden in der responsiven Evaluation von Ethikarbeit beteiligt. Es erscheint in Zukunft besonders bedeutsam, danach zu fragen und zu forschen, wie Pflegende im Feld der Ethikberatung partizipieren. Sind es weiterhin ausschließende Prozesse im Krankenhauswesen (vgl. Kohlen, 2009), die eine aktive Beteiligung beeinflussen, oder gibt es weitere Faktoren?

Ein weiteres Ergebnis der vorliegenden Arbeit ist, dass Personen in der Ethikarbeit häufig ein messorientiertes Verständnis in Bezug auf den Erfolg ihrer Arbeit implizieren, wie der folgende Orientierungsrahmen rekonstruiert hat: Messorientierte Wirkungsverständnisse als Orientierungsrahmen für gelingende Ethikarbeit von Beteiligten. Personen in der Ethikarbeit beziehen sich häufig auf gelingende Faktoren, die einer quantifizierenden Logik zugeordnet werden können – wie z. B. die Anzahl von ethischen Fallberatungen. Es erscheint demnach im Zuge einer organisationalen Auseinandersetzung interessant, eigenständig zu definieren, was den Erfolg einer Arbeit ausmacht. Die vorliegende Arbeit kann hierzu verschiedene Ansätze bereitstellen, was die Relevanz der Ergebnisse unterstreicht.

Modelle von Ethikberatung mit einer spezifischen theoretischen Fundierung (Kapitel 3.2, 3.3) haben bereits die positiven Folgen einer Konzeptualisierung herausgestellt. Aufgrund der Ergebnisse eines Gelingens von Ethikarbeit in dieser Arbeit zeigt sich ferner, dass eine Systematisierung der Ethikarbeit in einem Modell positive Bedeutungen auf Personen der Praxis entfaltet. Demnach wird das Drei-Säulen-Modell von Ethikarbeit als multidimensionaler Bedeutungsfaktor für die Ethikberatung gefasst (K'2: Das Drei-Säulen-Modell von Ethikarbeit als multidimensionaler Bedeutungsfaktor für die Ethikberatung der Johannesstift Diakonie).

Die Johannesstift Diakonie ist ein großer Träger von verschiedenen Einrichtungen. Gerade deshalb orientieren sich Personen in der Ethikarbeit an der Haltung eines Trägers. Für Personen der Ethikarbeit ist es außerordentlich bedeutsam, wie sich ein Träger zu ethischen Fragen und Anliegen verhält und inwiefern eine entsprechende Auseinandersetzung mit ebendiesen gefördert wird. Dies dokumentiert sich in den Gruppendiskussionen: Das Drei-Säulen-Modell von Ethikarbeit als bedeutungsstiftender Orientierungsrahmen für

Beteiligte der Johannesstift Diakonie. Das Drei-Säulen-Modell wird unter anderem als eine Strahlkraft aufgefasst, die als „Pull-Faktor“ auf Fachkräfte im Gesundheitswesen wirkt (K'2.1: Das Drei-Säulen-Modell von Ethikarbeit als ernstgemeinte Strahlkraft für Fachkräfte im Sozial- und Gesundheitswesen) und das Gelingen von Ethikarbeit unterstützt.

Aufgrund von gesellschaftlichen Entwicklungen wird weiterhin betont, dass spezifische Fragen (z. B. der Diskurs zum Thema des assistierten Suizids in Deutschland) nicht nur einrichtungsbezogen geklärt werden können, sondern eine trägerbezogene Auseinandersetzung wichtig ist. Damit einhergehend zeigen die Ergebnisse, dass das Drei-Säulen-Modell als Orientierungs- und Begründungsrahmen wichtig ist, da damit die ethische Arbeit legitimiert und grundlegend verfasst wird (K'2.2: Das Drei-Säulen-Modell als normativer und relevanter Entscheidungs- und Begründungsrahmen in der Johannesstift Diakonie). Ein übergreifendes Netzwerk wird im Drei-Säulen-Modell als bedeutsam hervorgehoben. Personen der Ethikarbeit wünschen sich Reflexionsräume, die über ein Modell organisiert werden können (K'2.3: Professionelle Feedback- und Reflexionsräume im Drei-Säulen-Modell als Voraussetzung für ein Gelingen von Ethikarbeit in der Johannesstift Diakonie). Ein Modell von Ethikarbeit hat den Vorteil, die übergreifende Ethikarbeit forcieren zu können. In diesem Zuge zeigt die responsive Evaluation, dass Bildungsmöglichkeiten als ein Unique Selling Point im Drei-Säulen-Modell gefasst werden können und eine hohe Bedeutung entfalten (K'2.4: Greifbare Unterstützungsangebote im Drei-Säulen-Modell als erfolgreiche Schnittstelle zwischen Praxiseinrichtungen und Träger; K'2.5: Erfolgreiche Bildungsangebote als Voraussetzung eines Professionalisierungsprozesses von Ethikarbeit in der Johannesstift Diakonie).

Eine Konzeptualisierung von Ethikberatung ist auch deshalb notwendig, weil ethische Anliegen einen systematisierten Reflexionsraum einfordern. Dieser muss niedrigschwellig angelegt sein, um die Anliegen möglichst vieler Menschen in der Versorgungspraxis berücksichtigen zu können. In Bezug auf das Fallbeispiel von Herrn Schuster (vgl. Einleitung) hätten zwar das Schicksal und die traurigen Umstände der Situation nicht verhindert werden können. Jedoch kann eine gelingende Ethikberatung Räume öffnen, um notwendige Reflexionsprozesse anzustoßen, die Veränderungen in der Praxis bewirken können. Mit der Zielsetzung von Ethikberatung, die Versorgungsqualität von Menschen zu beeinflussen, geht auch ein Auftrag einher: Verschiedene Zugänge und Theorien müssen reflektiert werden. Ethikarbeit und Ethikberatung müssen auch in Zukunft in Bewegung bleiben, um als Motor einer Unternehmenskultur auf gesellschaftliche, institutionelle und handlungsbezogene Anliegen reflexiv reagieren zu können.

Es scheint für zukünftige Studien relevant, danach zu fragen, welche Auswirkungen eine theoretische Konzeptualisierung von Ethikberatung auf die persönlichen Entscheidungen von Beteiligten entfalten könnte. In der Ethikarbeit der Johannesstift Diakonie wird die Ethikarbeit beispielsweise partizipativ und dynamisch angelegt. Führt ein solches Modell möglicherweise dazu, dass Personen Entscheidungen eher mithilfe partizipativer Prozesse treffen als eigenverantwortlich und hierarchiebezogen?

In der vorliegenden Arbeit wurde insbesondere das Erfahrungswissen von Beteiligten der Ethikarbeit empirisch untersucht. Das Feld der Ethikberatung ist in Deutschland nur gering erforscht, sodass zukünftige Untersuchungen wünschenswert wären. Spannend wäre es, die „Nutzenperspektive" in den Blick zu nehmen und jene Personen zu befragen, die Ethikberatung in Anspruch nehmen: Wie haben sie die Ethikarbeit erlebt? Was hat gut funktioniert und was sollte für die Zukunft verändert werden? Es scheint demnach besonders bedeutsam zu sein, weitere Perspektiven in der Erforschung der Ethikberatung in Deutschland in den Blick zu nehmen.

Die „Zutaten" für das „Rezept" von gelingender Ethikberatung sind vielfältig. In dieser Arbeit konnte ich „Erfolgszutaten" für den Gegenstand der Ethikberatung aus einer Binnenperspektive beleuchten. Mit der vorliegenden Untersuchung geht meine Hoffnung einher, dass sie für die erfolgreiche Umsetzung und Etablierung von Ethikberatung in Einrichtungen des Gesundheitswesens genutzt werden.

10 Literaturverzeichnis

Abma, T. A (2000): Responding to ambiguity, responding to change the value of a responsive approach to evaluation. In: *Evaluation and Program Planning* 23 (4), S. 461–470.

Abma, Tineke A. (2006): The Practice and Politics of Responsive Evaluation. In: *American Journal of Evaluation* 27 (1), S. 31–43.

Abma, Tineke A.; Stake, Robert E. (2001): Stake's responsive evaluation: Core ideas and evolution. In: *New Directions for Evaluation* (92), S. 7–21.

Acree, Jeremy; Chouinard, Jill Anne (2020): Exploring Use and Influence in Culturally Responsive Approaches to Evaluation: A Review of the Empirical Literature. In: *American Journal of Evaluation* 41 (2), S. 201–215.

Agich, George J. (2003): Joining the Team: Ethics Consultation at the Cleveland Clinic. In: *HEC Forum* 15, S. 310–322.

Akabayashi, Akira; Slingsby, Brian Taylor; Nagao, Noriko; Kai, Ichiro; Sato, Hajime (2008): A five year follow-up national study of ethics committees in medical organizations in Japan. In: *HEC Forum* 20 (1), S. 49–60.

Akademie für Ethik in der Medizin (2019): Curriculum Ethikberatung im Gesundheitswesen.

Anselm, Reiner (Hg.) (2008): Ethik als Kommunikation – zur Praxis klinischer Ethik-Komitees in theologischer Perspektive. Göttingen: Universitätsverlag Göttingen.

Anselm, Reiner (2010): Kommunikation des Common Sene. Ethik in Organisationen am Beispiel der klinischen Ethikkomitees. In: Thomas Krobath und Andreas Heller (Hg.): Ethik organisieren. Handbuch der Organisationsethik. Freiburg im Breisgau: Lambertus-Verlag, S. 402–416.

Badura, Bernhard (Hg.) (1993): System Krankenhaus. Arbeit, Technik und Patientenorientierung. Bielefelder Gesundheitswissenschaftliches Kolloquium. Weinheim, München: Juventa-Verlag.

Bätge, Frank; Effing, Klaus; Möltgen-Sicking, Katrin; Winter, Thorben (Hg.) (2021): Politische Partizipation. Wiesbaden: Springer Fachmedien Wiesbaden GmbH.

Bätge, Frank; Effing, Klaus; Möltgen-Sicking, Katrin; Winter, Thorben (2021): Politische Partizipation (Einführung, Begriffsklärung, Einordnung). In: Frank Bätge, Klaus Effing, Katrin Möltgen-Sicking und Thorben Winter (Hg.): Politische Partizipation. Wiesbaden: Springer Fachmedien Wiesbaden GmbH, S. 3–27.

Baur, Nina; Blasius, Jörg (Hg.) (2022): Handbuch Methoden der empirischen Sozialforschung. Wiesbaden: Springer Fachmedien Wiesbaden; Imprint Springer VS.

Beauchamp, Tom L.; Childress, James F. (2019): Principles of Biomedical Ethics. 8. Edition. New York, Oxford: Oxford University Press.

Becka, Michelle; Abraham, Markus (Hg.) (2015): Ethik im Justizvollzug. Aufgaben, Chancen, Grenzen. Stuttgart: Kohlhammer Verlag.

Bergemann, Lutz; Preuß, Dirk; Frewer, Andreas (2019): Erkenntnisse aus komparativer Beratung der Klinischen Ethikkomitees. In: Andreas Frewer (Hg.): Fallstudien zur Ethik in der Medizin. Beratungsbeispiele aus Ethikkomitees. Würzburg: Königshausen & Neumann, S. 191–198.

Biller-Andorno, Nikola; Monteverde, Settimio; Krones, Tanja; Eichinger, Tobias (Hg.) (2021): Medizinethik. 1st ed. 2021. Wiesbaden: Springer Fachmedien Wiesbaden; Imprint Springer VS (Grundlagentexte zur Angewandten Ethik).

Bleyer, Bernhard (2019): Pragmatische Urteile in der unmittelbaren Patientenversorgung. Moraltheorie an den Anfängen Klinischer Ethikberatung. Berlin, Heidelberg: Springer-Verlag GmbH Deutschland.

Bockenheimer-Lucius, Gisela (2015): Spezifische Strukturen der Ethikberatung in der stationären Altenpflege. In: Michael Coors (Hg.): Ethikberatung in Pflege und ambulanter Versorgung. Modelle und theoretische Grundlagen. Lage: Jacobs, S. 19–32.

Bohnsack, Ralf (2006): Qualitative Evaluation und Handlungspraxis. Grundlagen dokumentarischer Evaluationsforschung. In: Uwe Flick (Hg.): Qualitative Evaluationsforschung. Konzepte – Methoden – Umsetzung. Reinbek bei Hamburg: Rowohlt Taschenbuch Verlag, S. 135–155.

Bohnsack, Ralf (2018): Fokussierungsmetapher. In: Ralf Bohnsack, Alexander Geimer und Michael Meuser (Hg.): Hauptbegriffe Qualitativer Sozialforschung. 4. Auflage. Stuttgart, Deutschland: UTB GmbH, S. 84–85.

Bohnsack, Ralf (2021): Rekonstruktive Sozialforschung. Einführung in qualitative Methoden. 10. Auflage. Leverkusen: UTB; Verlag Barbara Budrich.

Bohnsack, Ralf; Geimer, Alexander; Meuser, Michael (Hg.) (2018): Hauptbegriffe Qualitativer Sozialforschung. Verlag Barbara Budrich; Uni-Taschenbücher GmbH. 4. Auflage. Stuttgart, Deutschland: UTB GmbH.

Bohnsack, Ralf; Nentwig-Gesemann, Iris; Nohl, Arnd-Michael (2013): Die dokumentarische Methode und ihre Forschungspraxis. Wiesbaden: VS Verlag für Sozialwissenschaften.

Bonacker, Marco; Geiger, Gunter (Hg.) (2016): Menschenrechte und Medizin. Grundfragen der medizinischen Ethik. Verlag Barbara Budrich. Opladen, Berlin, Toronto: Verlag Barbara Budrich.

Bonacker, Marco; Geiger, Gunter (Hg.) (2020): Pflege in Zeiten der Pandemie. Wie sich Pflege durch Corona verändert hat. Leverkusen: Verlag Barbara Budrich.

Borovecki, Ana; Have, Henk ten; Oresković, Stjepan (2006): Ethics committees in Croatia in the healthcare institutions: the first study about their structure and functions, and some reflections on the major issues and problems. In: *HEC Forum* 18 (1), S. 49–60.

Bruhn, Manfred (2020): Qualitätsmanagement für Dienstleistungen. Handbuch für ein erfolgreiches Qualitätsmanagement: Grundlagen – Konzepte – Methoden. 12. Auflage. Berlin, Heidelberg: Springer Gabler.

Bruns, Florian (2012): Ethikberatung und Ethikkomitees in Deutschland. Eine Bestandsaufnahme. In: Andreas Frewer, Florian Bruns und A. T. May (Hg.): Ethikberatung in der Medizin. Berlin: Springer-Verlag GmbH Deutschland, S. 19–31.

Burmeister, Christiane; Iller, Ariane; Ranisch, Robert; Brand, Cordula; Staib, Tobias; Müller, Uta (2021): Jenseits der Klinik: Konzeptionelle Überlegungen zum Ethiktransfer in dezentralen Einrichtungen des Gesundheitswesens am Beispiel der BruderhausDiakonie Reutlingen. In: *Ethik in der Medizin* 33 (2), S. 275–292.

Burmeister, Christiane; Ranisch, Robert; Brand, Cordula; Müller, Uta (2021): Organisationsethik in Einrichtungen des Gesundheitswesens. In: *Ethik in der Medizin* 33 (2), S. 153–158.

Conradi, Elisabeth (2001): Take care. Grundlagen einer Ethik der Achtsamkeit. Frankfurt/Main: Campus Verlag.

Conradi, Elisabeth; Vosman, Frans (Hg.) (2016): Praxis der Achtsamkeit. Schlüsselbegriffe der Care-Ethik. Campus Verlag. Frankfurt am Main, New York, NY: Campus Verlag.

Coors, Michael (Hg.) (2015): Ethikberatung in Pflege und ambulanter Versorgung. Modelle und theoretische Grundlagen. Lage: Jacobs.

Coors, Michael; Dörries, Andrea (2016): Ethisches Urteilen in moderierten Fallbesprechungen. Eine Interpretation von Leitfäden für ethische Fallbesprechungen. In: Oliver Rauprich, Ralf J. Jox und Georg Marckmann (Hg.): Vom Konflikt zur Lösung. Ethische Entscheidungswege in der Biomedizin. Münster: mentis, S. 189–203.

Coors, Michael; Farr, Sebastian (Hg.) (2022): Seelsorge bei assistiertem Suizid. Ethik, Praktische Theologie und kirchliche Praxis. Zürich: Theologischer Verlag Zürich.

Coors, Michael; Grützmann, Tanja; Peters, Tim (Hg.) (2014): Interkulturalität und Ethik. Der Umgang mit Fremdheit in Medizin und Pflege. Göttingen: Edition Ruprecht (Edition Ethik, 13).

Czarkowski, Marek; Kaczmarczyk, Katarzyna; Szymańska, Beata (2015): Hospital Ethics Committees in Poland. In: *Science and engineering ethics* 21 (6), S. 1525–1535.

Deutscher Ethikrat (2016): Patientenwohl als ethischer Maßstab für das Krankenhaus. Stellungnahme.

Dinges, Stefan; Wallner, Jürgen (2021): Klinische Ethikberatung in Österreich. Stand der Etablierung und Zukunftsperspektiven. In: Andreas Frewer, Kerstin Franzò und Elisabeth Langmann (Hg.): Die Zukunft von Medizin und Gesundheitswesen. Prognosen – Visionen – Utopien. Würzburg: Königshausen & Neumann (Jahrbuch Ethik in der Klinik [JEK], Band 14 [2021]), S. 323–337.

Donabedian, Avedis (2003): An Introduction to Quality Assurance in Health Care. New York: Oxford University Press.

Döring, Nicola; Bortz, Jürgen (2016): Forschungsmethoden und Evaluation in den Sozial- und Humanwissenschaften. 5. Auflage. Berlin, Heidelberg: Springer-Verlag GmbH Deutschland.

Dörries, Andrea (2010): Ethik im Krankenhaus. In: Andrea Dörries, Gerald Neitzke, Alfred Simon und Jochen Vollmann (Hg.): Klinische Ethikberatung. Ein Praxisbuch für Krankenhäuser und Einrichtungen der Altenpflege. 2. Auflage. Stuttgart: Kohlhammer Verlag, S. 11–21.

Dörries, Andrea; Hespe-Jungesblut, Katharina (2007): Die Implementierung Klinischer Ethikberatung in Deutschland. In: *Ethik in der Medizin* 19 (2), S. 148–156.

Dörries, Andrea; Neitzke, Gerald; Simon, Alfred; Vollmann, Jochen (Hg.) (2010): Klinische Ethikberatung. Ein Praxisbuch für Krankenhäuser und Einrichtungen der Altenpflege. 2. Auflage. Stuttgart: Kohlhammer Verlag.

Dörries, Andrea; Simon, Alfred; Neitzke, Gerald; Vollmann, Jochen (2005): „Ethikberatung im Krankenhaus". In: *Ethik in der Medizin* 17 (4), S. 327–331.

Dörries, Andrea; Simon, Alfred; Marckmann, Georg (2015): Ethikberatung im Krankenhaus – Sachstand und kritischer Ausblick. In: *Ethik in der Medizin* 27 (3), S. 249–253. DOI: 10.1007/s00481-015-0361-9.

Duttge, Gunnar (2021): Ärztliche Schweigepflicht: ein aus der Zeit gefallenes Fossil? – am Beispiel der Klinischen Ethikberatung –. In: *Medizinrecht* 39 (4), S. 325–330.

Düwell, Marcus; Hübenthal, Christoph; Werner, Micha H. (Hg.) (2011): Handbuch Ethik. 3rd ed. Stuttgart: J. B. Metzler'sche Verlagsbuchhandlung und Carl Ernst Poeschel Verlag.

Fahr, Uwe (2008): Philosophische Modelle klinischer Ethikberatung. Ihre Bedeutung für Praxis und Evaluation. In: Andreas Frewer (Hg.): Klinische Ethikkomitees. Chancen, Risiken und Nebenwirkungen. Würzburg: Königshausen & Neumann (Jahrbuch Ethik in der Klinik, 1), S. 75–98.

Festl, Michael G. (Hg.) (2018): Handbuch Pragmatismus. J.-B.-Metzlersche Verlagsbuchhandlung und Carl-Ernst-Poeschel-Verlag. Stuttgart: J. B. Metzler Verlag. Online verfügbar unter http://www.informationsmittel-fuer-bibliotheken.de/showfile.php?id=9318.

Feuerstein, Günter (1993): Systemintegration und Versorgungsqualität. In: Bernhard Badura (Hg.): System Krankenhaus. Arbeit, Technik und Patientenorientierung. Weinheim, München: Juventa-Verlag, S. 41–67.

Fins, J. Joseph; Bacchetta, D. Matthew; Miller, G. Franklin (2021): Klinischer Pragmatismus: eine Methode moralischer Problemlösung. In: Nikola Biller-Andorno, Settimio Monteverde, Tanja Krones und Tobias Eichinger (Hg.): Medizinethik. 1st ed. 2021. Wiesbaden: Springer Fachmedien Wiesbaden; Imprint Springer VS (Grundlagentexte zur Angewandten Ethik), S. 111–129.

Flatscher-Thöni, Magdalena; Holzer, Elisabeth; Pallauf, Martin; Kreyer, Christiane (2022): Covid-19 Schutzmaßnahmen in Alten- und Pflegeheimen: zwischen Autonomie und Fürsorge – Ergebnisse einer Interviewstudie. In: *Ethik in der Medizin* 34 (2), S. 221–238.

Flick, Uwe (Hg.) (2006): Qualitative Evaluationsforschung. Konzepte – Methoden – Umsetzung. Reinbek bei Hamburg: Rowohlt Taschenbuch Verlag.

Fölsch, Doris (2021): Ethik in der Pflegepraxis. Anwendung moralischer Prinzipien auf den Pflegealltag. 4. Auflage, revidierte Ausgabe. Wien: facultas.

Fox, Ellen; Myers, Sarah; Pearlman, Robert A. (2007): Ethics consultation in United States hospitals: a national survey. In: *American Journal of Bioethics* 7 (2), S. 13–25.

Frewer, Andreas (Hg.) (2008): Klinische Ethikkomitees. Chancen, Risiken und Nebenwirkungen. Würzburg: Königshausen & Neumann (Jahrbuch Ethik in der Klinik, 1).

Frewer, Andreas (Hg.) (2019): Fallstudien zur Ethik in der Medizin. Beratungsbeispiele aus Ethikkomitees. Würzburg: Königshausen & Neumann.

Frewer, Andreas (2012): Klinische Ethik und Ethikberatung. In: Andreas Frewer, Florian Bruns und A. T. May (Hg.): Ethikberatung in der Medizin. Berlin: Springer-Verlag GmbH Deutschland, S. 7–16.

Frewer, Andreas; Bruns, Florian (2019): „Inter-KEK" Strukturfragen der Ethikberatung in komparativer Analyse. In: Andreas Frewer (Hg.): Fallstudien zur Ethik in der Medizin. Beratungsbeispiele aus Ethikkomitees. Würzburg: Königshausen & Neumann, S. 201–204.

Frewer, Andreas; Bruns, Florian (2019): Klinische Ethikberatung und palliative Sedierung. Ein Vergleich unterschiedlicher Perspektiven. In: Andreas Frewer (Hg.): Fallstudien zur Ethik in der Medizin. Beratungsbeispiele aus Ethikkomitees. Würzburg: Königshausen & Neumann, S. 235–240.

Frewer, Andreas; Bruns, Florian; May, A. T. (Hg.) (2012): Ethikberatung in der Medizin. Berlin: Springer-Verlag GmbH Deutschland.

Frewer, Andreas; Bruns, Florian; Rascher, Wolfgang (2012): Medizinethik an der Universität Erlangen-Nürnberg. In: Andreas Frewer, Florian Bruns und A. T. May (Hg.): Ethikberatung in der Medizin. Berlin: Springer-Verlag GmbH Deutschland, S. 79–91.

Frewer, Andreas; Franzò, Kerstin; Langmann, Elisabeth (Hg.) (2021): Die Zukunft von Medizin und Gesundheitswesen. Prognosen – Visionen – Utopien. Würzburg: Königshausen & Neumann (Jahrbuch Ethik in der Klinik [JEK], Band 14 [2021]).

Frewer, Andreas; Hack, Carolin (2019): Ethikberatung am UK Erlangen. Ein kurzer Überblick zum Vorgehen in der klinischen Praxis. In: Andreas Frewer (Hg.): Fallstudien zur Ethik in der Medizin. Beratungsbeispiele aus Ethikkomitees. Würzburg: Königshausen & Neumann, S. 319–331.

Garfinkel, Harold (1961): Common Sense Knowledge of Social Structures. The Documentary Method of Interpretation in Lay and Professional Fact Finding. In: J. M. Scheer (Hg.): Theories of the Mind. New York: Free Press of Glencoe.

Garz, Detlef (2007): Qualitative und/oder/versus rekonstruktive Sozialforschung, das müsste heute die Frage sein. In: *Erwägen Wissen Ethik (EWE)* 18 (2), S. 224–225.

Gaudine, Alice; Thorne, Linda; LeFort, Sandra M.; Lamb, Marianne (2010): Evolution of Hospital Clinical Ethics Committees in Canada. In: *Journal of medical ethics* 36 (3), S. 132–137.

Gerdes, Burkhard; Richter, Gerd (1999): Ethik-Konsultationsdienst nach dem Konzept von J. C. Fletcher an der University of Virginia, Charlottesville, USA. In: *Zeitschrift für Ethik in der Medizin* 11 (4), S. 249–261.

Gesang, Bernward (2016): Der Utilitarismus als Basis einer Fallbewertung. In: Oliver Rauprich, Ralf J. Jox und Georg Marckmann (Hg.): Vom Konflikt zur Lösung. Ethische Entscheidungswege in der Biomedizin. Münster: mentis, S. 151–162.

Gilligan, Carol (1993): In a Different Voice. Psychological Theory and Women's Development. Cambridge, USA: Harvard University Press.

Gödecke, Christiane; Peters, Maria; Kohlen, Helen (2022): Care Ethik und Pflege als Praxis. Theoretische Ansätze und empirische Befunde. In: Annette Riedel und Sonja Lehmeyer (Hg.): Ethik im Gesundheitswesen. Berlin, Heidelberg: Springer (Springer Reference Pflege – Therapie – Gesundheit), S. 127–137.

Göke, Burkhard; Prölß, Joachim; Osten, Philipp (Hg.) (2021): Praxisfeld Klinische Ethik. Theorie, Konzepte, Umsetzung am Universitätsklinikum Hamburg-Eppendorf. Unter Mitarbeit von Ruth Albrecht, Hanno Grahn, Pola Hahlweg, Martin Härter, Gerd Richter und Dominique Singer. Berlin: Medizinisch Wissenschaftliche Verlagsgesellschaft.

Gollan, Karin (2010): Evaluation von Ethikberatung am Beispiel des Ethik-Jahresberichts der MTG Malteser Trägergesellschaft. In: Wolfgang Heinemann und Giovanni Maio (Hg.): Ethik in Strukturen bringen. Denkanstöße zur Ethikberatung im Gesundheitswesen. Freiburg im Breisgau: Herder, S. 265–269.

Gordijn, Bert; Steinkamp, Norbert (2000): Entwicklung und Aufbau Klinischer Ethikkomitees in den Krankenhäusern der Malteser Trägergesellschaft. Ein Werkstattbericht. In: *Zeitschrift für medizinische Ethik* 46 (4), S. 305–310.

Gollan, Karin (2017): Das Malteser Ethikkonzept. Fachbereich Ethik. MTG Malteser Trägergesellschaft gGmbH, 2017.

Gschwandtner, Gabriele; Dinges, Stefan; Kemetmüller, Eleonore (2020): Unterstützungsbedarf bei moralisch-ethischer Entscheidungsfindung erheben und organisieren. Konzeptuelle Aspekte und Strategien für ein Erhebungsinstrument zur Ethikberatung im Kontext der Pflege. In: *Ethik in der Medizin* 32 (1), S. 21–35.

Guba, Egon G.; Lincoln, Yvonna S. (1989): Fourth generation evaluation. Newbury Park, Calif: SAGE Publications.

Guo, Lin; Schick, Ida C. (2003): The impact of committee characteristics on the success of healthcare ethics committees. In: *HEC Forum* 15 (3), S. 287–299.

Hart, Sara Elizabeth (2005): Hospital ethical climates and registered nurses' turnover intentions. In: *Journal of nursing scholarship* 37 (2), S. 173–177.

Hauptmann, Ina (2015): Das Ethiknetz in Peine. In: Michael Coors (Hg.): Ethikberatung in Pflege und ambulanter Versorgung. Modelle und theoretische Grundlagen. Lage: Jacobs, S. 142–150.

Heinemann, Wolfgang (2008): Vom Ethik-Projekt zur ethischen Organisation. In: MTG Malteser Trägergesellschaft gGmbH (Hg.): gut denken gut entscheiden gut machen. Wie kommt Ethik in die Organisation – wie kommt Organisation in die Ethik? Köln: Ohne Verlag, S. 64–71.

Heinemann, Wolfgang (2009): Organisierte Verantwortung für ein Altern in Würde. Ethikberatung in der stationären Altenhilfe. Hg. v. MTG Malteser Trägergesellschaft gGmbH. Malteser Trägergesellschaft gGmbH. Köln.

Heinemann, Wolfgang (2010): Die Messung des Nicht-Messbaren. Der Ethik-Jahresbericht der Malteser Trägergesellschaft als Instrument der Evaluation von Ethikberatung. In: Thomas Krobath und Andreas Heller (Hg.): Ethik organisieren. Handbuch der Organisationsethik. Freiburg im Breisgau: Lambertus-Verlag, 937–948.

Heinemann, Wolfgang (2010): Ethische Fallbesprechung als eine interdisziplinäre Form klinischer Ethikberatung. In: Wolfgang Heinemann und Giovanni Maio (Hg.): Ethik in Strukturen bringen. Denkanstöße zur Ethikberatung im Gesundheitswesen. Freiburg im Breisgau: Herder, S. 103–128.

Heinemann, Wolfgang (2010): Vom Ethik-Projekt zur ethischen Organisation. Erfahrungen aus zehn Jahren ethischer Organisationsentwicklung in der Malteser Trägergesellschaft. In: Wolfgang Heinemann und Giovanni Maio (Hg.): Ethik in Strukturen bringen. Denkanstöße zur Ethikberatung im Gesundheitswesen. Freiburg im Breisgau: Herder, S. 230–246.

Heinemann, Wolfgang (2012): Der Ethik-Jahresbericht. Ein Instrument zur Evaluation ethischer Organisationsentwicklung. Hg. v. Malteser Deutschland gGmbH. Malteser Deutschland gGmbH.

Heinemann, Wolfgang; Maio, Giovanni (Hg.) (2010): Ethik in Strukturen bringen. Denkanstöße zur Ethikberatung im Gesundheitswesen. Freiburg im Breisgau: Herder.

Hellmann, Georg (Hg.) (2015): Markenzeichen Ethik! Führung durch Ethik und Identität. Ethikmanagement und Ethikführung in konfessionell geführten Krankenhäusern. Heidelberg: medhochzwei Verlag (Gesundheitswesen in der Praxis).

Ilkilic, Ilhan (2014): Interkulturalität in der Ethikberatung. In: Michael Coors, Tanja Grützmann und Tim Peters (Hg.): Interkulturalität und Ethik. Der Umgang mit Fremdheit in Medizin und Pflege. Göttingen: Edition Ruprecht (Edition Ethik, 13), S. 101–111.

Imhof, Christiane (2012): Die Einrichtung der Klinischen Ethikberatung am Universitätsklinikum Ulm. Persönlicher Einsatz – Institutionelle Bereitschaft – Gesellschaftliche Strömungen. In: Andreas Frewer, Florian Bruns und A. T. May (Hg.): Ethikberatung in der Medizin. Berlin: Springer-Verlag GmbH Deutschland, S. 127–138.

Inthorn, Julia (2008): Die Ethik Klinischer Ethik-Komitees – eine Rekonstruktion. In: Reiner Anselm (Hg.): Ethik als Kommunikation – zur Praxis klinischer Ethik-Komitees in theologischer Perspektive. Göttingen: Universitätsverlag Göttingen, S. 153–174.

Irmen, Melanie Ellen (2022): Assistierter Suizid – Assistenz als ärztliche Aufgabe. Rechtsfragen nach der Entscheidung des Bundesverfassungsgerichts vom 26.02.2020. Wiesbaden: Springer Fachmedien Wiesbaden; Imprint Springer Gabler.

Jäggi, Christian J. (2021): Die Corona-Pandemie und ihre Folgen. Ökonomische, gesellschaftliche und psychologische Auswirkungen. Wiesbaden: Springer Gabler.

Joas, Hans; Knöbl, Wolfgang (2004): Sozialtheorie. Zwanzig einführende Vorlesungen. Frankfurt am Main: Suhrkamp.

Junginger, Theodor (Hg.) (2008): Grenzsituationen in der Intensivmedizin. Entscheidungsgrundlagen; mit 21 Tabellen. Heidelberg: Springer.

Karmasin, Matthias; Ribing, Rainer (2019): Die Gestaltung wissenschaftlicher Arbeiten. Ein Leitfaden für Facharbeit/VWA, Seminararbeiten, Bachelor-, Master-, Magister- und Diplomarbeiten sowie Dissertationen. 10. Auflage. Wien: facultas.

Kaschube, Miriam; Eibauer, Cornelia; Frewer, Andreas (2019): Ethikberatungen am UK Erlangen. Eine Übersicht zur Falldokumentation (2002–2017). In: Andreas Frewer (Hg.): Fallstudien zur Ethik in der Medizin. Beratungsbeispiele aus Ethikkomitees. Würzburg: Königshausen & Neumann, S. 293–307.

Keller, Reiner (2012): Das interpretative Paradigma. Eine Einführung. Wiesbaden: Springer VS.

Kerwien, Christoph; Porz, Rouven (2021): „Giving Voice!" Care Ethics in der Logopädie. Eine Alternative zur Prinzipienethik im Gesundheitswesen. In: *Forum Logoädie* (2), S. 22–25.

Kettner, Matthias (2005): Ethik-Komitees. Ihre Organisationsformen und ihr moralischer Anspruch. In: *Erwägen Wissen Ethik (EWE)* 16 (1), S. 3–16.

Kettner, Matthias (2008): Autorität und Organisationsformen Klinischer Ethikkomitees. In: Andreas Frewer (Hg.): Klinische Ethikkomitees. Chancen, Risiken und Nebenwirkungen. Würzburg: Königshausen & Neumann (Jahrbuch Ethik in der Klinik, 1), S. 15–28.

KKVD; DEKV (1997): Ethikkomitee im Krankenhaus. KKVD; DEKV. Stuttgart, Freiburg im Breisgau.

Kleemann, Frank; Krähnke, Uwe; Matuschek, Ingo (2013): Interpretative Sozialforschung. Eine Einführung in die Praxis des Interpretierens. 2. Auflage. Wiesbaden: Springer VS.

Klinikum Nürnberg (Hg.) (2007): Das Ethik-Projekt im Klinikum Nürnberg. Nürnberg: ohne Verlag.

Klinikum Nürnberg (2014): Ethik-Bericht. Klinikum Nürnberg 2011–2014. Hg. v. Klinikum Nürnberg.

Klother, Klaus; Graßme, Hendrik (2016): Konfessionelle Krankenhäuser – den Menschen im Mittelpunkt? In: Marco Bonacker und Gunter Geiger (Hg.): Menschenrechte und Medizin. Grundfragen der medizinischen Ethik. Opladen, Berlin, Toronto: Verlag Barbara Budrich, S. 199–213.

Knüppel, Hannes; Mertz, Marcel; Schmidhuber, Martina; Neitzke, Gerald; Strech, Daniel (2013): Inclusion of Ethical Issues in Dementia Guidelines: A Thematic Text Analysis. In: *PLoS medicine* 10 (8), 1-11.

Kobert, Klaus; Pfäfflin, Margarete (2021): Klinische Ethik im Ev. Klinikum Bethel. Erfahrungen und Perspektiven für die Zukunft. In: Andreas Frewer, Kerstin Franzò und Elisabeth Langmann (Hg.): Die Zukunft von Medizin und Gesundheitswesen. Prognosen – Visionen – Utopien. Würzburg: Königshausen & Neumann (Jahrbuch Ethik in der Klinik [JEK], Band 14 [2021]), S. 299–311.

Kobert, Klaus; Pfäfflin, Margarete; Reiter-Theil, Stella (2008): Der klinische Ethik-Beratungsdienst im Evangelischen Krankenhaus Bielefeld. In: *Ethik in der Medizin* 20 (2), S. 122–133.

Kohlen, Helen (2009): Conflicts of Care. Hospital Ethics Committees in the USA and Germany. Frankfurt, New York: Campus Verlag.

Kohlen, Helen (2010): Klinische Ethikkomitees und die Themen der Pflege. 2. Auflage. Berlin: Institut Mensch Ethik und Wissenschaft (IMEW) (IMEW Expertise, 10).

Kohlen, Helen (2015): Ethik in der Organisation in Bewegung bringen. Überlegungen zu einer voraussetzungsvollen Idee. In: Michelle Becka und Markus Abraham (Hg.): Ethik im Justizvollzug. Aufgaben, Chancen, Grenzen. Stuttgart: Kohlhammer Verlag, S. 175–187.

Kohlen, Helen (2018): Evaluation for Moving Ethics in Health Care Services Towards Democratic Care: A Three Pillars Model: Education, Companionship, and Open Space. In: Merel Visse und T. A. Abma (Hg.): Evaluation for a Caring Society. Charlotte, NC: Information Age Publishing Inc (Evaluation and society), S. 143–159.

Kohlen, Helen (2019): Ethische Fragen der Pflegepraxis im Krankenhaus und Möglichkeiten der Thematisierung. In: *Ethik in der Medizin* 31 (4), S. 325–343.

Kohlen, Helen (2019): Kommentar: Ethik/Pflegewissenschaft. In: Andreas Frewer (Hg.): Fallstudien zur Ethik in der Medizin. Beratungsbeispiele aus Ethikkomitees. Würzburg: Königshausen & Neumann, S. 271–277.

Kohlen, Helen (2020): Die Bedeutung der Care-Ethik für die Pflegepraxis. In: Settimio Monteverde (Hg.): Handbuch Pflegeethik. Ethisch denken und handeln in den Praxisfeldern der Pflege. 2. Auflage. Stuttgart: Verlag W. Kohlhammer, S. 66–73.

Kohlen, Helen (2020): Partizipation von Pflegenden in Klinischen Ethikkomitees. In: Settimio Monteverde (Hg.): Handbuch Pflegeethik. Ethisch denken und handeln in den Praxisfeldern der Pflege. 2. Auflage. Stuttgart: Verlag W. Kohlhammer, 327–336.

Kohlen, Helen (2021): Klinische Ethik in Bewegung. Das „Drei-Säulen-Modell" als Impuls für eine zukünftige Gestaltung von Ethikberatung. In: Andreas Frewer, Kerstin Franzò und Elisabeth Langmann (Hg.): Die Zukunft von Medizin und Gesundheitswesen. Prognosen – Visionen – Utopien. Würzburg: Königshausen & Neumann (Jahrbuch Ethik in der Klinik [JEK], Band 14 [2021]), S. 195–205.

Kohlen, Helen; Grassme, Hendrik; Kaiser, Mara; Volmering-Dierkes, Anne (2021): Partizipative Forschung praxisnah und exemplarisch in Klinischer Ethik und Palliative Care. In: Sabine Ursula Nover, Birgit Panke-Kochinke und Sabine Bartholomeyczik (Hg.): Qualitative Pflegeforschung. Eigensinn, Morphologie und Gegenstandsangemessenheit. Baden-Baden: Nomos, S. 389–401.

Kohlen, Helen; Kumbruck, Christel (2008): Care-(Ethik) und das Ethos fürsorglicher Praxis. (Literaturstudie)

Kohlen, Helen; McCarthy, Joan (Hg.) (2020): Nursing Ethics. Feminist Perspectives. Cham: Springer.

Kolb, Stephan (2012): Der Ethikkreis der Medizinischen Klinik 4 im Klinikum Nürnberg Evaluation der Beratungsfälle von 1999 bis 2011 im Kontext der historischen Entwicklung einer patientenzentrierten Medizin. Dissertation. Friedrich-Alexander-Universität Erlangen-Nürnberg, Erlangen-Nürnberg.

Körtner, Ulrich H. J. (2015): Ethik in der Pflege und Ethik in der Medizin: Sektoren oder Kooperationen und organisatorische Anforderungen. In: Georg Hellmann (Hg.): Markenzeichen Ethik! Führung durch Ethik und Identität. Ethikmanagement und Ethikführung in konfessionell geführten Krankenhäusern. Heidelberg: medhochzwei Verlag (Gesundheitswesen in der Praxis), S. 271–287.

Kost, Andreas; Solar, Marcel (Hg.) (2019): Lexikon Direkte Demokratie in Deutschland. Wiesbaden: Springer VS.

Kreft, Matthias; Kliesch, Stefan; Kotterba, Sylvia (2015): Ambulantes Ethikkomitee Ammerland/Uplengen: Ausgangslage und auslösende Faktoren. In: Michael Coors (Hg.): Ethikberatung in Pflege und ambulanter Versorgung. Modelle und theoretische Grundlagen. Lage: Jacobs, S. 151–161.

Krobath, Thomas; Heller, Andreas (Hg.) (2010): Ethik organisieren. Handbuch der Organisationsethik. Freiburg im Breisgau: Lambertus-Verlag.

Krones, Tanja; Monteverde, Settimio (2021): Klinische Ethik in der Schweiz. Dynamiken der Entwicklung, Akteur:innen und Desiderate für die Zukunft. In: Andreas Frewer, Kerstin Franzò und Elisabeth Langmann (Hg.): Die Zukunft von Medizin und Gesundheitswesen. Prognosen – Visionen – Utopien. Würzburg: Königshausen & Neumann (Jahrbuch Ethik in der Klinik [JEK], Band 14 [2021]), S. 339–347.

Kruse, Jan (2015): Qualitative Interviewforschung. Ein integrativer Ansatz. 2. Auflage. Weinheim, Basel, München: Beltz Juventa; Ciando (Grundlagentexte Methoden).

Küchenhoff, Joachim; Teising, Martin (Hg.) (2022): Sich selbst töten mit Hilfe Anderer. Kritische Perspektiven auf den assistierten Suizid. Gießen: Psychosozial-Verlag.

Lachmann, Mareike (2008): Klinische Ethik-Komitees und Professionalität in der Krankenpflege. In: Reiner Anselm (Hg.): Ethik als Kommunikation – zur Praxis klinischer Ethik-Komitees in theologischer Perspektive. Göttingen: Universitätsverlag Göttingen, S. 113–129.

Lamnek, Siegfried; Krell, Claudia (2016): Qualitative Sozialforschung. Mit Online-Material. 6. Auflage. Weinheim, Basel: Beltz.

Lamprecht, Juliane (2013): Responsive Evaluation: Partizipative Initiierung organisationalen Lernens. In: Susanne Maria Weber, Michael Göhlich, Andreas Schröer, Claudia Fahrenwald und Hildegard Macha (Hg.): Organisation und Partizipation. Wiesbaden: Springer Fachmedien Wiesbaden, S. 139–147.

Ley, Friedrich (2008): Ethik und Organisation. Soziologische und theologische Perspektiven auf die Praxis Klinischer Ethik-Komitees. In: Reiner Anselm (Hg.): Ethik als Kommunikation – zur Praxis klinischer Ethik-Komitees in theologischer Perspektive. Göttingen: Universitätsverlag Göttingen, S. 17–44.

Lipp, Volker; Hohenhövel, Felix (2021): Ärztliche Schweigepflicht und Patientendatenschutz in der ethischen Fallberatung. In: *Medizinrecht* 39 (4), S. 330–340.

Liu, Jian; Shen, Jie; Liu, Pei-zhen (2013): A Survey of Five First-Level Hospital Ethics Committees in Urumqi, China. In: *Journal of Zhejiang University. Science. B* 14 (6), S. 541–548.

Loos, Peter; Schäffer, Burkhard (2001): Das Gruppendiskussionsverfahren. Theoretische Grundlagen und empirische Anwendung. Opladen: Leske + Budrich Verlag (Qualitative Sozialforschung, 5).

Lüdemann, Jasmin; Otto, Ariane (Hg.) (2019): Triangulation und Mixed-Methods. Reflexionen theoretischer und forschungspraktischer Herausforderungen. Wiesbaden, Heidelberg: Springer VS.

Magelssen, Morten; Karlsen, Heidi; Pedersen, Reidar; Thoresen, Lisbeth (2020): Implementing clinical ethics committees as a complex intervention: presentation of a feasibility study in community care. In: *BMC medical ethics* 21 (1), 1–9.

Mandry, Christof; Wanderer, Gwendolin (Hg.) (2023): Narrative Ethik in der Klinikseelsorge. Ethische und theologische Analysen und Diskussionen von Fallerzählungen. Unter Mitarbeit von Katja Weiske und Timo Sauer. 1. Auflage. Stuttgart: Kohlhammer (Ethik – Grundlagen und Handlungsfelder, Band 19).

Mannheim, Karl (1980): Strukturen des Denkens. Frankfurt am Main: Suhrkamp.

Manzei-Gorsky, Alexandra; Schmiede, Rudi (Hg.) (2014): 20 Jahre Wettbewerb im Gesundheitswesen. Theoretische und empirische Analysen zur Ökonomisierung von Medizin und Pflege. Wiesbaden: Springer VS.

Marckmann, Georg (Hg.) (2022): Praxisbuch Ethik in der Medizin. 2. Auflage. Berlin: Medizinisch Wissenschaftliche Verlagsgesellschaft.

Marckmann, Georg (2021): Ökonomisierung im Gesundheitswesen als organisationsethische Herausforderung. In: *Ethik in der Medizin* 33 (2), S. 189–201.

Marckmann, Georg (2022): Grundlagen ethischer Entscheidungsfindung in der Medizin. In: Georg Marckmann (Hg.): Praxisbuch Ethik in der Medizin. 2. Auflage. Berlin: Medizinisch Wissenschaftliche Verlagsgesellschaft, S. 3–13.

Marckmann, Georg (2022): Im Einzelfall ethisch gut begründet entscheiden: Das Modell der prinzipienorientierten Falldiskussion. In: Georg Marckmann (Hg.): Praxisbuch Ethik in der Medizin. 2. Auflage. Berlin: Medizinisch Wissenschaftliche Verlagsgesellschaft, S. 21–29.

Marx, Gabriella; Nauck, Friedemann; Alt-Epping, Bernd (2012): Implementierung eines Klinischen Ethikkomitees. Erfahrungen aus der Universitätsmedizin Göttingen. In: Andreas Frewer, Florian Bruns und A. T. May (Hg.): Ethikberatung in der Medizin. Berlin: Springer-Verlag GmbH Deutschland, S. 115–126.

Mathison, Sandra (2004): Encyclopedia of Evaluation. Thousand Oaks: SAGE Publications.

Mäule, Thomas (2015): Ethische Fallbesprechungen. praktizieren und moderieren. Hg. v. Evangelische Heimstiftung GmbH. Stuttgart (Das Magazin. Aus der Heimstiftung, 02).

Mäule, Thomas (2016): Implementierung: Ethische Fallbesprechungen in stationären Einrichtungen und Mobilen Diensten der Evangelischen Heimstiftung. In: Annette Riedel, Sonja Lehmeyer, Astrid Elsbernd und Thomas Mäule (Hg.): Einführung von ethischen Fallbesprechungen: ein Konzept für die Pflegepraxis. Ethisch begründetes Handeln praktizieren, stärken und absichern. 4. Auflage. Lage: Jacobs Verlag, S. 225–248.

May, Arnd T.; Steger, Florian (2013): Klinische Ethikberatung am Universitätsklinikum Halle (Saale). In: Florian Steger (Hg.): Klinische Ethikberatung. Grundlagen, Herausforderungen und Erfahrungen. Münster: mentis, S. 155–177.

Mayring, Philipp (2022): Qualitative Inhaltsanalyse. Grundlagen und Techniken. 13. Auflage. Weinheim: Julius Beltz GmbH & Co. KG.

McCarthy, Joan; Monteverde, Settimio (2018): The Standard Account of Moral Distress and Why We Should Keep It. In: *HEC Forum* 30 (4), S. 319–328.

Mendt, Michael; Schiebe, Cornelia (2013): Ethikberatung im Städtischen Krankenhaus Dresden-Neustadt. Ein Erfahrungsbericht der Jahre 2005 bis 2011. In: Florian Steger (Hg.): Klinische Ethikberatung. Grundlagen, Herausforderungen und Erfahrungen. Münster: mentis, S. 141–153.

Metselaar, Suzanne; van Schaik, Malene; Widdershoven, Guy; Pasman, H. Roeline (2022): CURA: A clinical ethics support instrument for caregivers in palliative care. In: *Nursing ethics*, 1–16.

Meyer, Christian; Meier zu Verl, Christian (2022): Ergebnispräsentation in der qualitativen Forschung. In: Nina Baur und Jörg Blasius (Hg.): Handbuch Methoden der empirischen Sozialforschung. Wiesbaden: Springer Fachmedien Wiesbaden; Imprint Springer VS, S. 295–315.

Montello, Martha (2021): Narrative Ethik. In: Nikola Biller-Andorno, Settimio Monteverde, Tanja Krones und Tobias Eichinger (Hg.): Medizinethik. 1st ed. 2021. Wiesbaden: Springer Fachmedien Wiesbaden; Imprint Springer VS (Grundlagentexte zur Angewandten Ethik), S. 161–172.

Monteverde, Settimio (Hg.) (2020): Handbuch Pflegeethik. Ethisch denken und handeln in den Praxisfeldern der Pflege. 2. Auflage. Stuttgart: Verlag W. Kohlhammer.

Monteverde, Settimio (2019): Komplexität, Komplizität und moralischer Stress in der Pflege. In: *Ethik in der Medizin* 31 (4), S. 345–360.

Monteverde, Settimio (2020): Grundlagen der Pflegeethik. In: Settimio Monteverde (Hg.): Handbuch Pflegeethik. Ethisch denken und handeln in den Praxisfeldern der Pflege. 2. Auflage. Stuttgart: Verlag W. Kohlhammer, S. 21–44.

Moos, Thorsten; Ehm, Simone; Kliesch, Fabian; Thiesbonenkamp-Maag, Julia (2016): Ethik in der Klinikseelsorge. Empirie, Theologie, Ausbildung. Göttingen, Bristol, CT, USA: Vandenhoeck & Ruprecht.

MTG Malteser Trägergesellschaft gGmbH (Hg.) (2008): gut denken gut entscheiden gut machen. Wie kommt Ethik in die Organisation – wie kommt Organisation in die Ethik? Köln: MTG.

Mühlenkamp, Holger (2014): Wirtschaftlichkeit im öffentlichen Sektor. Wirtschaftlichkeitsvergleiche und Wirtschaftlichkeitsuntersuchungen. Berlin, Boston: De Gruyter.

Mühlenkamp, Holger (2016): Effizienzmessung und quantitative Instrumente zur Effizienzsteigerung im öffentlichen Sektor. In: *Perspektiven der Wirtschaftspolitik* 17 (2), S. 106–128.

Nassehi, Armin; Saake, Irmhild; Siri, Jasmin (Hg.) (2015): Ethik – Normen – Werte. Wiesbaden: Springer VS.

Neitzke, Gerald (2007): Confidentiality, secrecy and privacy in ethics consultation. In: *HEC Forum* 19 (4), S. 293–302.

Neitzke, Gerald (2010): Praxis der Klinischen Ethikberatung. In: Andrea Dörries, Gerald Neitzke, Alfred Simon und Jochen Vollmann (Hg.): Klinische Ethikberatung. Ein Praxisbuch für Krankenhäuser und Einrichtungen der Altenpflege. 2. Auflage. Stuttgart: Kohlhammer Verlag, S. 56–73.

Neitzke, Gerald (2022): Ethikberatung und Ethikkomitees als Instrumente der Entscheidungsunterstützung. In: Georg Marckmann (Hg.): Praxisbuch Ethik in der Medizin. 2. Auflage. Berlin: Medizinisch Wissenschaftliche Verlagsgesellschaft, S. 47–58.

Neitzke, Gerald; Riedel, Annette; Dinges, Stefan; Fahr, Uwe; May, Arnd T. (2013): Empfehlungen zur Evaluation von Ethikberatung in Einrichtungen des Gesundheitswesens. In: *Ethik in der Medizin* 25 (2), S. 149–156.

Nentwig-Gesemann, Iris (2018): Konjunktiver Erfahrungsraum. In: Ralf Bohnsack, Alexander Geimer und Michael Meuser (Hg.): Hauptbegriffe Qualitativer Sozialforschung. 4. Auflage. Stuttgart, Deutschland: UTB GmbH, S. 131–133.

Nohl, Arnd-Michael (2017): Interview und dokumentarische Methode. Anleitungen für die Forschungspraxis. 5. Auflage. Wiesbaden: Springer VS (Qualitative Sozialforschung).

Nover, Sabine Ursula; Panke-Kochinke, Birgit; Bartholomeyczik, Sabine (Hg.) (2021): Qualitative Pflegeforschung. Eigensinn, Morphologie und Gegenstandsangemessenheit. Baden-Baden: Nomos.

Otto, Hans-Uwe; Thiersch, Hans; Treptow, Rainer; Ziegler, Holger (Hg.) (2018): Handbuch Soziale Arbeit. Grundlagen der Sozialarbeit und Sozialpädagogik. 6. Auflage. München: Ernst Reinhardt Verlag.

Paul, N. W. (2008): Klinische Ethikberatung: Therapieziele, Patientenwille und Entscheidungsprobleme in der modernen Medizin. In: Theodor Junginger (Hg.): Grenzsituationen in der Intensivmedizin. Entscheidungsgrundlagen; mit 21 Tabellen. Heidelberg: Springer, S. 207–217.

Paul, Norbert W. (2013): Ethische Dimension der künstlichen Ernährung bei Intensivpatienten. Grenzgänge zwischen Selbstbestimmung, Authentizität, bestem Interesse und Fürsorge. In: Andreas Rümelin und Konstantin Mayer (Hg.): Ernährung des Intensivpatienten. Berlin: Springer, S. 119–128.

Pfäfflin, Margarete; Kobert, Klaus; Reiter-Theil, Stella (2009): Evaluating clinical ethics consultation: a European perspective. In: *Cambridge Quaterly of Healthcare Ethics* 18 (4), S. 406–419.

Pfeil, Patricia; Müller, Marion (2020): Evaluation in der Sozialwirtschaft. Eine Einführung. Wiesbaden: Springer Fachmedien Wiesbaden; Imprint: Springer VS.

Porz, Rouven (2018): Care Ethics ist nicht gleich Pflegeethik. In: Annette Riedel und Anne-Christin Linde (Hg.): Ethische Reflexion in der Pflege. Konzepte – Werte – Phänomene. Berlin: Springer-Verlag GmbH Deutschland, S. 13–19.

Porz, Rouven; Kerwien, Christoph (2022): Professionelles Beziehungsgeschehen und ethische Theorien – zu den oft verborgenen anthropologischen Dimensionen des moralischen Handelns in der Klinik. In: Annette Riedel und Sonja Lehmeyer (Hg.): Ethik im Gesundheitswesen. Berlin, Heidelberg: Springer (Springer Reference Pflege – Therapie – Gesundheit), S. 49–63.

Prechtl, Peter; Burkard, Franz-Peter (2008): Metzler-Philosophie-Lexikon. Begriffe und Definitionen. 3., erw. und aktualisierte Auflage. Stuttgart [u. a.]: Metzler.

Przyborski, Aglaja; Wohlrab-Sahr, Monika (2021): Qualitative Sozialforschung. Ein Arbeitsbuch. 5. Auflage. München, Wien: De Gruyter Oldenbourg.

Rabe, Marianne (2016): Würdewahrende Pflege – eine Illusion? Organisationale Rahmenbedingungen pflegerischer Praxis. In: Caroline Welsh, Christoph Ostgathe, Andreas Frewer und Heiner Bielefeldt (Hg.): Autonomie und Menschenrechte am Lebensende. Grundlagen, Erfahrungen, Reflexionen aus der Praxis. Bielefeld: transcript, S. 165–183.

Rabe, Marianne (2017): Ethik in der Pflegeausbildung. Beiträge zur Theorie und Didaktik. 2. Auflage. Bern: Hogrefe (Pflegeethik – Pflegepädagogik).

Rabe, Marianne (2021): Ethische Reflexion und Entscheidungsfindung in der intensivmedizinischen Praxis. In: Fred Salomon (Hg.): Praxisbuch Ethik in der Intensivmedizin. Konkrete Entscheidungshilfen in Grenzsituationen. 4., aktualisierte und erweiterte Auflage, revidierte Ausgabe. Berlin: MWV Medizinisch Wissenschaftliche Verlagsgesellschaft, S. 26–36.

Ranisch, Robert; Riedel, Annette; Bresch, Friedemann; Mayer, Hiltrud; Pape, Klaus-Dieter; Weise, Gerda; Renz, Petra (2021): Das Tübinger Modell der „Ethikbeauftragten der Station“: Ein Pilotprojekt zum Aufbau dezentraler Strukturen der Ethikberatung an einem Universitätsklinikum. In: *Ethik in der Medizin* 33 (2), S. 257–274.

Rauprich, Oliver (Hg.) (2005): Prinzipienethik in der Biomedizin. Moralphilosophie und medizinische Praxis. Frankfurt am Main: Campus-Verl. (Kultur der Medizin, 14). Online verfügbar unter http://ebooks.ciando.com/book/index.cfm/bok_id/5655.

Rauprich, Oliver; Jox, Ralf J.; Marckmann, Georg (Hg.) (2016): Vom Konflikt zur Lösung. Ethische Entscheidungswege in der Biomedizin. Münster: mentis.

Remmers, Hartmut (2016): Methoden ethischer Abwägung im Praxistest. Elemente und Perspektive einer Care-Ethik – eine Falldiskussion. In: Oliver Rauprich, Ralf J. Jox und Georg Marckmann (Hg.): Vom Konflikt zur Lösung. Ethische Entscheidungswege in der Biomedizin. Münster: mentis, S. 101–116.

Remmers, Hartmut (2016): Methoden ethischer Abwägung im Praxistest. Elemente und Perspektiven einer Care-Ethik – eine Falldiskussion. In: Oliver Rauprich, Ralf J. Jox und Georg Marckmann (Hg.): Vom Konflikt zur Lösung. Ethische Entscheidungswege in der Biomedizin. Münster: mentis, S. 101–116.

Richter, Gerd (2001): Ethics consultation at the University Medical Center – Marburg. In: *HEC Forum* 13 (3), S. 294–305.

Richter, Gerd (2010): Ethik-Liaisondienst und Ethikvisiten als Modell der Klinischen Ethikberatung. In: Andrea Dörries, Gerald Neitzke, Alfred Simon und Jochen Vollmann (Hg.): Klinische Ethikberatung. Ein Praxisbuch für Krankenhäuser und Einrichtungen der Altenpflege. 2. Auflage. Stuttgart: Kohlhammer Verlag, S. 73–84.

Riedel, Annette (2015): Ethikberatung in der Altenpflege – Forderungen und Gegenstand. In: Michael Coors (Hg.): Ethikberatung in Pflege und ambulanter Versorgung. Modelle und theoretische Grundlagen. Lage: Jacobs, S. 45–67.

Riedel, Annette; Lehmeyer, Sonja (Hg.) (2016): Einführung von ethischen Fallbesprechungen: ein Konzept für die Pflegepraxis. Ethisch begründetes Handeln praktizieren, stärken und absichern. Unter Mitarbeit von Astrid Elsbernd und Thomas Mäule. 4., aktualisierte und ergänzte Auflage. Lage: Jacobs Verlag (Pflegewissenschaft).

Riedel, Annette; Lehmeyer, Sonja (Hg.) (2022): Ethik im Gesundheitswesen. Springer-Verlag GmbH. Berlin, Heidelberg: Springer (Springer Reference Pflege – Therapie – Gesundheit).

Riedel, Annette; Lehmeyer, Sonja (2016): III Konzeptentwicklung: Theoretische Fundierung und Prämissen zur Konzeptualisierung ethischer Fallbesprechungen. In: Annette Riedel und Sonja Lehmeyer (Hg.): Einführung von ethischen Fallbesprechungen: ein Konzept für die Pflegepraxis. Ethisch begründetes Handeln praktizieren, stärken und absichern. Unter Mitarbeit von Astrid Elsbernd und Thomas Mäule. 4., aktualisierte und ergänzte Auflage. Lage: Jacobs Verlag (Pflegewissenschaft), 53–160.

Riedel, Annette; Lehmeyer, Sonja; Elsbernd, Astrid; Mäule, Thomas (Hg.) (2016): Einführung von ethischen Fallbesprechungen: ein Konzept für die Pflegepraxis. Ethisch begründetes Handeln praktizieren, stärken und absichern. Jacobs Verlag. 4. Auflage. Lage: Jacobs Verlag.

Riedel, Annette; Linde, Anne-Christin (Hg.) (2018): Ethische Reflexion in der Pflege. Konzepte – Werte – Phänomene. Berlin: Springer-Verlag GmbH Deutschland.

Rümelin, Andreas; Mayer, Konstantin (Hg.) (2013): Ernährung des Intensivpatienten. Berlin: Springer.

Saake, Irmhild; Kunz, Dominik (2015): Von Kommunikation über Ethik zu „ethischer Sensibilisierung". Symmetrisierungsprozesse in diskursiven Verfahren. In: Armin Nassehi, Irmhild Saake und Jasmin Siri (Hg.): Ethik – Normen –l erte. Wiesbaden: Springer VS, S. 199–227.

Sahm, Stephan (2021): An der Seite des Lebens. Ethische Herausforderungen in Palliativmedizin und -pflege. Würzburg: Echter Verlag.

Salomon, Fred (Hg.) (2021): Praxisbuch Ethik in der Intensivmedizin. Konkrete Entscheidungshilfen in Grenzsituationen. 4., aktualisierte und erweiterte Auflage, revidierte Ausgabe. Berlin: MWV Medizinisch Wissenschaftliche Verlagsgesellschaft.

Sauer, Timo (2015): Das Frankfurter Netzwerk „Ethik in der Altenpflege". In: Michael Coors (Hg.): Ethikberatung in Pflege und ambulanter Versorgung. Modelle und theoretische Grundlagen. Lage: Jacobs, S. 114–126.

Sauer, Timo; Dansou, Renate; Bockenheimer-Lucius, Gisela (2012): Ethikkomitee im Altenpflegeheim. Theoretische Grundlagen und praktische Konzeption. Frankfurt am Main: Campus Verlag GmbH.

Schäffer, Burkhard (2018): Gruppendiskussionen. In: Ralf Bohnsack, Alexander Geimer und Michael Meuser (Hg.): Hauptbegriffe Qualitativer Sozialforschung. 4. Auflage. Stuttgart, Deutschland: UTB GmbH, S. 101–107.

Schaupp, Walter (2018): „Ethische Gewalt" bei Judith Butler und die Institutionalisierung von Ethik in klinischer Ethikberatung. In: Willibald J. Stronegger und Kristin Attems (Hg.): Mensch und Endlichkeit. Die Institutionalisierung des Lebensendes zwischen Wissenschaft und Lebenswelt. Unter Mitarbeit von Willibald J. Stronegger. Baden-Baden: Nomos Verlagsgesellschaft mbH & Co. KG (Bioethik in Wissenschaft und Gesellschaft, 5), S. 185–200.

Scheer, J. M. (Hg.) (1961): Theories of the Mind. New York: Free Press of Glencoe.

Scheirton, L. S. (1992): Determinants of hospital ethics committee success. In: *HEC Forum* 4 (6), S. 342–359.

Schick, I. C.; Guo, L. (2001): Ethics committees identify success factors: a national survey. In: *HEC Forum* 13 (4), S. 344–360.

Schick, I. C.; Moore, S. (1998): Ethics committees identify four key factors for success. In: *HEC Forum* 10 (1), S. 75–85.

Schiele, Holger; Krummaker, Stefan; Hoffmann, Petra; Kowalski, Rita (2022): The „research world café" as method of scientific enquiry: Combining rigor with relevance and speed. In: *Journal of Business Research* 140, S. 280–296.

Schlaudraff, Udo (2006): „Nun gründen wir mal". In: *Ethik in der Medizin* 18 (4), S. 294–302.

Schlippe, Arist von; Schweitzer, Jochen (2016): Lehrbuch der systemischen Therapie und Beratung. Das Grundlagenwissen. 2 Bände. Göttingen, Bristol: Vandenhoeck & Ruprecht.

Schluter, Jessica; Winch, Sarah; Holzhauser, Kerri; Henderson, Amanda (2008): Nurses' moral sensitivity and hospital ethical climate: a literature review. In: *Nursing ethics* 15 (3), S. 304–321.

Schmid, Bruno (2015): Ethikberatung in der Behindertenhilfe am Beispiel des Ethikkomitees der Stiftung Liebenau. In: Michael Coors (Hg.): Ethikberatung in Pflege und ambulanter Versorgung. Modelle und theoretische Grundlagen. Lage: Jacobs, S. 173–186.

Schmidt, Manfred G. (2019): Demokratietheorien. Eine Einführung. 6. Auflage. Wiesbaden: Springer Fachmedien Wiesbaden.

Schmithüsen, Mechthild; Godehart, Reinhild (2015): Ethikberatung am Palliativstützpunkt Nienburg. In: Michael Coors (Hg.): Ethikberatung in Pflege und ambulanter Versorgung. Modelle und theoretische Grundlagen. Lage: Jacobs, S. 162–172.

Schnell, Martin W.; Dunger, Christine (2018): Forschungsethik. Informieren – reflektieren – anwenden. Unter Mitarbeit von Sabine Bartholomeyczik. 2. Auflage. Bern: Hogrefe.

Schochow, M.; May, A. T.; Schnell, D.; Steger, F. (2014): Wird Klinische Ethikberatung in Krankenhäusern in Deutschland implementiert? In: *Deutsche medizinische Wochenschrift* 139 (43), S. 2178–2183.

Schochow, Maximilian; Schnell, Dajana; Steger, Florian (2019): Implementation of Clinical Ethics Consultation in German Hospitals. In: *Science and engineering ethics* 25 (4), S. 985–991.

Scholz, Petra (2010): Beispiel einer Implementierung. In: Andrea Dörries, Gerald Neitzke, Alfred Simon und Jochen Vollmann (Hg.): Klinische Ethikberatung. Ein

Praxisbuch für Krankenhäuser und Einrichtungen der Altenpflege. 2. Auflage. Stuttgart: Kohlhammer Verlag, S. 196–207.

Scholz, Petra (2015): Ethikberatung in der Bremer Heimstiftung. In: Michael Coors (Hg.): Ethikberatung in Pflege und ambulanter Versorgung. Modelle und theoretische Grundlagen. Lage: Jacobs, S. 99–113.

Schönhuth, Michael; Jerrentrup, Maja Tabea (2019): Partizipation und nachhaltige Entwicklung. Ein Überblick. Wiesbaden: Springer Fachmedien Wiesbaden GmbH.

Schuchter, Patrick; Krobath, Thomas; Heller, Andreas; Schmidt, Thomas (2021): Organisationsethik. In: *Ethik in der Medizin* 33 (2), S. 243–256.

Scriven, Michael (1980): The Logic of Evaluation. California: Edgepress.

Seim, Jonathan (2021): Der Wert politischer Partizipation. Ein Überblick. In: Frank Bätge, Klaus Effing, Katrin Möltgen-Sicking und Thorben Winter (Hg.): Politische Partizipation. Wiesbaden: Springer Fachmedien Wiesbaden GmbH, S. 95–111.

Simon, Alfred (2006): Die Akademie für Ethik in der Medizin unter der Präsidentschaft von Hans-Konrat Wellmer (1992–1998). In: *Ethik in der Medizin* 18 (4), S. 306–309.

Simon, Alfred (2010): Qualitätssicherung und Evaluation von Ethikberatung. In: Andrea Dörries, Gerald Neitzke, Alfred Simon und Jochen Vollmann (Hg.): Klinische Ethikberatung. Ein Praxisbuch für Krankenhäuser und Einrichtungen der Altenpflege. 2. Auflage. Stuttgart: Kohlhammer Verlag, S. 163–177.

Simon, Alfred (2015): Ethikberatung in Pflege und ambulanter Versorgung: Eine Landkarte der unterschiedlichen Modelle. In: Michael Coors (Hg.): Ethikberatung in Pflege und ambulanter Versorgung. Modelle und theoretische Grundlagen. Lage: Jacobs, S. 68–77.

Simon, Alfred (2021): Empfehlungen zur Schweigepflicht und zum Datenschutz in der klinischen Ethikberatung. In: *Medizinrecht* 39 (4), S. 345.

Simon, Alfred (2021): Viel erreicht, aber auch in Zukunft noch viel zu tun. Zur Entwicklung von Ethikberatung im Gesundheitswesen. In: Andreas Frewer, Kerstin Franzò und Elisabeth Langmann (Hg.): Die Zukunft von Medizin und Gesundheitswesen. Prognosen - Visionen - Utopien. Würzburg: Königshausen & Neumann (Jahrbuch Ethik in der Klinik (JEK), Band 14 (2021)), S. 293–298.

Simon, Alfred; Dinges, Stefan (2010): Grundlagen und Bausteine für eine systematische Evaluation von Ethikberatung. In: Thomas Krobath und Andreas Heller (Hg.): Ethik organisieren. Handbuch der Organisationsethik. Freiburg im Breisgau: Lambertus-Verlag, 919-936, zuletzt geprüft am 01.09.2020.

Simon, Alfred; Neitzke, Gerald (2010): Medizinethische Aspekte der Klinischen Ethikberatung. In: Andrea Dörries, Gerald Neitzke, Alfred Simon und Jochen Vollmann (Hg.): Klinische Ethikberatung. Ein Praxisbuch für Krankenhäuser und Einrichtungen der Altenpflege. 2. Auflage. Stuttgart: Kohlhammer Verlag, S. 22–38.

Simon, Michael (2021): Das Gesundheitssystem in Deutschland. Eine Einführung in Struktur und Funktionsweise. 7., überarbeitete und erweiterte Auflage. Bern: Hogrefe.

Singer, Dominique (2021): Die Perinatale Ethikkommission am UKE – Von der Nützlichkeit des nicht Notwendigen. In: Burkhard Göke, Joachim Prölß und Philipp Osten (Hg.): Praxisfeld Klinische Ethik. Theorie, Konzepte, Umsetzung am Universitätsklinikum Hamburg-Eppendorf. Unter Mitarbeit von Ruth Albrecht, Hanno Grahn, Pola Hahlweg, Martin Härter, Gerd Richter und Dominique Singer. Berlin: Medizinisch Wissenschaftliche Verlagsgesellschaft, S. 95–98.

Slotala, Lukas (2011): Ökonomisierung der ambulanten Pflege. Eine Analyse der wirtschaftlichen Bedingungen und deren Folgen für die Versorgungspraxis ambulanter Pflegedienste. Wiesbaden: VS Verlag für Sozialwissenschaften; Springer Fachmedien Wiesbaden GmbH.

Slotala, Lukas (2014): Modernisierung und Widerborstigkeit. Strategien der Pflegenden im Umgang mit wirtschaftlichen Vorgaben in der ambulanten Versorgung. In: Alexandra Manzei-Gorsky und Rudi Schmiede (Hg.): 20 Jahre Wettbewerb im Gesundheitswesen. Theoretische und empirische Analysen zur Ökonomisierung von Medizin und Pflege. Wiesbaden: Springer VS, S. 199–216.

Stake, Robert E. (1976): To Evaluate an Arts Program. In: *The Journal of Aesthetic Education* (3/4), S. 115–133.

Stake, Robert E. (1990): Situational context as influence on evaluation design and use. In: *Studies in educational Evaluation* 16 (2), S. 231–246.

Stake, Robert E. (1991): Excerpts from: „Program Evaluation, Particularly Responsive Evaluation". In: *Evaluation practice* 12 (1), S. 63–76.

Stake, Robert E. (2014): Information Science and Responsive Evaluation. In: *E-Learning and Digital Media* 11 (5), S. 443–450.

Stake, Robert E.; Cisneros-Cohernour, Edith J. (2000): Situational Evaluation of Teaching on Campus. In: *New Directions for Teaching and Learning* (83), S. 51–72.

Stake, Robert; Davis, Rita (1999): Summary of Evaluation of Reader Focused Writing for the Veterans Benefits Administration. In: *American Journal of Evaluation* 20 (2), S. 323–343.

Stake, Robert; DeStefano, Lizanne; Harnisch, Delwyn; Sloane, Kathryn; Davis, Rita (1997): Evaluation of the National Youth Sports Program. For the National Collegiate Athletic Association: CIRCE, University of Illinois.

Stake, Robert; Trumbull, Deborah (1982): „Naturalistic Generalizations". In: *Review Journal of Philosophy and Social Science* 7 (1–2), S. 1–12.

Stefan Schnurr (2018): Partizipation. In: Hans-Uwe Otto, Hans Thiersch, Rainer Treptow und Holger Ziegler (Hg.): Handbuch Soziale Arbeit. Grundlagen der Sozialarbeit und Sozialpädagogik. 6. Auflage. München: Ernst Reinhardt Verlag, S.1126-1137.

Steger, Florian (Hg.) (2013): Klinische Ethikberatung. Grundlagen, Herausforderungen und Erfahrungen. Münster: mentis.

Stegkemper, Jan Markus; Grunau, Thomas; Rupp, Claudia; Huchler, Martin (2018): Die Verschriftlichung qualitativer Forschung zwischen Verschleierung und Selbstdarstellung. Überlegungen zu einem Grundproblem qualitativer Sozialforschung. Ohne Verlag.

Steinkamp, Norbert (2020): Methoden ethischer Fallbesprechung im Pflegealltag. In: Settimio Monteverde (Hg.): Handbuch Pflegeethik. Ethisch denken und handeln in den Praxisfeldern der Pflege. 2. Auflage. Stuttgart: Verlag W. Kohlhammer, S. 303–314.

Steinkamp, Norbert; Gordijn, Bert (2010): Zwischen Leitlinienentwicklung und Stationsarbeit: Ein Interaktionsmodell. In: Thomas Krobath und Andreas Heller (Hg.): Ethik organisieren. Handbuch der Organisationsethik. Freiburg im Breisgau: Lambertus-Verlag, S. 417–426.

Stockmann, Reinhard; Meyer, Wolfgang (2014): Evaluation. Eine Einführung. 2. Auflage. Opladen, Stuttgart: Budrich; UTB (UTB Sozialwissenschaften).

Stronegger, Willibald J.; Attems, Kristin (Hg.) (2018): Mensch und Endlichkeit. Die Institutionalisierung des Lebensendes zwischen Wissenschaft und Lebenswelt. Unter Mitarbeit von Willibald J. Stronegger. Baden-Baden: Nomos Verlagsgesellschaft mbH & Co. KG (Bioethik in Wissenschaft und Gesellschaft, 5).

Stufflebeam, Daniel L.; Coryn, Chris L. S. (2014): Evaluation theory, models, and applications. 2. Edition. San Francisco, Calif.: Jossey-Bass (Research methods for the social sciences).

Thiersch, Sandra; Friedrich, Orsolya; Marckmann, Georg (2019): Außerklinische Ethikberatung: Eine Evaluation des Angebots in den Landkreisen Traunstein und Berchtesgadener Land mittels Dokumentenanalyse und Befragung von Hausärzten. In: *Ethik in der Medizin* 31 (1), S. 45–59.

Tronto, Joan C. (1994): Moral boundaries. A political argument for an ethic of care. London, New York: Routledge.

Tronto, Joan C. (2016): Who Cares? How to Reshape a Democratic Politics. London: Cornell Selects, an imprint of Cornell University Press.

Tschoetschel, Michael (2022): Kritik der biomedizinischen Prinzipienethik nach Tom L. Beauchamp und James F. Childress. Analyse und Bewertung eines weltweit angewandten Ansatzes zur Lösung medizinethischer Probleme. Berlin, Münster: LIT (Ethik in der Praxis Studien, Band 50).

Unger, Hella (2014): Partizipative Forschung. Wiesbaden: Springer Fachmedien Wiesbaden.

van Baarle, Eva M.; Potma, Marieke C.; van Hoek, Maria E. C.; Hartman, Laura A.; Molewijk, Bert A. C.; van Gurp, Jelle L. P. (2019): Lessons learned from implementing a responsive quality assessment of clinical ethics support. In: *BMC medical ethics* 20 (1), S. 1–11.

Visse, Merel (2016): Wessen Verantwortung? Auf dem Weg zu einem dialogischen Begriff. In: Elisabeth Conradi und Frans Vosman (Hg.): Praxis der Achtsamkeit. Schlüsselbegriffe der Care-Ethik. Frankfurt am Main, New York, NY: Campus Verlag, S. 209–230.

Visse, Merel; Abma, T. A. (Hg.) (2018): Evaluation for a Caring Society. Charlotte, NC: Information Age Publishing Inc (Evaluation and society).

Vollmann, Jochen (2008): Klinische Ethikkomitees. Institutionelle Strukturen und Funktionen klinischer Ethik. Hg. v. Modul 3, Fernlehrgang Berater/in für Ethik im Gesundheitswesen.

Vorstand der Akademie für Ethik in der Medizin e. V. (2010): Standards für Ethikberatung in Einrichtungen des Gesundheitswesens. In: *Ethik in der Medizin* 22 (2), S. 149–153.

Walker, Margaret Urban (2007): Moral Understandings. A Feminist Study in Ethics. 2. Edition. Oxford: Oxford Univ. Press.

Wäscher, Sebastian; Salloch, Sabine; Ritter, Peter; Vollmann, Jochen; Schildmann, Jan (2017): Methodological Reflections on the Contribution of Qualitative Research to the Evaluation of Clinical Ethics Support Services. In: *Bioethics* 31 (4), S. 237–245.

Weber, Susanne Maria; Göhlich, Michael; Schröer, Andreas; Fahrenwald, Claudia; Macha, Hildegard (Hg.) (2013): Organisation und Partizipation. Wiesbaden: Springer Fachmedien Wiesbaden.

Weber, Susanne Maria; Göhlich, Michael; Schröer, Andreas; Macha, Hildegard; Fahrenwald, Claudia (2013): Organisation und Partizipation. Interdisziplinäre Verhältnisbestimmungen und organisationspädagogische Perspektiven. In: Susanne Maria Weber, Michael Göhlich, Andreas Schröer, Claudia Fahrenwald und Hildegard Macha (Hg.): Organisation und Partizipation. Wiesbaden: Springer Fachmedien Wiesbaden, S. 9–28.

Wehkamp, Kai (2015): Ethikmanagement im Krankenhaus. Vermittlung zwischen Wirtschaftlichkeit und guter Medizin. In: Georg Hellmann (Hg.): Markenzeichen Ethik! Führung durch Ethik und Identität. Ethikmanagement und Ethikführung in konfessionell geführten Krankenhäusern. Heidelberg: medhochzwei Verlag (Gesundheitswesen in der Praxis), S. 109–124.

Wehkamp, Kai; Wehkamp, Karl-Heinz (2017): Ethikmanagement im Krankenhaus. Unternehmens- und Wertekultur als Erfolgsfaktor für das Krankenhaus. Mit einem Geleitwort von Heinz Lohmann. Berlin: Medizinisch Wissenschaftliche Verlagsgesellschaft.

Weinholt, Werner (2015): Evangelische Krankenhäuser. In: *die Kirche* (25), S. 5.

Wellmer, Hans-Konrat (2006): Die Akademie für Ethik in der Medizin unter der Präsidentschaft von Hans-Konrat Wellmer (1992–1998). In: *Ethik in der Medizin* 18 (4), S. 302–305.

Welsch, Beate (2012): Klinisches Ethikkomitee Düsseldorf-Gerresheim. Exemplarische Analysen zu sieben Jahren Fallbesprechungen. In: Andreas Frewer, Florian Bruns und A. T. May (Hg.): Ethikberatung in der Medizin. Berlin: Springer-Verlag GmbH Deutschland, S. 93–114.

Welsh, Caroline; Ostgathe, Christoph; Frewer, Andreas; Bielefeldt, Heiner (Hg.) (2016): Autonomie und Menschenrechte am Lebensende. Grundlagen, Erfahrungen, Reflexionen aus der Praxis. Bielefeld: transcript.

Wenger, N. S.; Golan, O.; Shalev, C.; Glick, S. (2002): Hospital ethics committees in Israel: structure, function and heterogeneity in the setting of statutory ethics committees. In: *Journal of medical ethics* 28 (3), S. 177–182.

Werner, Micha H. (2016): Die Rolle deontologischer Moraltheorien in medizinethischen Kontexten. In: Oliver Rauprich, Ralf J. Jox und Georg Marckmann (Hg.): Vom Konflikt zur Lösung. Ethische Entscheidungswege in der Biomedizin. Münster: mentis, S. 139–150.

Werner, Micha H. (2021): Einführung in die Ethik. Berlin, Heidelberg: J. B. Metzler Verlag (Lehrbuch).

Werthern, Anna von (2020): Theoriebasierte Evaluation. Wiesbaden: Springer Fachmedien Wiesbaden.

Wettreck, Rainer; Drews-Galle, Veronika (2013): Diakonie als Vertrauensmarke gestalten. In: *Praktische Theologie* 48 (4), S. 236–251.

Wettreck, Rainer; Drews-Galle, Veronika; Rothe, Katja (2012): Strategische Kulturentwicklung. Motor für Motivation, Leistung und Mitarbeitergesundheit. In: *KU Gesundheitsmanagement* 81 (7), S. 24–28.

Wiesemann, Claudia (2018): Bürgerbeteiligung und die Demokratisierung der Ethik. In: *Ethik in der Medizin* 30 (4), S. 285–288.

Wilch, Jörg (2015): Die Arbeit des Ethikkomitees im AMEOS Unternehmensbereich Pflege Holstein. In: Michael Coors (Hg.): Ethikberatung in Pflege und ambulanter Versorgung. Modelle und theoretische Grundlagen. Lage: Jacobs, S. 127–141.

Woellert, Katharina (2021): Mit den Mitteln der Ethik den klinischen Alltag erreichen – Ethik-Mentor:innen und die Zukunft klinischer Versorgung. In: Andreas Frewer, Kerstin Franzò und Elisabeth Langmann (Hg.): Die Zukunft von Medizin und Gesundheitswesen. Prognosen – Visionen – Utopien. Würzburg: Königshausen & Neumann (Jahrbuch Ethik in der Klinik [JEK], Band 14 [2021]), S. 207–228.

Woellert, Katharina (2022): Klinische Ethik systemisch betrachtet – Vom Einfluss systemischer Grundannahmen und Methoden auf die Gestaltung einer effektiven Ethikberatung. In: *Ethik in der Medizin* 34 (4), S. 529–548. DOI: 10.1007/s00481-022-00710-0.

Zentrale Ethikkommission bei der Bundesärztekammer (ZEKO) (2006): Ethikberatung in der klinischen Medizin. Stellungnahme. In: *Deutsches Ärzteblatt* 103 (24), A1703–A1707.

Zentrale Ethikkommission bei der Bundesärztekammer (ZEKO) (2020): Außerklinische Ethikberatung. Stellungnahme. In: *Deutsches Ärzteblatt Online*, A1–A8.

Zhou, P.; Xue, D.; Wang, T.; Tang, Z. L.; Zhang, S. K.; Wang, J. P. et al. (2009): Survey on the function, structure and operation of hospital ethics committees in Shanghai. In: *Journal of medical ethics* 35 (8), S. 512–516.

Online-Quellen:

URL: https://www.aem-online.de [12.09.2021].

URL: https://evkb.de/ueber-uns/daten-fakten/wer-wir-sind/ [28.07.2020].

URL: https://www.uk-erlangen.de [04.08.2020].

URL: https://www.klinikum-nuernberg.de [11.08.2020].

URL: https://www.malteser.de/ [19.08.2020].

URL: https://www.ev-heimstiftung.de [30.07.2020].

URL: https://www.uke.de/allgemein/ueber-uns/index.html [20.08.2022].

URL: https://www.johannesstift-diakonie.de/die-johannesstift-diakonie/im-portrait/ [12.08.2021].

URL: https://www.diakonie-portal.de/neuer-theologischer-leiter-der-paul-gerhardt-diakonie-ev-berlin-und-wittenberg) [17.09.2021].

URL: https://www.johannesstift-diakonie.de/die-johannesstift-diakonie/unser-anspruch-an-qualitaet-ethik [17.07.2021].

URL: https://www.johannesstift-diakonie.de/presse-aktuelles/aktuelle-meldungen/meldung/40-neue-marke-nach-fusion-johannesstift-diakonie-gag-vereint-evangelisches-johannesstift-und-paul-g/ [29.04.2022].

URL: https://www.evangelischesjohannesstift.de/sites/default/files/stiftung/PDFs/Satzung_JSDgAG_2019-05.pdf [12.08.2021].

URL: https://www.johannesstift-diakonie.de/die-johannesstift-diakonie/organisation-aufgaben/ [12.08.2021].

URL: https://www.johannesstift-diakonie.de/fileadmin/media/holding/pdfs/organigramm-jsd.pdf [12.08.2021].

URL: https://akademie.johannesstift-diakonie.de/unsere-akademie/paul-gerhardt-stiftung [04.10.2021].

URL: https://akademie.johannesstift-diakonie.de/unsere-akademie/paul-gerhardt-stiftung [04.10.2021].

URL: https://www.johannesstift-diakonie.de/die-johannesstift-diakonie/unser-anspruch-an-qualitaet-ethik [29.04.2022].

URL: https://akademie.johannesstift-diakonie.de/ [05.05.2022].

URL: https://www.johannesstift-diakonie.de/die-johannesstift-diakonie/unser-anspruch-an-qualitaet-ethik/ [17.07.2021].

URL: https://www.johannesstift-diakonie.de/die-johannesstift-diakonie/unser-anspruch-an-qualitaet-ethik/) [02.05.2022].

URL: https://www.tagesspiegel.de/advertorials/ots/johannesstift-diakonie-gag-neue-marke-nach-fusion-johannesstift-diakonie-gag-vereint-evangelisches-johannesstift-und-paul-gerhardt-diakonie-diakonischer-traeger-bietet-breites-versorgungsnetz-in-medizin-pflege-und-soziales/24443726.html [03.05.2022].

URL: https://www.eval-wiki.org/glossar/Evaluation [22.03.2021].